La dysfonction érectile

collection pathologie science
formation

ISBN 2-7420-0418-1
ISSN 1271-9145

Éditions John Libbey Eurotext
127, avenue de la République
92120 Montrouge, France.
Tél. : 01 46 73 06 60
e-mail : contact@john-libbey-eurotext.fr
http://www.john-libbey-eurotext.fr

John Libbey Eurotext Limited
42-46 High Street
Esher
Surrey
KT10 9QY
United Kingdom

La dysfonction érectile

Pierre Bondil
Urologue-andrologue
Centre Hospitalier de Chambéry

John Libbey
EUROTEXT

Ont également participé à la rédaction de cet ouvrage :

Dr M. Chevret-Méasson, psychiatre-sexologue, Lyon, et directeur enseignement de sexologie, Lyon I.

Dr D. Delavierre, urologue-andrologue, CHU Orléans.

Remerciements à T. Damiano (Pollen, Grenoble) pour son aide.

Sommaire

Introduction

« Une utopie est une réalité en puissance. »
(E. Herriot)

Pour appréhender le bouleversement qu'a connu la prise en charge des troubles de l'érection, deux exemples cliniques à vingt ans d'intervalle permettent de l'illustrer avec : a) le souvenir précis en 1984, d'un patient de 68 ans (opéré d'un cancer de vessie) et de son épouse qui attendaient, avec patience et gentillesse, mon retour de congés pour une injection de papavérine dans la verge, ce qui imposait alors une surveillance urologique stricte ; b) les toutes récentes recommandations à un patient de 48 ans, d'une part, d'aller voir son médecin de famille (pour un bilan de santé générale) et un cardiologue (pour une éventuelle épreuve d'effort), d'autre part, d'avoir une meilleure hygiène de vie. Pour autant, faut-il qu'un urologue se transforme en généraliste et/ou en cardiologue ? Non, sans aucun doute. Mais ce raccourci met en exergue deux aspects fondamentaux de la dysfonction érectile : 1) son impact sur la qualité de vie de l'homme (et de la partenaire), 2) sa valeur en tant que paramètre de l'état de bonne santé.

A l'heure des défis posés par le vieillissement de la population et les difficultés de financement de la santé, la prise en charge des troubles érectiles doit sortir de son (relatif) anonymat pour s'inscrire dans une démarche proactive de santé publique. Outre le bilan du problème sexuel, la consultation doit être aussi l'occasion d'un bilan de santé globale. Ce dépistage opportuniste des morbidités chroniques et des situations à risque pour la santé s'inscrit dans une politique de prévention de la « non-santé » (qu'elle soit sexuelle, physique ou psychique selon la définition de l'OMS, 1974) et de promotion de la « bonne » santé (condition essentielle du bonheur).

Cette démarche n'est plus utopique car elle s'appuie sur « la médecine fondée sur les preuves ». Ainsi, l'épidémiologie a identifié de multiples facteurs de risque de dysfonction érectile (modifiables ou non, médicaux ou non). Ces progrès ont non seulement facilité sa compréhension mais aussi modifié son approche diagnostique et thérapeutique tant à l'échelon individuel que collectif. L'intrication habituelle de facteurs organiques, psychologiques et environnementaux a permis d'introduire le concept de profil de risque de dysfonction érectile où la sommation des facteurs a plus un effet synergique qu'additif.

La conséquence pratique est que la survenue d'une dysfonction érectile n'est jamais un hasard, ce qui impose la recherche de facteurs : 1) prédisposants personnels, socioculturels et environnementaux, 2) déclenchants et/ou d'entretien (maladies, événements de vie, conjugopathies...) pouvant expliquer le pourquoi de chez cet homme, de maintenant et de sa persistance.

La dysfonction érectile est ainsi en train de s'imposer comme marqueur clinique de l'état de santé globale mais aussi de la qualité de vie, d'où le deuxième concept de dysfonction érectile « symptôme/maladie ». *Stricto sensu*, la dysfonction érectile « symptôme » n'est qu'un phénomène subjectif révélateur d'un trouble fonctionnel ou d'une lésion (connus ou non, traités ou non). Elle est alors assimilable à une fenêtre s'ouvrant sur de multiples et fréquentes situations à risque (surpoids, addictions, stress, mauvaise observance...) et/ou des pathologies chroniques (athérosclérose, diabète, dépression, iatrogénie...). L'enjeu étant la santé globale, ce concept met en avant l'intérêt d'un dépistage proactif (même si la dysfonction érectile n'est pas un problème pour le patient) car il peut révéler des pathologies méconnues ou des situations à risque, particulièrement cardiovasculaires. Si le passage du « tout psychogène » des années 1980 au « tout dysfonction endothéliale » actuel paraît tout aussi excessif, en pratique, toute survenue d'une dysfonction érectile après 40 ans doit être considérée de principe et jusqu'à preuve du contraire, comme un symptôme clinique d'atteinte cardiovasculaire (et peut-être d'alerte d'un accident aiguë).

Comme pour toute pathologie chronique, la dysfonction érectile a une composante biomédicale mais aussi psychosociale. Cela permet d'individualiser la dysfonction érectile « maladie » qui s'accompagne d'un *« male habitus »*, c'est-à-dire d'un mal-être, d'une souffrance. Dans ce concept de « dysfonction érectile maladie », l'important n'est pas tant le symptôme en lui-même, que le rapport que chacun a avec son symptôme et la manière dont il l'exprime. Ce mal-être se caractérise par une grande variabilité inter- et aussi intra-individuelle en fonction notamment de l'âge et de la présence ou non d'une partenaire (la dysfonction érectile ayant la particularité d'être, en règle, une pathologie fonctionnelle relationnelle subie à deux). Si tous les hommes ayant une dysfonction érectile n'en souffrent pas, celle-ci perturbe souvent leur personnalité, ce qui peut affecter leur vie de couple, familiale, professionnelle.

Qu'elles soient cause ou conséquence, ces perturbations émotionnelles et psychologiques témoignent d'une souffrance souvent mal ou non exprimée, d'où l'importance : 1) d'une prise en charge globale et non focalisée au seul organe, 2) de la qualité du dialogue médecin-patient dans ce domaine de l'intimité. Cette distinction dysfonction érectile « symptôme/maladie » permet surtout de ne pas aller au-delà de la demande, tout en donnant à la dysfonction érectile sa place dans une prise en charge globale de la santé du patient.

Actuellement, la dysfonction érectile apparaît comme un problème de santé publique puisqu'elle a le profil d'une maladie pilote : prévalence élevée, vieillissement de la population, traitements efficaces, problème de qualité de vie, problème de prévention, point de convergence d'une logique médicale et économique, filière de soins non structurée, besoins de référentiel et de gestion de l'information... Par conséquent, il faut tirer profit de ce marqueur pertinent de l'état de santé et de la qualité de vie pour évaluer le profil de risque (tout particulièrement chez les hommes non ou peu suivis médicalement) dans une finalité de prévention et de promotion de la santé à travers un bilan étiologique raisonnable et pragmatique uniquement fondé sur les données de l'étape clinique prépondérante.

Cette approche individualisée permet de replacer la sexualité et ses troubles dans leur véritable contexte, qui est d'être une fonction relationnelle essentielle mais complexe car facultative et sans normes précises.

Supports anatomo-physiologiques de l'érection et de ses troubles

« La verge, comme le cœur, sont des organes qui remuent par eux-mêmes. »
(Aristote)

Pour comprendre la physiopathologie des troubles érectiles, leur prévention potentielle et l'impact des traitements, notamment pharmacologiques, la connaissance des mécanismes anatomo-physiologiques est indispensable. La découverte de l'injection intracaverneuse de papavérine en 1982 a été capitale pour la compréhension de l'érection en démontrant que son facteur déclenchant était une myorelaxation et non une myocontraction comme on le croyait jusqu'alors. La preuve était faite qu'anatomiquement et physiologiquement, les corps érectiles ne se comportaient en aucun cas comme « une éponge passive... mais comme une éponge vivante, active et autonome, qui a à son service des artères et des veines ». L'intérêt majeur de ce concept de l'éponge active (Bondil) a été de montrer que :

a) les corps érectiles, organes vasculaires spécialisés, fonctionnaient comme un véritable muscle lisse contracté à l'état de flaccidité et relâché lors de l'érection de façon involontaire, c'est-à-dire réflexe et sous le contrôle du système nerveux végétatif comme tout muscle lisse ;

b) leur remplissage et leur vidange dépendaient prioritairement des mécanismes contrôlant la myocontractilité lisse érectile localement et à distance, expliquant que la cible pharmacologique (directe ou indirecte) commune des médicaments érectogènes est la cellule musculaire lisse caverneuse (vasculaire et trabéculaire).

LES CORPS ÉRECTILES

ANATOMIE DESCRIPTIVE ET FONCTIONNELLE

Les corps érectiles ont un rôle spécifique et complémentaire *(figure 1)* :

- **Les corps caverneux** ont la propriété, unique dans l'organisme, de se rigidifier. Ils servent de tuteur au corps spongieux, et participent activement à la stimulation de la « sensorialité sexuelle » génitale de la femme, d'où l'importance d'une rigidité satisfaisante en qualité et en durée.
- **Le corps spongieux** a un rôle essentiellement sensitif en intervenant, d'une part, dans la « sensorialité sexuelle » génitale de l'homme grâce à la sensibilité si particulière du gland sélectivement provoquée par son érection, d'autre part, dans la rigidification caverneuse par mise en jeu réflexe (Bondil).

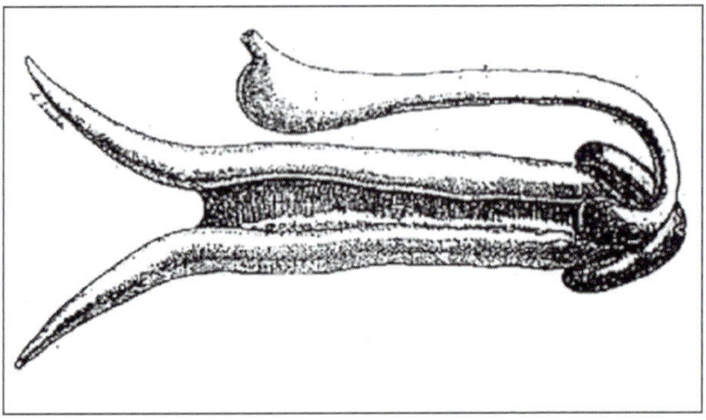

Figure 1. Schéma montrant les rapports étroits entre les corps caverneux et le corps spongieux. L'urètre entouré de son corps spongieux a été détaché de la gouttière ventrale formée par les corps caverneux. Les corps caverneux servent de tuteur au corps spongieux (d'après Delbet).

Ces rôles physiologiques spécifiques reflètent une différence d'architecture anatomique car les corps érectiles ne sont pas creux mais remplis d'un tissu « spongieux » *(figure 2)* constitué de trois composants fondamentaux :

1. Un muscle lisse trabéculaire qui prédomine au niveau caverneux où il occupe près de 40 % du volume chez l'adulte jeune avant de s'atrophier progressivement avec l'âge.

2. Un squelette conjonctif constitué d'une enveloppe externe, l'albuginée, et de cloisons, les trabécules. Il prédomine également au niveau caverneux (occupant 50 % du volume) où il forme une véritable charpente *(figure 3)* sur laquelle s'insère le muscle trabéculaire lisse. Sa prépondérance en fibres collagènes, très résistantes et peu distensibles, explique sa capacité de se rigidifier.
La finesse et la prépondérance en fibres élastiques du squelette spongieux expliquent son absence de rigidification et sa plus grande distensibilité.

3. Un système d'aréoles vasculaires qui ont un double rôle de : a) réservoir sanguin expliquant les variations de volume pénien ; b) régulateur de la myocontractilité érectile *via* les sécrétions des cellules endothéliales.

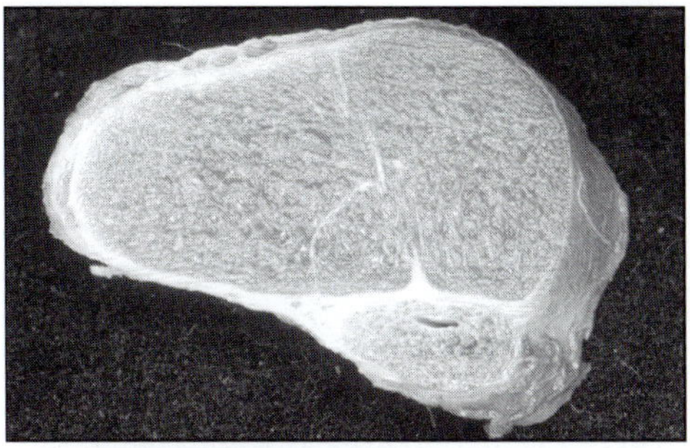

Figure 2. Coupe oblique des corps caverneux montrant que ceux-ci ne sont pas des récipients sanguins creux mais remplis d'un tissu érectile, formé pour près de 50 % du volume de fibres musculaires lisses trabéculaires, pour environ 40 % de tissu conjonctif, les 10 % restants correspondant aux structures vasculo-nerveuses et au tissu endothélial aréolaire.

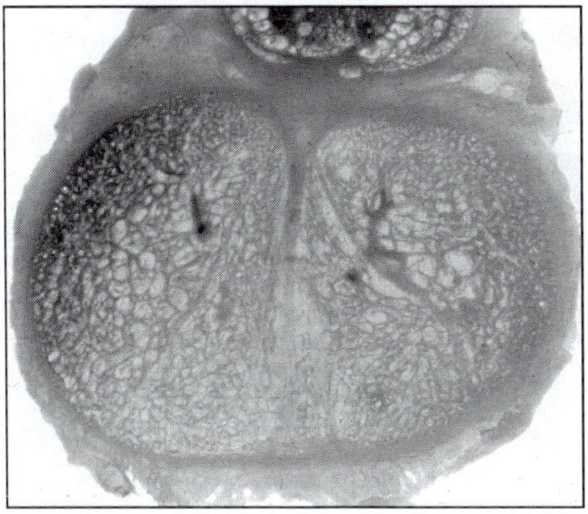

Figure 3. Coupe transversale de la verge montrant la richesse du squelette conjonctif caverneux avec l'albuginée caverneuse et les nombreuses trabécules qui s'en détachent formant une charpente interne résistante sur laquelle s'insèrent les fibres musculaires lisses trabéculaires. Ses qualités biomécaniques jouent un rôle majeur dans la déformabilité et la survenue de la rigidité en verrouillant le drainage veineux caverneux.

Au niveau caverneux, le maintien d'un équilibre entre les composantes conjonctive et musculaire lisse est nécessaire *(figure 4)*. Au-dessous d'un ratio muscle lisse trabéculaire/tissu conjonctif d'environ 40 %, le verrouillage veineux caverneux s'altère avec un risque d'insuffisance veinocaverneuse (Moreland). L'intrication physiologique entre ces trois composants de base est étroite avec une interactivité fonctionnelle (système autocrine) et trophique (*via* divers facteurs de croissance vasculaires, nerveux, tissulaires...).

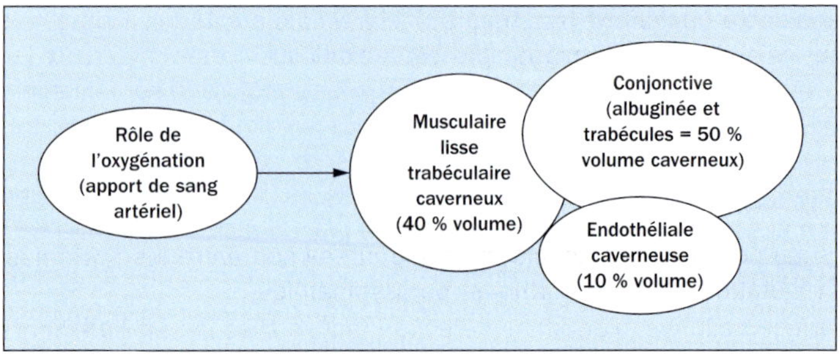

Figure 4. Répartition volumétrique des trois composantes anatomiques de base des corps caverneux. Le maintien d'un équilibre et leur interaction sont physiologiquement indispensables sous la modulation de l'oxygène soulignant le rôle de l'apport de sang artériel pour une oxygénation adéquate du tissu érectile. Toute lésion de l'un peut retentir sur l'autre, fonctionnellement et trophiquement.

VASCULARISATION

L'érection est un phénomène essentiellement vasculaire, correspondant à un « simple » remplissage des corps érectiles par 100 à 150 cc de sang. Les modifications de l'hémodynamique érectile reflètent certaines particularités anatomiques :

1. Artérielle : les artères du pénis proviennent habituellement des artères pudendales avec de multiples variations (d'origine, de distribution et de territoire) qui doivent rendre prudente toute interprétation de l'imagerie. Autre fait unique dans l'organisme, la circulation sanguine se dissocie entre les corps érectiles lors de la phase de rigidité, marquée par un ralentissement très net au seul niveau caverneux tandis qu'elle se poursuit, augmentée au niveau spongieux.

2. Veineuse : cette différence de circulation reflète la différence de drainage entre les corps érectiles due à l'épaisseur de l'albuginée caverneuse qui facilite le remplissage rapide (rôle d'entonnoir) et la rigidification des seuls corps caverneux (par mise en jeu d'un système autoclave).

MUSCLES STRIÉS ANNEXÉS AUX CORPS ÉRECTILES

Les muscles périnéaux bulbocaverneux (de forme aplatie) et ischiocaverneux (en forme de cornet) ont une disposition anatomique en sangle qui comprime la racine des corps érectiles, d'où leur rôle de muscles « rigidificateurs ». Avec le gland, ils constituent une véritable entité anatomo-physiologique qui a la double particularité : a) de ne fonctionner que lors de l'érection, c'est-à-dire de façon intermittente et transitoire ; b) d'avoir une activité auto-entretenue (*bio-feed-back* positif) car les muscles et le gland (*via* des baro- et des mécanorécepteurs notamment) se comportent comme des excitateurs réciproques par voie réflexe (déclenchant et entretenant ainsi l'érection réflexe mécanique ou somatique). Ce véritable « cœur sexuel » fonctionne comme une espèce de pompe hydraulique auto-entretenant l'érection par voie réflexe (Bondil).

INNERVATION

L'innervation pénienne est double avec une interaction entre les systèmes somatique et végétatif, mais aussi ortho- et parasympathique :
1. Somatique : elle intervient dans l'érection réflexe avec le nerf pudendal moteur qui contrôle la contractilité des muscles striés ischio- et bulbocaverneux et le nerf dorsal de la verge qui véhicule la sensibilité de la verge essentiellement représentée par celle du gland, organe aussi richement innervé que les doigts, ce qui explique sa « sensibilité » si particulière lors de l'érection.
2. Végétative : principal système de contrôle de la myocontractilité lisse érectile, les systèmes para- et orthosympathique fonctionnent de façon antagoniste comme les plateaux d'une balance *(voir figure 15)*. Au niveau médullaire, le centre orthosympathique dorsolombaire joue un rôle clé anti-érectile avec un tonus adrénergique inhibiteur quasi permanent reflété par l'état habituel de flaccidité (preuve de son importance). À l'inverse, le centre parasympathique sacré renforce la relaxation de l'éponge érectile facilitée par la levée de l'inhibition orthosympathique. Il n'est moteur que pour les érections réflexes *via* des stimulations mécaniques facilitées par la distension du gland.

LE CONTRÔLE DE L'ÉRECTION

PHÉNOMÈNE RÉFLEXE SOUS LE CONTRÔLE DU SYSTÈME NERVEUX CENTRAL

L'érection présente la double particularité d'être un phénomène : a) réflexe, c'est-à-dire indépendant de la volonté (lié à la composante musculaire lisse) ; b) transitoire, la flaccidité étant l'état physiologique habituel de la verge. Léonard de Vinci avait déjà souligné que « le pénis n'obéit pas aux ordres de son maître qui essaie d'avoir sur commande une érection, mais se dresse librement pendant le sommeil de son maître. Il semble avoir son propre cerveau ». En fait, l'éponge érectile n'a pas de « cerveau propre » mais fonctionne sous l'étroit contrôle du système nerveux central, c'est-à-dire du cerveau et de la moelle épinière *via* un réseau de nerfs périphériques. Toute perturbation dans ces voies nerveuses peut provoquer des troubles érectiles. L'hypothalamus, *via* l'aire préoptique médiane et le noyau paraventriculaire, est un important centre d'intégration du comportement sexuel et de l'érection en agissant *via* des neurotransmetteurs effecteurs ou inhibiteurs et des sécrétions hormonales. Les centres spinaux de l'érection sont activés par des informations périphériques issues de la région génitale et/ou générées ou intégrées dans les structures supra-spinales. Selon l'origine et la nature de ces stimuli, trois types d'érection sont classiquement distingués :

1. « **Psychique** », supra-spinale, ses structures nerveuses provoquent l'érection en intégrant et analysant des stimuli sexuels d'ordre imaginaire (fantasmes) et/ou sensoriels (surtout visuels chez l'homme puis tactiles ou auditifs). Principal organe du « désir et de l'excitation », le « psychisme » a un rôle : a) prépondérant dans le déclenchement de l'érection, avec une survenue rapide, chez l'homme sain si l'intensité de la stimulation sexuelle est forte ; b) important dans le maintien de l'érection en renforçant l'érection réflexe.

2. « **Physique** », réflexe ou mécanique, spinale, provoquée par les stimulations mécaniques (caresses, coït) des récepteurs sensitifs du gland. Elle participe à la rigidification et au maintien de l'érection en synergie avec l'érection psychogène. Elle peut être une voie de suppléance utile en cas d'érection psychogène incomplète.

3. « **Nocturne** », supra-spinale, elle survient dès le stade fœtal, sans stimulation sexuelle lors des phases de sommeil paradoxal pendant un total de 2 à 3 heures (soit le total non négligeable de près d'un dixième de la journée d'un adulte). Physiologiquement, elle « repose » le muscle érectile qui reste contracté 20 heures sur 24 et « oxygène » l'éponge érectile, ce qui inhibe la synthèse de tissu conjonctif par le muscle lisse trabéculaire. En maintenant un équilibre entre les composantes conjonctive et musculaire lisse, l'érection nocturne a un rôle bénéfique, « l'érection préservant la capacité érectile » (Moreland), d'où le rôle potentiellement nocif des troubles chroniques du sommeil.

En fait, l'intrication habituelle des excitations psychiques et physiques caractérise **l'érection coïtale** avec une synergie des érections psychiques et réflexes. Ainsi, l'obtention d'une « érection » (masculine et féminine) physiologique optimale passe idéalement par un partage ou une communion de désirs et d'excitations entre l'homme et la femme. Une relation coïtale « réussie » reflète un véritable « partage physiologique du pénis » qui favorise l'éveil et le maintien de la sensorialité sexuelle de l'homme ET de la femme. Sur un plan physiologique, cet « échange sensoriel » souligne toute l'importance de l'interactivité homme-femme génitale (« physique ») ET cérébrale (« psychique ») *(figure 5)*. L'harmonie des désirs et des plaisirs qui caractérise une relation sexuelle satisfaisante implique un partage de « sensorialité génito-sexuelle », c'est-à-dire d'excitations, de plaisirs, d'émotions et de sensations « voluptueuses ». Ainsi, physiologiquement, « *l'épanouissement sexuel ne relève pas d'un simple problème de mécanique sinon la verge (du latin* virga, *la baguette) ne serait qu'un objet sexuel dévalorisant pour le(a) partenaire réduit au rôle d'objet sexuel pour une jouissance individuelle produisant des "actes de sexe" sans aspect relationnel, c'est-à-dire sans émotion ni partage* » (Folscheid).

Ces interactions sexuelles physiologiques entre l'homme et la femme soulignent toute l'influence des facteurs environnementaux (notamment le rôle du partenaire) dans l'obtention d'un rapport sexuellement satisfaisant.

Remarque : ces différentes érections dépendent également de l'environnement endocrinien à l'exemple des hormones androgènes. Chez l'homme castré, les érections spontanées nocturnes sont nettement altérées, tandis que les érections provoquées par stimulation visuelle érotique sont conservées.

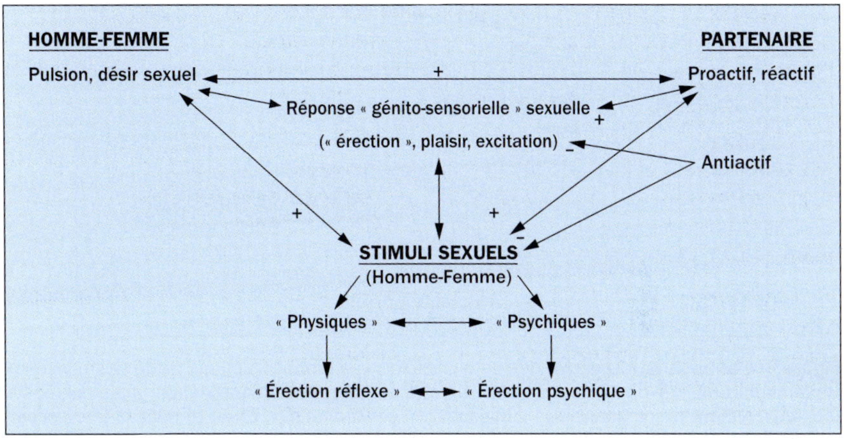

Figure 5. Importance physiologique de l'interactivité homme-femme génitale (« érection physique ») et cérébrale (« érection psychique ») pour une réponse « génito-sensorielle » sexuelle partagée optimisant l'obtention d'un rapport sexuel satisfaisant. L'attitude de la partenaire est un paramètre prépondérant.

RÔLE PRO- ET ANTI-ÉRECTILE DU CERVEAU

Premier organe sexuel de l'homme, le cerveau a surtout une influence anti-érectile comme le prouve le caractère « exceptionnel » de l'érection. En cas de stimuli « érectogènes », cette inhibition supra-spinale peut cesser ou... non car l'influence du cerveau est en réalité ambivalente, avec un effet pro- mais aussi anti-érectile. L'effet placebo retrouvé de l'ordre de 30 % dans les essais cliniques illustre bien son effet pro-érectile tout comme l'augmentation progressive d'efficacité constatée avec la plupart des médicaments érectogènes témoigne de son effet anti-érectile *(figure 6)*.

En cas de pulsion et/ou de stimuli « sexuels », le cerveau intègre, analyse et coordonne les multiples paramètres liés à l'homme mais aussi à sa partenaire *(figure 5)* et à l'environnement qui vont déclencher ou non une « motivation » sexuelle et une activité sexuelle. Ainsi, si l'imaginaire ou les stimuli sensoriels peuvent accroître l'érection psychogène *via* le désir et/ou l'excitation, l'érection peut être parallèlement inhibée, plus ou moins consciemment, par des stimuli anti-érectiles liés à : a) l'environnement immédiat : disponibilité, stress, attitude de la partenaire... ; b) et/ou à l'individu du fait de pensées inhibitrices d'ordre socioculturel (fonction de l'éducation, d'interdits religieux...) et/ou d'expériences sexuelles antérieures négatives.

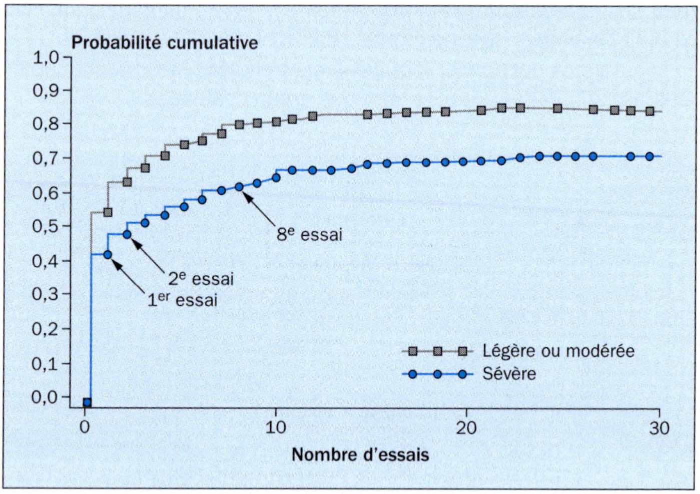

Figure 6. L'analyse rétrospective des essais cliniques a montré que l'efficacité des nouveaux traitements oraux (sildénafil dans cette étude) n'est pas d'emblée maximale mais augmente progressivement, témoignant de l'influence de l'environnement et de la nécessité d'accompagner la prescription.

Tout sujet est conditionné par son histoire et fonctionne à partir de représentations subjectives. Ainsi, la mémoire et l'apprentissage contribuent pour beaucoup à la commande des érections, ce qui explique l'influence du conditionnement et de l'acquis dans la sexualité. Cette composante cognitive se rajoute aux interactions qui existent entre le psychologique, l'émotionnel et le physiologique *(figure 7)*. En pratique, l'interdépendance de ces diverses composantes explique : a) la nécessité de toujours prendre en compte, devant toute dysfonction érectile, son contexte sexuel (notamment la présence ou non d'un désir, d'une excitation et d'une motivation sexuelles) ainsi que le contexte émotionnel et l'histoire sexuelle du patient (de la partenaire et du couple) ; b) l'efficacité de la communion de désir et d'excitation sexuelle comme meilleur garant d'un rapport sexuel épanouissant, ce qui suppose de la part de chaque partenaire un esprit de communication, de partage et d'ouverture vers l'autre.

CONSÉQUENCES PHYSIOPATHOLOGIQUES ET THÉRAPEUTIQUES

Ces notions physiologiques permettent de comprendre les mécanismes de la dysfonction érectile psychogène et certains échecs thérapeutiques en mettant en avant :

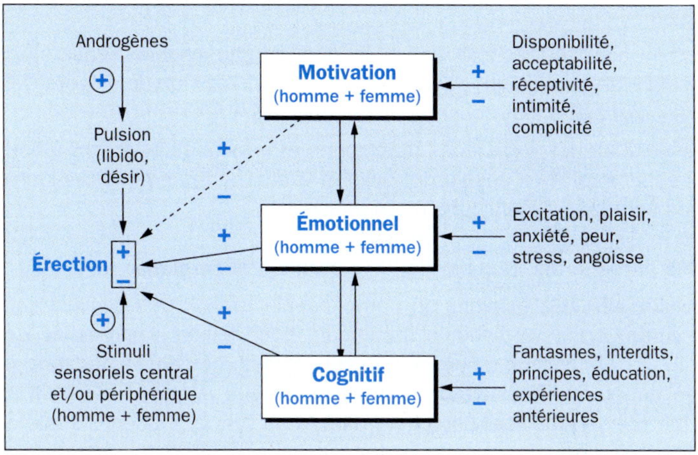

Figure 7. Multiplicité des paramètres susceptibles de moduler le déclenchement ou non d'une érection en réponse à des stimulations centrales et/ou périphériques. Ce rôle pro- et anti-érectile du cerveau, premier organe sexuel de l'homme, explique la nécessité de toujours prendre en compte le « contexte sexuel érectile », notamment la présence ou non d'un désir et d'une motivation sexuelle, le contexte émotionnel et les antécédents sexuels du patient mais aussi de la partenaire et du couple.

1. Le rôle pro-érectile de la stimulation

Les mécanismes et l'importance physiologique de l'érection « psychique » soulignent le rôle primordial de la stimulation sexuelle tant pour favoriser l'obtention d'une activité sexuelle satisfaisante que pour faciliter l'action érectogène des médicaments sexoactifs. Une cause fréquente d'échec du traitement de la dysfonction érectile consiste en une érection en « panne de stimulation et/ou d'excitation » par troubles du désir (d'où le principe de toujours vérifier la concordance des stimulations psychiques et physiques). Le psychisme étant, avec le pénis, l'un des « organes » sexuels majeurs de l'homme, il faut tirer profit de la possibilité offerte par la nature de déclencher et/ou favoriser l'érection à l'aide de stimuli psychiques (fantasmes, organes des sens) et/ou physiques (caresses...). L'intensité de la stimulation sexuelle, quelle soit imaginaire, sensorielle et/ou mécanique, peut améliorer la qualité des érections psychogènes et/ou mécaniques. Pour ces raisons, la prise en charge d'inspiration sexologique et les sexothérapies jouent sur le « désir provoqué » ou l'« envie d'avoir envie » en modifiant les « tue-désir » et les « érosions du désir » que sont la routine, l'absence d'intimité et de complicité et les problèmes de communication dans le couple. Les psychothérapies vont plutôt jouer sur les blocages inconscients, qu'il s'agisse d'interdits et/ou de principes d'ordre éducatif, culturel, religieux...

Remarques :

– Un certain nombre d'échecs des inhibiteurs de phosphodiestérase s'expliquent par l'absence de stimulation sexuelle productrice du monoxyde d'azote (NO), préalable indispensable à leur action pharmacologique.

– La dissociation des excitations psychiques et physiques peut être à l'origine de certains échecs, d'où le besoin de toujours vérifier si les érections psychiques et physiques sont bien synergiques et en phase.

2. Le rôle anti-érectile fréquent de l'hypertonie adrénergique

La dysfonction érectile qualifiée de « psychogène » traduit très souvent une activation du centre orthosympathique (neuronal) et un excès d'adrénaline circulante (humoral). Chez beaucoup d'hommes, la survenue d'une pensée négative provoque une mise en jeu intempestive de l'orthosympathique *(figure 8)*. Souvent partielle, elle ne fait que déstabiliser l'érection, d'où la survenue fréquente d'une difficulté de maintien de l'érection, véritable détumescence « prématurée ». Chez certains sujets hypersensibles, les facteurs anxiogènes (angoisse de performance, crainte de l'échec...) sont d'authentiques « tueurs » de l'érection naturelle, allant même jusqu'à bloquer l'effet érectogène des médicaments administrés en intracaverneux. Par conséquent, il convient de réduire au maximum cette hypertonie orthosympathique par :

– la recherche de ses facteurs déclenchants et/ou favorisants (personnels et/ou environnementaux) lors de l'interrogatoire,

– l'aide médicalisée à l'érection (et à la sexualité) impliquant d'utiliser l'effet pro-érectile de la stimulation et d'éliminer les facteurs stimulant l'orthosympathique (en complément de l'aide pharmacologique et de la correction des facteurs étiologiques organiques et psychogènes).

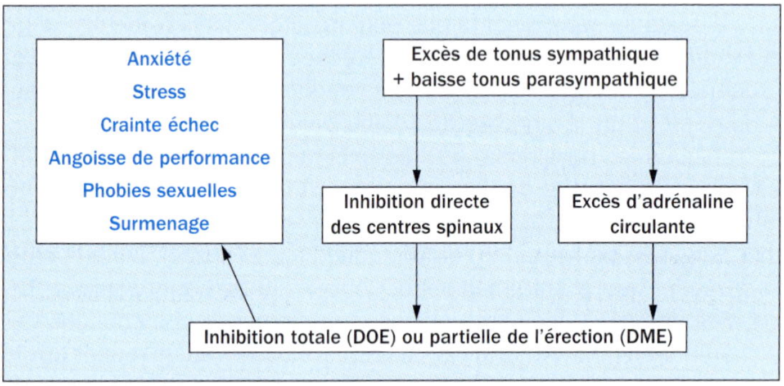

Figure 8. L'hypertonie orthosympathique joue un rôle potentiellement nocif très fréquent dans les mécanismes physiopathologiques de la dysfonction érectile dite » psychogène » par une double action humorale et neuronale. En fonction de son intensité, elle peut provoquer une inhibition partielle ou totale de l'érection. DOE : difficulté d'obtention de l'érection ; DME : difficulté de maintien de l'érection.

Remarque : le recul clinique a montré que les sujets hyperanxieux sont volontiers plus exposés à la dysfonction érectile, mais non systématiquement. La sous-population exposée est encore mal identifiée mais il est très vraisemblable que la présence de facteurs organiques sous-jacents explique leur plus grande susceptibilité.

3. Les cercles vicieux physiopathologiques de la dysfonction érectile

La survenue d'une dysfonction érectile peut entraîner ou non une souffrance, d'où la distinction entre la dysfonction érectile « maladie » et la dysfonction érectile « symptôme ». Cette dysfonction érectile « maladie » fragilise très souvent non seulement l'homme mais aussi sa partenaire en raison de réactions émotionnelles très variables selon la personnalité du patient, son environnement (notamment l'attitude de sa partenaire) et ses capacités d'adaptation et de résilience. De véritables cercles vicieux concernant l'homme, sa partenaire et le couple surviennent fréquemment *(figure 9)*. Ils sont le résultat de frustrations, d'ignorance et de réactions inadaptées tant chez l'homme (conduite habituelle d'évitement ou, parfois, recherche obsessionnelle d'une érection uniquement performante) que chez sa partenaire (culpabilité, ressentiment...) remise en cause dans sa féminité. Ces changements d'humeur du patient et/ou de la partenaire sont très souvent à l'origine d'une conjugopathie par dysfonctionnement relationnel. En l'absence de communication et de demande d'aide, cette conjugopathie risque de s'exacerber, de se prolonger et même de se pérenniser quoique le facteur déclenchant de la dysfonction érectile, organique et/ou psychogène puisse avoir disparu. Ces dangers soulignent tout

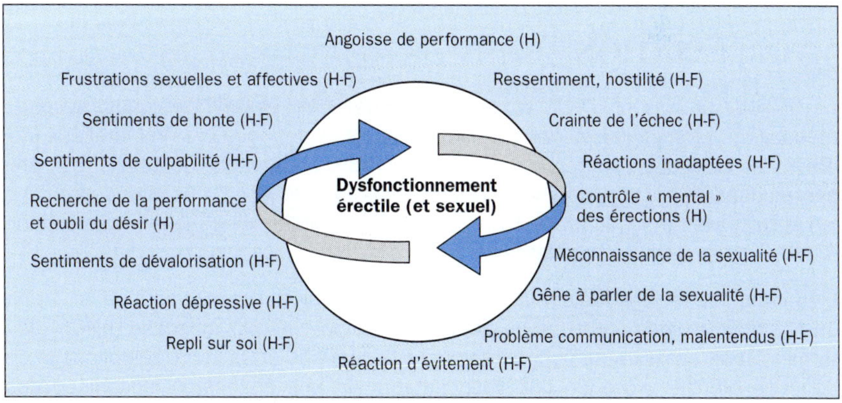

Figure 9. Les cercles vicieux physiopathologiques induits par la dysfonction érectile (et tout dysfonctionnement sexuel) : la multiplicité des paramètres qui la provoquent et l'entretiennent montre l'intrication potentielle et habituelle présente entre l'homme (H), la femme (F) et le couple (conjugopathie).

l'intérêt d'une prise en charge précoce et la plus grande difficulté à traiter une dysfonction érectile ancienne.

Remarques :

– Tout dysfonctionnement sexuel chez l'homme ou la femme peut avoir les mêmes conséquences, d'autant plus que le contexte sociétal actuel de « droit » à une sexualité performante joue un rôle aggravant.

– L'identification de ces cercles vicieux passe par une prise en charge globale du patient et de son environnement afin de mieux définir le contexte sexuel érectile (attentes, désirs et motivations sexuelles...).

BIOCHIMIE ET PHARMACOLOGIE DE LA CONTRACTILITÉ DE LA CELLULE MUSCULAIRE ÉRECTILE

Si l'on passe du niveau tissulaire au niveau cellulaire, le concept de l'éponge active permet de comprendre que l'érection dépend avant tout du tonus, c'est-à-dire de l'état de contraction ou de relâchement de la musculature lisse des corps érectiles, c'est-à-dire *in fine* de la concentration de calcium libre intracellulaire. Son homéostasie est sous le contrôle d'un équilibre complexe entre synthèse et libération de médiateurs chimiques contractants (notamment noradrénaline et endothéline) ou relaxants (notamment NO et VIP) qui proviennent essentiellement des terminaisons nerveuses et des cellules endothéliales érectiles sous l'action de divers stimuli.

MYORELAXATION

Le NO joue un rôle privilégié *via* les nucléotides AMP et GMP cycliques, seconds messagers intracellulaires des neuromédiateurs et des facteurs endothéliaux pro-érectiles. Le GMPc est dégradé par les enzymes phosphodiestérases (PDE) présentes dans de nombreux tissus, notamment la PDE de type 5 très abondante dans les corps caverneux qui, en se fixant à la place du GMPc, amplifie la myorelaxation érectile *(figure 10)* (Padma-Nathan).

L'érection est déclenchée par la sécrétion de NO neuronal produit en réponse à une stimulation sexuelle (centrale ou périphérique), par une NO synthase (nNOS) des terminaisons parasympathiques nerveuses à destinée érectile. Le remplissage de l'éponge érectile provoque une vasodilatation et une distension mécanique des cellules endothéliales qui stimulent la production de NO endothélial par une NO synthase endothéliale (eNOS) à travers un mécanisme non spécifique au tissu érectile mais ubiquitaire à tous les vaisseaux de l'organisme en l'absence d'anomalie de la cellule endothéliale.

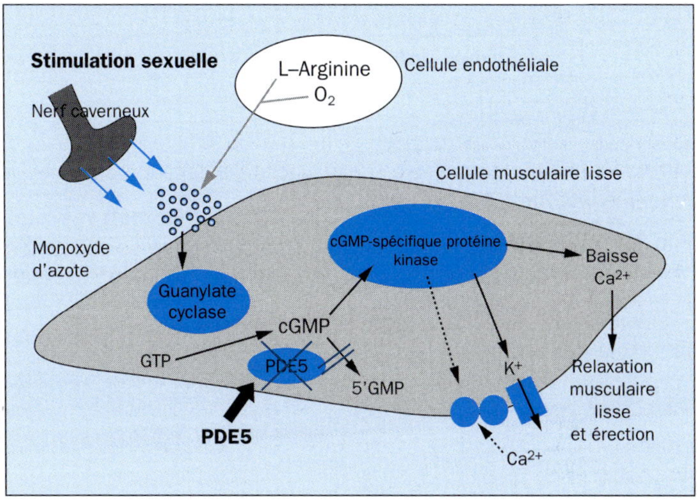

Figure 10. Représentation schématisée de la voie monoxyde d'azote (NO-GMPc) et du mode d'action des inhibiteurs de la PDE 5 : le NO synthétisé à partir de la L-arginine par des NO synthases (neuronales et endothéliales) est libéré par les terminaisons nerveuses parasympathiques et par les cellules endothéliales. Il active l'enzyme guanylate cyclase qui catalyse la synthèse de GMPc, second messager intracellulaire du NO. Ce médiateur proérectile active une enzyme protéine kinase qui diminue le calcium libre intracellulaire induisant la myorelaxation. Il est dégradé par les PDE de type 5. Le sildénafil, le tadalafil et le vardénafil inhibent la PDE de type 5, d'où leur action érectogène. L'hyperpolarisation des canaux potassiques modifie aussi la concentration de calcium intracellulaire. GMPc : guanosine monophosphate cyclique ; AMPc : adénosine monophosphate cyclique.

Le maintien de l'érection résulte d'abord de la production continue de NO endothélial et de la production parallèle de NO neuronal en cas de persistance des stimuli psychiques et physiques. Cette dualité d'origine et d'action du NO explique comment la production de NO se maintient alors que sa demi-vie est extrêmement courte. Ainsi, physiologiquement, il existe une complémentarité optimale entre les stimuli nerveux et vasculaire lors de l'érection coïtale *(figure 11)*.

Remarque : en cas d'altération de la voie NO/GMPc, d'autres voies myorelaxantes (VIP/AMPc, hyperpolarisation par activation des canaux potassiques...) peuvent jouer un rôle de suppléance, ce qui expliquerait la multiplicité de neuromédiateurs présents dans les mêmes neurones à destinée pénienne. Il est probable que ces voies myorelaxantes agissent de façon synergique.

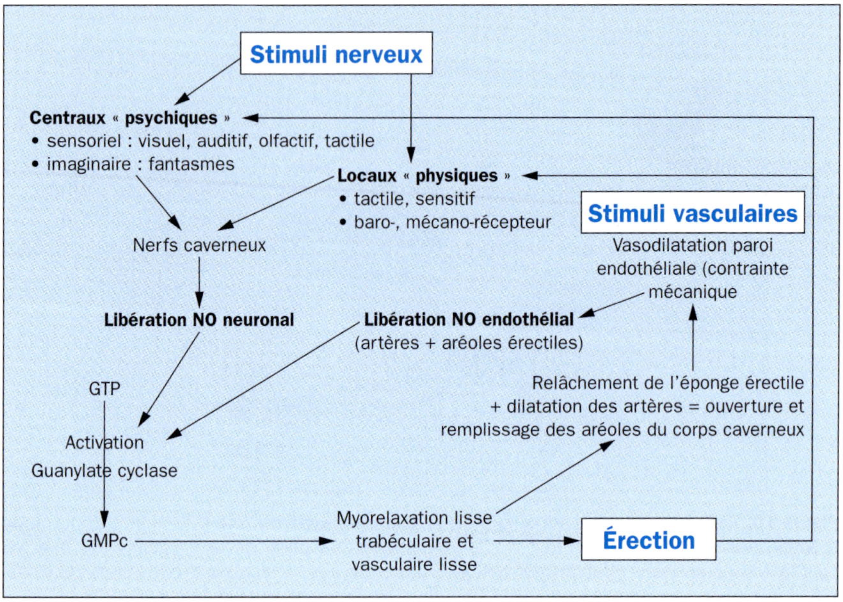

Figure 11. Traduction biologique des stimuli nerveux et vasculaires sur la production du NO responsable du déclenchement (NO neuronal) et du maintien de l'érection (NO endothélial et neuronal). Cette complémentarité entre les composantes vasculaire et nerveuse souligne la synergie physiologique qui existe entre la stimulation génitale (« érection physique ») et cérébrale (« érection psychique »). Elle explique : a) l'intérêt de la stimulation sexuelle et de l'interactivité homme-femme en cas de dysfonction érectile *(figure 7)* ; b) la nocivité potentielle de toute atteinte vasculaire macro- et/ou microanatomique.

MYOCONTRACTION

Moins bien connus, ses mécanismes sont aussi sous le double contrôle d'un tonus orthosympathique alpha-adrénergique et de l'endothélium *via* la sécrétion de l'endothéline. Ce puissant vasoconstricteur dont la synthèse est modulée (comme le NO) par la concentration en oxygène potentialise l'effet myocontractant de la stimulation adrénergique en augmentant le calcium libre intracellulaire. Lors de la flaccidité, le faible taux de pression partielle en oxygène du sang aréolaire (similaire à la pression partielle veineuse) inhibe la synthèse de NO et facilite le maintien de la flaccidité en supprimant les mécanismes myorelaxants NO-dépendants et en augmentant le tonus constricteur.

Remarque : une oxygénation adéquate des tissus érectiles est essentielle à la survenue et au maintien de l'érection, car elle joue un rôle régulateur important pour : a) la synthèse endothéliale du NO et de l'endothéline ; b) le maintien d'un équilibre entre la composante musculaire lisse et conjonctive.

MÉCANISMES INTERCELLULAIRES

Le changement de tonus coordonné et synchrone des cellules musculaires lisses lors des phases érectiles s'explique par un système de communication intercellulaire très développé, les *gap-junctions.* En permettant la diffusion intercellulaire très rapide de signaux chimiques ou électriques, ils expliquent que l'injection intracaverneuse d'un petit volume de molécule érectogène soit rapidement efficace. Chaque cellule musculaire lisse n'a donc pas besoin d'être la cible directe d'un médiateur pour se relâcher ou se contracter en phase avec les cellules musculaires lisses voisines.

CONSÉQUENCES PHYSIOPHARMACOLOGIQUES

Les progrès concernant la physiologie intime de l'érection, notamment le rôle du NO et de l'endothélium, ont été décisifs pour la compréhension des mécanismes de la dysfonction érectile et son traitement.

• Multiplicité des cibles anatomiques

La démonstration du rôle important de l'endothélium a réactualisé la définition de Debierre de 1887 : « *Un tissu érectile se caractérise par l'association d'un tissu musculaire lisse et d'un tissu endothélial, entourés par une membrane fibreuse.* » L'érection (et la flaccidité) résulte ainsi d'une cascade de mécanismes synergiques expliquant la complexité et l'intrication de ses mécanismes anatomo-physiologiques *(figure 12).* Toute anomalie ultrastructurelle et/ou de la régulation (locale ou à distance) de l'un ou, *a fortiori,* plus de ces constituants anatomiques fondamentaux peut potentiellement entraîner une dysfonction érectile, et ce d'autant plus qu'elle est sévère. Cette multiplicité de cibles anatomophysiologiques (périphériques et centrales) explique sa prévalence significativement liée avec l'âge et certaines maladies chroniques (diabète, pathologies cardiovasculaires...). La majorité des facteurs de risque et/ou étiologiques de dysfonction érectile fragilise l'érection par des mécanismes physiopathologiques variés et très souvent intriqués au niveau central mais aussi périphérique.

Il n'est donc pas étonnant que l'étiologie de la dysfonction érectile soit en règle multifactorielle. Cette caractéristique du diagnostic étiologique d'une dysfonction érectile n'est que la conséquence de l'intrication anatomo-physiologique des mécanismes intervenant dans l'érection et la contrôlant.

• Potentialités pharmacologiques

Très schématiquement, le cerveau peut être assimilé à un neurone et le pénis à un vaisseau. La recherche pharmacologique concernant les troubles sexuels connaît ainsi un développement réellement extraordinaire en raison de la multitude d'impacts pharmacologiques potentiels pouvant interférer sur le déclenchement de la myorelaxation et/ou l'arrêt de la myocontraction. L'industrie pharmaceutique a

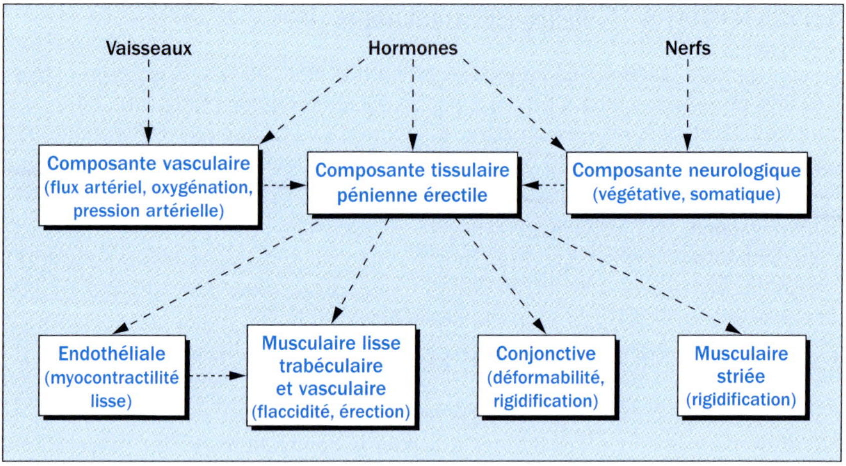

Figure 12. Physiologiquement, l'érection nécessite l'intervention synergique et complémentaire de mécanismes vasculaires (modification des flux), tissulaires actifs (myocontractilité lisse et striée) et passifs (déformabilité spécifique), le tout sous un double contrôle neuropsychique et humoral. Cette complexité des mécanismes qui provoquent la flaccidité et l'érection explique la diversité des cibles et des mécanismes physiopathologiques.

d'ailleurs très bien saisi l'énorme marché potentiel représenté par les dysfonctionnements sexuels de l'homme (la dysfonction érectile, aujourd'hui et demain, les troubles de l'éjaculation et du désir) et de la femme (en progrès constants malgré un décalage de 20 ans). Le nombre de molécules actuellement en cours d'étude pour la seule indication de dysfonction érectile (plus d'une centaine dont plus de 60 brevets d'inhibiteurs de phosphodiestérase) en est une parfaite illustration. Par ailleurs, l'identification continue des neuromédiateurs qui contrôlent directement la survenue d'une érection ou la transmission de messages pro-érectiles permet d'envisager de nouvelles applications pharmacologiques avec :

– la mise au point de nouvelles molécules par voie orale, mais aussi par voie transurétrale et surtout percutanée en raison de la facilité d'accès anatomique de la verge ;

– la recherche des meilleures associations de médicaments et/ou de voies de délivrance. La diversité de sites explique la meilleure efficacité des associations de médicaments, prouvée en injection intracaverneuse, et très vraisemblable pour les autres voies.

• Importance de l'état d'équilibre anatomo-physiologique de l'éponge érectile

Physiologiquement, les multiples agents myorelaxants ou myocontractants qui contrôlent (directement ou non) l'homéostasie du calcium intracellulaire sont interdépendants et forment les plateaux d'une balance *(figure 13).* En fonction des diverses stimulations et régulations (périphériques, centrales et humorales), leur mise en jeu aboutit à faire pencher la balance vers l'érection, la flaccidité ou la détumescence. Cette balance explique la variabilité inter- et intra-individuelle observée en pratique clinique avec tous les médicaments sexoactifs. Ainsi, l'injection intracaverneuse d'une même dose de molécule érectogène peut avoir des effets érectogènes très différents chez un même sujet, en fonction, par exemple, de son état de stress. Anatomiquement, le tissu érectile s'équilibre harmonieusement entre les composantes musculaire lisse, conjonctive et endothéliale notamment au niveau caverneux. Les modifications histopathologiques induites par l'âge et les morbidités chroniques déséquilibrent progressivement cette balance, favorisant une dysfonction érectile. Un mécanisme prépondérant est la survenue d'une fibrose qui réduit la composante musculaire lisse et altère les qualités biomécaniques du squelette conjonctif.

	Facilitation	Inhibition
Supraspinale	Pulsion, désir, disponibilité Stimuli psychiques et sensoriels	Stress, anxiété, dépression, angoisse, phobies, conjugopathies, interdits
Humorale	Androgènes, molécules adrénergiques alphabloquantes	Noradrénaline, adrénaline, prolactine, œstrogènes, molécules adrénergiques alphastimulantes
Spinale	Parasympathique	Orthosympathique
Locale	NO, VIP, oxygène Stimuli mécaniques	Endothéline, noradrénaline, fibrose tissulaire, ischémie chronique
	Érection stable et totale ◄—▲—►	**Érection absente, partielle et/ou instable**

Figure 13. La contractilité de l'éponge érectile dépend de la mise en jeu à différents niveaux anatomiques d'agents myorelaxants ou myocontractants en réponse à diverses stimulations sous le contrôle de régulations périphériques, centrales et humorales. En fonction de son intensité, chaque agent peut faire pencher la balance vers une réponse facilitatrice ou inhibitrice pour l'érection. L'intensité des stimuli sexuels et l'intégrité des structures anatomophysiologiques modulent la réponse, expliquant les variations quantitatives et qualitatives de l'érection souvent observées.

FONCTIONNEMENT HYDRAULIQUE DE L'ÉPONGE ACTIVE

Physiologiquement, la seule contractilité du muscle lisse de l'éponge érectile ne suffit pas. L'érection nécessite l'intervention complémentaire de mécanismes vasculaires (modification des flux) et tissulaires passif (déformabilité spécifique) et actif (musculaire strié), le tout sous un double contrôle neuropsychique et humoral.

MÉCANISMES VASCULAIRES

Lors de la flaccidité, le flux sanguin et la pression sanguine dans les aréoles érectiles sont réduits comparés à d'autres organes (d'où le rôle oxygénant et trophique des érections nocturnes). Au début de l'érection, les corps érectiles se comportent comme une éponge en « aspirant » et en retenant le sang dans leurs aréoles. L'effondrement du gradient de pression entre les artères péniennes et le système aréolaire érectile provoque ainsi une accélération considérable de la vélocité du sang facilitée par l'artériodilatation réflexe des artères à destinée pénienne (bien visible et mesurable en échodoppler). Si le flux artériel spongieux reste élevé jusqu'à la détumescence, le flux artériel caverneux ralentit en fin de tumescence par augmentation de la pression intracaverneuse due à la faible distensibilité de l'albuginée caverneuse qui crée un barrage pour le flux sanguin. Pour une efficacité maximale, ce système autoclave nécessite : a) une myorelaxation adéquate du muscle lisse érectile ; b) une arrivée massive et soudaine de sang ; c) une bonne distensibilité du squelette conjonctif caverneux. L'origine embryologique commune des corps érectiles avec le système vasculaire explique sans difficulté les liens très étroits, tant physiologiques que physiopathologiques, de la dysfonction érectile avec les pathologies et les facteurs de risque cardiovasculaires. Somme toute, les corps érectiles ne sont que des organes vasculaires hyperspécialisés ayant la particularité de se remplir de sang de façon non continue mais intermittente, *via* des mécanismes physiologiques macro- et microvasculaires synergiques et intriqués.

La dysfonction érectile apparaît de plus en plus comme un authentique marqueur de pathologie cardiovasculaire (d'où le concept de dysfonction érectile « symptôme ») et, peut-être, de marqueur pronostique de facteur de gravité *(figure 14)* permettant de dépister les populations à haut risque qui bénéficieront le plus d'une prise en charge. Les traitements et la prévention de la dysfonction érectile passent ainsi logiquement par la correction des facteurs de risque cardiovasculaires. Hémodynamiquement, toute insuffisance d'apport artériel, quelle que soit son origine, est un facteur de risque important capable de provoquer à elle seule une dysfonction érectile si elle est marquée. Mais, en pratique, en dehors de l'exceptionnelle étiologie traumatique, elle est quasiment toujours associée avec : a) d'autres atteintes vasculaires macro- et microanatomiques responsables de lésions diverses (dysfonction de l'endothélium, ischémie pénienne chronique, fibrose...) *(figure 15)* ; et b) dif-

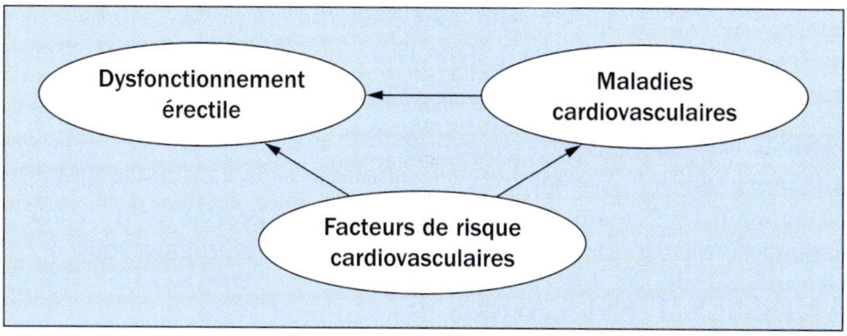

Figure 14. L'intrication dysfonctionnement érectile, pathologies et facteurs de risque cardiovasculaires souligne la nécessité d'évaluer le profil de risque cardiovasculaire devant toute dysfonction érectile.

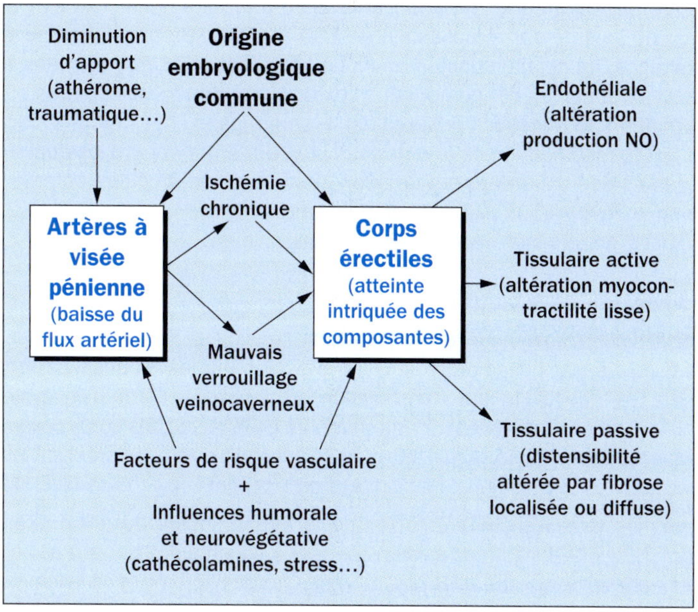

Figure 15. Mécanismes physiopathologiques de la dysfonction érectile d'origine vasculaire, reflet de l'intrication de lésions macro- et micro-anatomiques expliquant les corrélations étroites qui existent entre la dysfonction érectile et les pathologies cardiovasculaires.

férentes comorbidités notamment le diabète qui potentialise le profil de risque de dysfonction érectile et cardiovasculaire.

Une oxygénation adéquate des tissus érectiles étant essentielle à la survenue et au maintien de l'érection, tous les facteurs d'ischémie chronique sont potentiellement anti-érectiles. Ainsi les cellules endothéliales modulent la contractilité du muscle lisse trabéculaire qui module aussi la synthèse de la composante conjonctive (rôle inducteur de croissance TGFbêta1 et inhibiteur de la prostaglandine E1).

Remarque : l'atteinte diffuse habituelle des vaisseaux par l'athérome explique qu'à de rares exceptions (sténose isolée et courte d'un gros vaisseau ou séquelles post-traumatiques du sujet jeune), la chirurgie réparatrice à visée artérielle reste exceptionnelle.

MÉCANISMES TISSULAIRES

• Déformabilité spécifique

À la différence des éponges animales et industrielles, l'éponge érectile peut changer de volume et de direction et se rigidifier grâce à ses propriétés biomécaniques (Bondil). Le passage de la flaccidité à l'érection se caractérise par : a) une augmentation de volume par remplissage de 100 à 150 cc de sang ; b) une variation de consistance : la rigidité survient en fin de tumescence quasiment sans augmentation du volume pénien par compression extrinsèque des muscles striés érectiles ; c) une variation de direction : la verge est le seul organe chez l'homme capable de s'ériger. Toute modification de la déformabilité peut entraîner une dysfonction érectile par gêne mécanique avec déformation de la verge en érection, comme dans la maladie de la Peyronie, ou par manque de rigidité en cas de fibrose diffuse. La perte d'extensibilité de la verge flaccide en est un bon reflet.

• Rigidification caverneuse

La dureté des corps caverneux reflète la mise en tension de l'épaisse albuginée caverneuse provoquée par l'augmentation de la pression intracaverneuse par un double mécanisme : a) vasculaire par transmission de la pression artérielle systémique ; b) musculaire strié par compression intermittente de la racine des corps caverneux par les muscles ischiocaverneux *(figure 16)* provoquant des pics d'hyperpression intracaverneuse nécessaires au maintien de la rigidité (d'où le concept de « cœur sexuel ») (Bondil).

Remarque : les muscles striés érectiles de la femme jouent aussi un rôle dans le maintien de la rigidité, lors du coït en stimulant mécaniquement le gland (d'où un *bio-feed back* positif physiologique entre les organes génitaux de l'homme et de la femme).

Hydrauliquement, les corps érectiles fonctionnent en fait comme des enceintes manométriques à distensibilité spécifique (haute pression pour les corps caverneux, basse pression pour le corps spongieux) alimentée par une artère et drainée par une veine. Ce modèle hydraulique simplifié *(figure 17)* permet de comprendre : a) le fonctionnement de l'éponge érectile et ses particularités, notamment la rigidification caverneuse et le verrouillage veineux caverneux ; b) l'altération de la pression de rigidification par divers facteurs telles la fibrose des corps caverneux quelle que soit son origine, l'atteinte organique ou fonctionnelle des muscles striés érectiles ou l'action iatrogène des médicaments antihypertensifs (qui résulte souvent d'une baisse de la pression artérielle systémique).

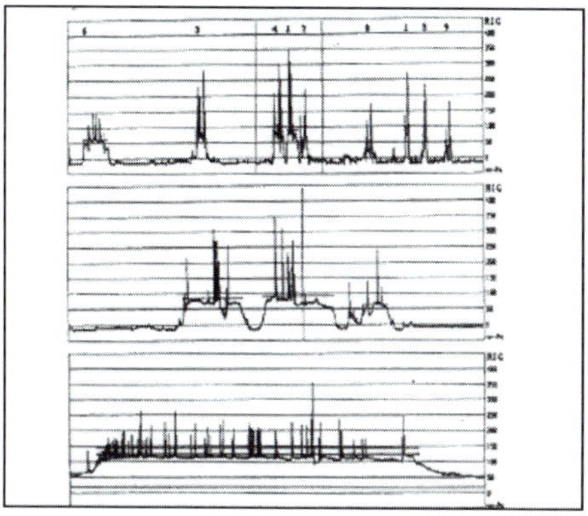

Figure 16. Rigidimétrie montrant la survenue de nombreux pics de pression suprasystoliques lors des érections nocturnes : a) enregistrement sur une nuit complète avec 9 épisodes d'érections ; b) agrandissement montrant un plateau de pression intracaverneuse moyenne d'environ 90 mmHg avec survenue intermittente de pics suprasystoliques variant de 110 à 350 mmHg induits par les contractions des muscles striés érectiles ; c) agrandissement d'une érection nocturne montrant la fréquence des pics.

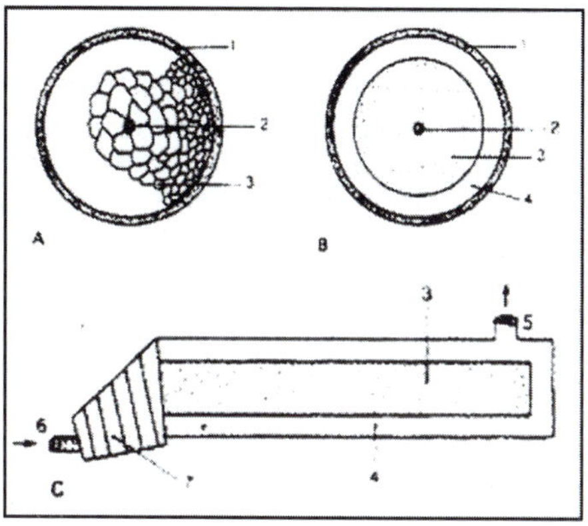

Figure 17. Modélisation de l'érection : hydrauliquement, chaque corps érectile est assimilable à une seule aréole entourée par la tunique albuginée, alimentée par une artère et drainée par une veine. Leur différence anatomique (squelette conjonctif) explique que les corps caverneux et spongieux fonctionnent comme des enceintes manométriques à distensibilité spécifique (haute pression pour les corps caverneux, basse pression pour le corps spongieux). Ce modèle hydraulique simplifié permet de comprendre le fonctionnement de l'éponge érectile et ses particularités, notamment la rigidification caverneuse et le verrouillage veineux caverneux.

En résumé, pour la pratique

L'érection est un phénomène avant tout vasculaire qui correspond à un remplissage par 100 à 150 cc de sang des corps érectiles qui présentent des particularités uniques dans l'organisme : a) capacité de se remplir de sang de façon intermittente et transitoire ; b) fonctionnement réflexe avec une possibilité de déclenchement volontaire ; c) capacités de se rigidifier, de changer de volume et de direction.

1. Définition anatomique d'un corps érectile

Structurellement, un tissu musculaire lisse et érectile se définit par l'association de tissus musculaire et endothélial entourés par une mem-

brane fibreuse. La différence de répartition entre ces trois composants fondamentaux explique les spécificités physiologiques : a) corps spongieux dans la « sensorialité génito-sexuelle » de l'homme et dans la rigidification caverneuse, b) corps caverneux qui servent de tuteur au corps spongieux et participent à la sensorialité génitosexuelle de la femme dans le cadre d'une « cybernétique coïtale ».

L'intrication physiologique entre ces trois composants est très forte au niveau fonctionnel et aussi trophique. Cette diversité des cibles anatomo-physiopathologiques explique les corrélations significatives relevées entre la dysfonction érectile, l'âge et diverses maladies chroniques.

2. Le concept de l'éponge érectile active

Malgré ces différences anatomiques, les corps érectiles fonctionnent comme une éponge musculaire lisse contractée à l'état de flaccidité et relâchée lors de l'érection. Ainsi, l'érection correspond à l'état de « repos » de l'éponge érectile car la flaccidité correspond à une contraction active de l'éponge 20 heures sur 24, reflet d'une inhibition supra-spinale quasi permanente. Le remplissage et la vidange de l'éponge érectile dépendent avant tout des mécanismes qui contrôlent, localement et à distance, la myocontractilité lisse vasculaire et trabéculaire. Mais les corps érectiles ne deviennent réellement érectiles qu'avec la mise en action de mécanismes vasculaires (afflux de sang artériel puis verrouillage veineux uniquement caverneux) et tissulaires passifs (déformabilité spécifique) et actifs (« cœur musculaire strié »).

3. Le cerveau est le premier organe sexuel de l'homme

L'éponge érectile fonctionne sous l'étroit contrôle du système nerveux central qui intègre et coordonne la cascade des mécanismes qui aboutissent à l'érection ou la flaccidité. Leur mise en jeu est décidée au niveau de la moelle épinière selon que le cerveau a attribué ou non une signification sexuelle aux stimuli qu'il reçoit en activant les centres pro-érectile (parasympathique) ou anti-érectile (orthosympathique). L'origine et la nature des stimuli distinguent trois types d'érections :

a) supra-spinale comprenant : (1) l'érection psychique qui joue un rôle prépondérant car le cerveau est le principal organe sexuel de l'homme (et de la femme) en générant (pulsion, désir), intégrant et analysant les stimuli sexuels d'ordre imaginaire (fantasmes) et/ou sensoriels ; (2) l'érection nocturne qui préserve la capacité érectile : en « reposant et oxygénant » l'éponge érectile, elle facilite la trophicité des tissus et le maintien de l'équilibre entre les composantes conjonctive et musculaire lisse ;

b) spinale avec l'érection « physique » provoquée et entretenue de façon réflexe par les stimulations mécaniques du gland et le « cœur sexuel strié » qui participe à la rigidification et au maintien de l'érection ;

c) mixte avec l'érection coïtale caractérisée par une synergie des érections psychiques et physiques soulignant toute l'importance de l'interactivité physique (coïtale mécanique) ET cérébrale (« psychique ») entre l'homme et la femme. L'harmonie des désirs et des plaisirs qui caractérise une relation sexuelle satisfaisante implique ainsi un véritable « partage physiologique du pénis » pour obtenir des « érections physiques et psychiques » (masculine et féminine) optimales caractérisant un partage de « sensorialité génito-sexuelle », c'est-à-dire d'excitations, de plaisirs, d'émotions et de sensations « voluptueuses » entre les deux partenaires. Mais, si la nature a permis que l'érection puisse être déclenchée « volontairement » par des stimuli « érectogènes » psychoaffectifs, sensoriels et/ou physiques, la survenue concomitante de pensées négatives peut la bloquer par mise en action d'une hypertonie orthosympathique, mécanisme physiopathologique extrêmement fréquent, et responsable de cercles vicieux qui entretiennent la dysfonction érectile.

Tous ces progrès physiologiques ont permis de comprendre que :
– la multitude des cibles anatomophysiques susceptibles de fragiliser l'érection au niveau central et/ou périphérique explique le rôle favorisant de l'âge, la prévalence des maladies chroniques associées, la multifactorialité étiologique, d'où : a) la valeur de symptôme de l'état de santé globale de la dysfonction érectile, b) du concept de profil de risque ;
– l'origine embryologique commune entre le système vasculaire et le système érectile explique que les corps érectiles ne sont que des « vaisseaux » hyperspécialisés présentant des mécanismes physiopathologiques communs marqués par l'athérosclérose, une dysfonction endothéliale et une ischémie chronique, toutes responsables d'une baisse du NO ;
– il existe une multitude de cibles pharmacologiques potentielles pour traiter la dysfonction érectile en interférant sur le déclenchement de la myorelaxation et/ou l'arrêt de la myocontraction ;
– les variations quantitatives et qualitatives de l'érection ne font que refléter l'intensité des stimuli sexuels et l'intégrité des structures anatomophysiologiques ;
– le cerveau est le premier organe sexuel avec un rôle pro- et anti-érectile qui explique la nécessité d'une prise en charge globale du patient et de son environnement afin de mieux définir le contexte sexuel érectile (attentes, désirs et motivations sexuelles, contexte émotionnel, antécédents sexuels du couple...) ;
– l'aide médicalisée à l'érection (et à la sexualité) implique d'utiliser l'effet pro-érectile de la stimulation et d'éliminer les facteurs stimulant l'orthosympathique (en complément de l'aide pharmacologique et de la correction des facteurs étiologiques organiques et psychogènes).

POUR EN SAVOIR PLUS

- Andersson KE. Neurophysiology/pharmacology of erection. *Int J Impotence Res* 2001 ; 13 (Suppl. 3) : S8-17.
- Bondil P, Wespes E. Anatomie et physiologie de l'érection. Rapport du 86e Congrès de l'Association Française d'Urologie. *Prog Urol* 1992 ; 2 : 719-857.
- Christ GJ. Gap junctions and ion channels: relevance to erectile dysfunction. *Int J Impotence Res* 2000 ; 12 (Suppl. 4) : S15-25.
- Folscheid D. *Le sexe mécanique.* Paris : Éd. Table Ronde, 2002.
- Lue TF. Physiology of penile erection and physiopathology of erectile dysfunction and priapism. In : *Campbell's Urology.* WB Saunders Company 1998 ; 11 : 1157-79.
- Moreland RB. Pathophysiology of erectile dysfunction: the contributions of trabecular structure to function and the role of functional antagonism. *Int J Impotence Res* 2000 ; 12 (Suppl. 4) : S39-46.
- Padma-Nathan H, Giuliano F. Oral drug therapy for erectile dysfunction. *Urol Clin North Am* 2001 ; 28 (2) : 321-3.
- Padma-Nathan H, Gasser DB, Stecher VJ, Orazem J, Tseng LJ, de Riesthal H. Minimum time to onset of erection after Viagra (sildenafil citrate): results of a randomized, double bind, placebo-controlled trial. *Int J Impotence Res* 2002 (Suppl. 4) : S15-PS4-1.
- Pryor J. Vardenafil: update on clinical experience. *Int J Impotence Res* 2002 ; 14 (Suppl. 1) : S65-9.
- Rampin O, Giuliano F, Benoit G, Jardin A. Commande nerveuse centrale de l'érection. *Prog Urol* 1997 ; 7 : 17-23.
- Sachs BD. Contextual approaches to the physiology and classification of erectile function, erectile dysfunction and sexual arousal. *Neurosci Biobehav Rev* 2000 ; 24 : 541-60.
- Sadovsky R, Miller T, Moskowitz M, Hackett G. Efficiency and tolerance of sildenafil citrate, three years later. *IJCP* 2001 ; 55 : 115-30.
- Saenz de Tejada I. Molecular mechanisms for the regulation of penile smooth muscle contractility. *Int J Impotence Res* 2000 ; 12 (Suppl. 4) : S34-8.
- Saenz de Tejada I, Gonzalez Cadavid N, Heaton J, Hedlund H, Nehra A, Pickard RS, Simonsen U, Steers W. Anatomy, physiology and pathophysiology of erectile function. In : Jardin A, Wagner G, Khoury S, Giuliano F, Padma-Nathan H, Rosen R, eds. *Erectile dysfunction.* First International Consultation on Erectile Dysfunction co-sponsored by WHO and ICED. Oxford : 2000 Health Publication Ltd.
- Stoléru S. Approche du désir et de l'excitation sexuels par l'imagerie cérébrale fonctionnelle. *Sexologies* 2002 ; 11 : 63-8.
- Terradas C, Levalle O, Nagelberg A, Mormandi E. Sildenafil improves nocturnal penile erections in organic impotence. *Int J Impotence Res* 2001 ; 13 : 125-9.
- Wagner G, Mulhall J. Pathophysiology and diagnosis of male erectile dysfunction. *BJU Int* 2001 ; 88 (Suppl. 3) : 3-10.

Définition et épidémiologie

DE LA PRÉHISTOIRE À L'ÈRE MODERNE

Jusqu'aux années 1980, un problème spécifique des troubles de l'érection était un manque de données de base et plus globalement d'information (et de formation). À l'exception notable du rapport Kinsey en 1948 et des travaux de Masters et Johnson en 1966, les connaissances sur la dysfonction érectile relevaient avant tout d'impressions cliniques, d'où un manque certain d'objectivité.

1. La conférence de consensus de 1992 du National Institute of Health (NIH) a permis de :

- s'accorder enfin sur une définition commune de la dysfonction érectile,
- distinguer trois degrés de gravité : minime, modérée ou complète,
- l'individualiser des autres troubles sexuels,
- mettre en avant le besoin de travaux fondamentaux, notamment épidémiologiques.

2. L'étude épidémiologique du MMAS *(Massachusetts Male Aging Study)* mise en place dès 1987 a montré l'importance de la population affectée par la dysfonction érectile et la grande diversité de ses comorbidités et facteurs de risque (Feldman).

Des études de prévalence puis d'incidence ont pu être entreprises dès lors sur des bases cohérentes et consensuelles, d'abord dans la population générale de divers pays du monde, puis pour diverses maladies chroniques qui apparaissaient « à risque » (cardiopathies, diabète, hypertension artérielle, dépression...). Ces études ont : a) confirmé les résultats du MMAS (Delavierre, Lewis), b) montré l'existence d'une majorité de patients mal on non identifiés puisqu'une minorité bénéficie d'une prise en charge. La prochaine étape va être, avec un but de prévention secondaire et primaire de : a) vérifier si la prise en charge des facteurs de risque modifiables peut réduire l'incidence de dysfonction érectile, b) améliorer l'information et la formation des professionnels de santé et c) sensibiliser la population à une prévention primaire (par exemple : ne pas fumer pour éviter la dysfonction érectile). Ainsi, en l'espace de trente ans, nous sommes passés d'une ignorance à une démarche scientifique avec une première phase d'état des lieux établissant la prévalence de la dysfonction érectile et de ses facteurs de risque, suivie d'une phase d'étude de prévention qui débute.

DÉFINITION

Depuis la Conférence de consensus du NIH en 1992, la dysfonction érectile est définie par *« l'incapacité persistante d'un homme à obtenir ou maintenir une érection pénienne suffisante pour permettre une relation sexuelle satisfaisante »*. Cette définition du NIH n'intégrait pas de notions d'ancienneté, de fréquence et de gravité. La première Consultation internationale sur la dysfonction érectile (ICED, Paris, juillet 1999), sous l'égide de l'OMS, a proposé qu'une persistance de la dysfonction érectile pendant au moins trois mois soit requise pour retenir le diagnostic, sauf cas particulier (dysfonction érectile post-chirurgicale par exemple). Cependant, la réalité n'est pas aussi simple.

LIMITES DU TERME « DYSFONCTION ÉRECTILE »

LA DYSFONCTION ÉRECTILE N'EST PAS UN PHÉNOMÈNE DE « TOUT OU RIEN »

Il existe habituellement des degrés allant de troubles mineurs à l'absence complète d'érection, temporaire ou définitive. Ainsi, l'étude SOFRES-Upjohn de 1994 (échantillon de 1 000 hommes > 18 ans représentatifs de la population nationale) montrait que chez 100 hommes « impuissants », un manque de rigidité était présent à chaque rapport sexuel chez 33 %, 3 fois sur quatre chez 28 % et une fois sur deux chez 39 %. Pour ces raisons, le terme d'« impuissance » doit être abandonné car trop péjoratif et maximaliste. Il ne peut rendre compte d'un phénomène regroupant des degrés aussi variables de gravité. De la même façon, pour minimiser les biais épidémiologiques, la tendance actuelle est de bien différencier les dysfonctions érectiles minimes (souvent transitoires, reflet d'une modification de l'humeur ou d'un épisode dépressif passagers) des **dysfonctions érectiles significatives cliniquement**, c'est-à-dire les dysfonctions érectiles modérées (parfois très gênantes et source d'une souffrance importante) et sévères.

DIVERSITÉ DES TROUBLES ÉRECTILES

Stricto sensu, la dysfonction érectile englobe les troubles de l'érection par excès (priapisme) et par défaut (insuffisance érectile). Ces derniers concernent deux troubles différents mais parfois associés :
- des **troubles qualitatifs et/ou quantitatifs de la rigidité** (difficulté d'obtention et/ou de maintien de l'érection) qui relèvent de mécanismes distincts,
- des **troubles mécaniques**, sans anomalie de la rigidité, par courbures de verge (acquises ou non) qui peuvent rendre la pénétration difficile, voire impossible.

En pratique, si le terme de dysfonction érectile est celui actuellement reconnu au plan international, insuffisance érectile ou trouble de l'érection (dénomination retenue dans les mentions légales des récents traitements oraux) peuvent être utilisés.

LA FONCTION ÉRECTILE NE RÉSUME PAS LE FONCTIONNEMENT SEXUEL DE L'HOMME

Le déroulement satisfaisant de la sexualité masculine implique également l'absence de troubles de l'éjaculation, de l'orgasme et du désir sexuel. Il est important de bien **différencier la dysfonction érectile des autres dysfonctions sexuelles très souvent intriquées** comme en témoigne l'étude SOFRES de 1994. Celle-ci retrouve associées à l'insuffisance érectile une baisse du désir (36 % des cas), une éjaculation précoce (21 % des cas) et des difficultés orgasmiques (11 % des cas). Ces dysfonctions sexuelles, statistiquement significatives, expliquent une vie sexuelle reconnue comme non satisfaisante dans 41 % des cas.

Remarque : la notion de « relation sexuelle satisfaisante » met l'accent sur la nécessité de ne pas se limiter à l'organe érectile, mais de prendre en compte le patient dans sa globalité, tout particulièrement ses relations avec la(e) partenaire car la dysfonction érectile est une pathologie fonctionnelle le plus souvent subie à deux. En fait, le terme de dysfonctionnement érectile semblerait le mieux adapté. En replaçant l'érection comme un des éléments de la « fonction sexuelle », il permet de moins se focaliser sur l'organe.

ÉPIDÉMIOLOGIE

Il y a à peine quinze ans, la seule certitude était que la dysfonction érectile augmentait significativement avec l'âge. Sa fréquence et ses facteurs de risque étaient mal connus, d'où un classement schématique en étiologies psychogènes et/ou organiques.

DIFFICULTÉS MÉTHODOLOGIQUES

Deux méthodes ont été utilisées pour le recueil des données épidémiologiques :

- **Les études cliniques** ont concerné des patients consultant pour dysfonction érectile et renseignent sur les étiologies et les comorbidités, mais non sur la prévalence et l'incidence.
- **Les enquêtes épidémiologiques ou sondages** ont étudié des échantillons représentatifs d'une population définie, incluant à la fois des hommes sains et des hommes souffrant d'une dysfonction érectile.

Plusieurs enquêtes de ce type ont été effectuées dans de nombreux pays, notamment en France où la première étude nationale donnant des indications a été l'enquête ACSF (Analyse des comportements sexuels en France) de 1993, qui était liée au sida et non à la dysfonction érectile, et aux États-Unis avec deux enquêtes très bien documentées (étude MMAS en cours depuis 1987 qui fait référence en analysant la prévalence, l'incidence et les facteurs étiologiques de dysfonction érectile d'une cohorte de 1 709 hommes âgés de 40 à 70 ans (Feldman), et celle plus récente du NHSLS *(National Health and Social Life Survey)* (Laumann).

Mais, quelle que soit la méthode employée (questionnaires remplis par le médecin, le sujet ou un technicien, ou envoyés par courrier), un problème majeur résidait dans la subjectivité de l'évaluation par :
– **risque de sous- ou surévaluation** selon les critères de définition de la dysfonction érectile et les questions posées ;
– **imprécisions des critères de sévérité de la dysfonction érectile :** la majorité des enquêtes distinguaient trois niveaux de gravité – mineure, modérée et sévère (ou complète) – mais avec des critères souvent différents. Pour minimiser ce biais, seules les dysfonctions érectiles modérées et sévères, les plus significatives cliniquement, sont actuellement prises en compte.

APPORT DES QUESTIONNAIRES VALIDÉS

Cette nécessité de disposer d'un outil d'évaluation fiable a imposé la mise au point de questionnaires spécifiques avec un score d'évaluation référent. Ces questionnaires ont été une avancée méthodologique majeure permettant :
– de déterminer et d'étudier des échantillons représentatifs de populations bien définies, incluant à la fois des hommes sains et des hommes souffrant de dysfonction érectile,
– d'évaluer plus objectivement les résultats des nouveaux traitements pharmacologiques lors des études initiales,
– de multiplier les enquêtes épidémiologiques *(figure 1)* notamment grâce à l'industrie pharmaceutique.

Le plus utilisé est l'IIEF, *International Index of Erectile Function*, proposé aux États-Unis par Rosen en 1997 *(voir Annexe 2, p. 115)*. Validé et traduit dans plusieurs langues, il comporte 15 questions analysant plusieurs aspects de la sexualité au cours des 4 dernières semaines. Les questions 1 à 5 et 15 concernent l'érection. Les réponses sont notées de 0 à 5 et le score maximum dans le domaine

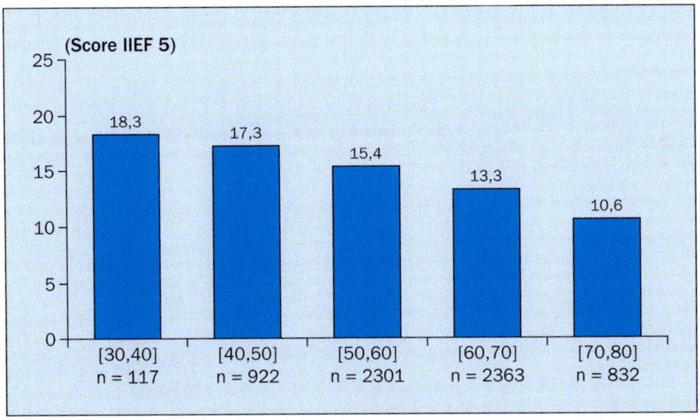

Figure 1. Intérêt du score IIEF 5 pour objectiver la prévalence de la dysfonction érectile, ici en fonction de l'âge, chez des hommes consultant en médecine générale pour HTA et/ou diabète (Source : Étude Leriche-Jaudinot 2000).

de l'érection est de 30. Une version abrégée de l'IIEF (l'IIEF 5) comporte 5 questions sur l'érection (score maximum 25) *(voir Annexe 3, p. 118)*. Enfin, d'autres questionnaires ont été mis au point afin d'analyser aussi le retentissement de la dysfonction érectile sur la qualité de vie.

PRÉVALENCE

DES VARIATIONS SELON LES PAYS EN FONCTION DES CRITÈRES RETENUS

Le récapitulatif des principales enquêtes épidémiologiques *(tableau I)* faites dans le monde montre des variations de prévalence selon les pays et la sévérité de la dysfonction érectile.

• **En France :** les enquêtes ACSF (en 1993 chez 1 308 hommes de 18 à 69 ans) et de la SOFRES (en 1994 chez 1 000 hommes > 18 ans et 2001 chez 1 004 hommes > 40 ans) ont évalué la prévalence de la dysfonction érectile entre 24,5 % et 47 % (Giami). D'après l'étude ACSF, de 10 % à 19 % des hommes adultes français ont souvent, ou parfois, un trouble érectile, ce qui représente un **total non négligeable de 2,2 à 3,6 millions d'hommes adultes français**. Ces données ont été confortées par l'étude de Leriche-Jaudinot de 2000 réalisée au cabinet de 1 845 médecins généralistes (questionnaires de la perception par le patient de sa fonction érectile et score IIEF 5) auprès de 7 469 patients tout venant (d'âge moyen de 59 ans), diabétiques (32 %), hypertendus (52 %) ou les deux (16 %). Dans ce

TABLEAU I. PRÉVALENCE DE LA DYSFONCTION ÉRECTILE DANS LE MONDE (D'APRÈS DELAVIERRE)

Auteur de l'enquête (année de publication)	Pays	Nombre d'hommes	Âge (ans)	Dysfonction érectile	Dysfonction érectile modérée ou sévère
SOFRES (1994)	France	1 000	≥ 18	45 %	11 %
Béjin (ACSF) (1999)	France	1 308	18-69	47 %	19 %
Giuliano (SOFRES) (2001)	France	1 004	> 40	IIEF : 31,6 %	11,6 %
				Question générale : 24,5 %	
Malmsten (1997)	Suède	7 763	≥ 45	7,6 %	
Fugl-Meyer (1999)	Suède	1 288	18 à 74		5 %
Braun (2000)	Allemagne	4 489	30 à 80	19,2 %	
Parazzini (2000)	Italie	2 010	> 18	12,8 %	
Martin-Morales (2001)	Espagne	1 857	25 à 70	IIEF : 18,9 %	2,7 %
				Question générale : 12,1 %	6,9 %
Blanker (2001)	Pays-Bas	1 605	50 à 78		10,8 %
Feldman (MMAS) (1994)	États-Unis	1 290	40 à 70	52 %	34,8 %
Panser (1995)	États-Unis	2 115	40 à 79	11,6 %	
Laumann (NHSLS) (1999)	États-Unis	1 244	18 à 59	10,2 %	
Ansong (2000)	États-Unis	1 465	50 à 76	46,3 %	
Derby (MMAS) (2000)	États-Unis	208		IIEF : 48,8 %	24,4 %
		458		Question générale : 49,8 %	21,4 %
Chew (2000)	Australie	1 240	> 18	39,4 %	27,5 %
Kongkanand (2000)	Thaïlande	1 250	40 à 70	37,5 %	18,4 %
Moreira (2001)	Brésil	1 170	> 18	46,2 %	22,2 %

IIEF : International Index of Erectile Function.

groupe de patients tout venant, deux tiers « pensent souffrir d'un trouble de l'érection » (78 % pour le groupe hypertendus et diabétiques) avec une prévalence qui augmente avec l'âge et l'ancienneté du facteur de risque *(figure 2)*.

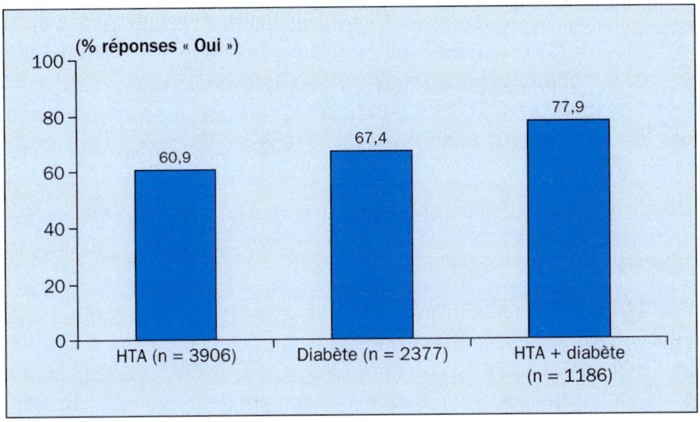

Figure 2. Prévalence de la dysfonction érectile dans une population non sélectionnée de patients souffrant d'hypertension artérielle, de diabète ou des deux, consultant en médecine générale (Source : Étude Leriche-Jaudinot 2000).

L'enquête de Giuliano/SOFRES 2001 illustre bien les limites des évaluations téléphoniques (85 % de refus de participation et 28 % d'abandon en cours d'interrogatoire) et une discordance entre le sentiment d'avoir des problèmes érectiles (24,5 %) et un score IIEF 5 en faveur d'une dysfonction érectile (31,6 % d'hommes > 40 ans).

Remarques :

– L'étude ACSF a démontré que la fréquence des autres dysfonctions sexuelles significatives était aussi, sinon plus, élevée, notamment les troubles de l'éjaculation *(tableau II)*.

TABLEAU II. LES TROUBLES ÉRECTILES NE RÉSUMENT PAS LES TROUBLES SEXUELS DE L'HOMME (SOURCE : ÉTUDE ACSF 1993)

Insuffisance érectile		19 %
Troubles éjaculation		85 %
– trop rapide	58 %	
– trop lente ou absente	27 %	
Troubles « plaisir »		33 %
– insuffisant ou absent	19 %	
– orgasme absent	14 %	

– La réalité de la dysfonction érectile « symptôme » et dysfonction érectile « maladie » est attestée par le constat d'une absence de corrélation systématique entre la prévalence des dysfonctions et leur vécu. Ainsi, dans l'étude ACSF, 88 % d'hommes se disent « très ou assez » satisfaits et 20 % seulement des hommes de l'étude Giuliano/SOFRES seraient « très ou plutôt » insatisfaits s'ils devaient passer le reste de leur vie avec ce problème érectile, 37 % étant mitigés. En revanche, dans l'étude Leriche-Jaudinot, la dysfonction érectile était « très ou assez » gênante chez près de 80 % des patients et 65 % des sujets qui déclaraient souffrir de leur dysfonction érectile n'étaient pas traités (deux tiers souhaitaient une prise en charge).

- **En Europe :** d'après plusieurs enquêtes réalisées de 1992 à 2001 en Allemagne, Espagne, Italie, Pays-Bas et Suède, regroupant près de 20 000 hommes, cette prévalence est comprise entre 8 % et 19 %.

- **Aux États-Unis :** l'enquête MMAS chiffrait la dysfonction érectile à 52 %. Une nouvelle évaluation réalisée 8 ans plus tard chez 1 156 hommes âgés de 50 à 80 ans de la première étude a confirmé ce résultat (49 % ou 50 % selon le questionnaire utilisé) (Johannes) de même qu'une enquête réalisée en 2000 chez 1 465 hommes de 50 à 76 ans dans l'État de New York (46 %). En revanche, une enquête réalisée en 1989 et 1990 dans un comté du Minnesota chez 2 115 hommes de 40 à 79 ans et celle du NHSLS *(National Health and Social Life Survey)* (Laumann) réalisée en 1992 chez 1 244 hommes de 18 à 59 ans représentatifs de la population générale des États-Unis n'évaluaient respectivement sa prévalence qu'à 12 % et 10 %.

- **En Asie et en Amérique du Sud :** en Australie, une enquête réalisée en 2000 chez 1 240 hommes de plus de 18 ans évalue la prévalence de la dysfonction érectile à 39 %. D'autres enquêtes ont été réalisées en Thaïlande, au Japon ou au Brésil avec des résultats similaires (Delavierre, Lewis).

UNE RÉALITÉ : FRÉQUENCE DE LA DYSFONCTION ÉRECTILE

Malgré ces différences de critères, ces études épidémiologiques ont montré deux faits incontournables :

- **Une prévalence élevée de la dysfonction érectile.** Quels que soient sa sévérité et le pays, la dysfonction érectile est un authentique problème de santé en raison de l'importance de la population affectée. La compilation de 17 séries mondiales (Delavierre) regroupant 34 081 hommes âgés de moins de 18 ans retrouve ainsi une prévalence moyenne de 31,5 %. La dysfonction érectile, qu'elle soit « symptôme » ou « maladie », ne peut plus et ne doit plus être négligée puisque près **d'un homme adulte sur quatre connaît un problème (qualitatif et/ou quantitatif) de dysfonction érectile**. Si l'on ne prend en compte que les dysfonctions érectiles cliniquement significatives (modérées et sévères), leur prévalence reste encore importante *(tableau III)* concernant **environ un homme adulte sur dix et près d'un quart des hommes après 50 ans**.

TABLEAU III. PRÉVALENCE DES DYSFONCTIONS ÉRECTILES CLINIQUEMENT SIGNIFICATIVES* DANS LE MONDE

France	11-19 %
Europe	3-11 %
États-Unis	35 % (enquête MMAS modérée 25 %, sévère 10 %)
Australie	27,5 %
Thaïlande	18 %
Brésil	22 %

* Prise en compte des seules dysfonctions érectiles modérées et sévères.

- **Une prise en charge insuffisante malgré une demande réelle et croissante.** Plusieurs enquêtes ont montré qu'une majorité de patients restaient mal ou non identifiés *(figure 3)*. Malgré le nombre potentiellement élevé d'hommes susceptibles d'avoir une dysfonction érectile « maladie » (et *a fortiori* « symptôme »), seule une minorité d'hommes (estimée de 10 % à 15 % selon plusieurs enquêtes) bénéficient actuellement d'un traitement (Buvat, McKinlay).

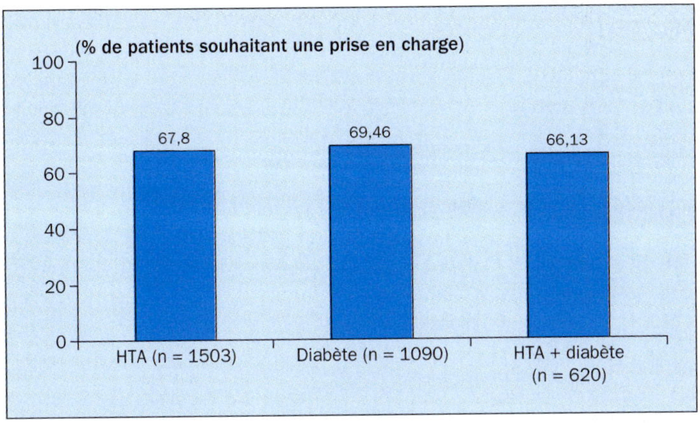

Figure 3. Étude épidémiologique démontrant la réalité de la demande de prise en charge de la dysfonction érectile (Source : Étude Leriche-Jaudinot 2000).

Pourtant, environ 10 % des hommes américains signalent rechercher une consultation médicale en raison de leur trouble sexuel (Laumann). Pourquoi cette discordance ? Cette prise en charge insuffisante provient : a) des soignants (déficit d'information et de formation expliquant le manque global de sensibilisation des médecins non directement concernés et le malaise en cas de demande), b) des patients (déficit d'information, absence d'un réseau de soins bien identifié et structuré, difficulté de communication avec l'importance du non-dit, absence de partenaire, adaptation à la dysfonction érectile).

L'ÂGE, PARAMÈTRE SIGNIFICATIF DE PRÉVALENCE ET DE GRAVITÉ

Toutes les enquêtes épidémiologiques font apparaître une corrélation très significative entre la dysfonction érectile et sa sévérité avec l'âge *(tableau IV)*. Le risque

TABLEAU IV. ÉVOLUTION DE LA PRÉVALENCE DE LA DYSFONCTION ÉRECTILE SIGNIFICATIVE (MODÉRÉE OU SÉVÈRE) AVEC L'ÂGE DANS LE MONDE

Auteur de l'enquête (année de publication)	Pays	Âge (ans)	Dysfonction érectile (%)	Dysfonction érectile modérée ou sévère (%)
SOFRES (1994)	France	40/49 ≥ 60		8 25
Béjin (ACSF) (1999)	France	35/44 55/69	48 63	19 28
Giuliano (SOFRES) (2001)	France	40/49 60/69	11,7 37,9	2,1 13,1
Malmsten (1997)	Suède	45 60	1,5 8,4	
Fugl-Meyer (1999)	Suède	35/49 50/65		2 7
Braun (2000)	Allemagne	40/49 60/69	9,5 34,4	
Parazzini (2000)	Italie	40/49 60/70	4,8 26,8	
Martin-Morales (2001)	Espagne	40/49 60/70	6,3 32,2	3,1 21,2
Blanker (2001)	Pays-Bas	50/54 70/78		3 26
Feldman (MMAS) (1994)	États-Unis	40 70	39,1 66	22,1 49
Chew (2000)	Australie	40/49 60/69	13,1 51,5	6,5 34,9
Derby (MMAS) (2000)	États-Unis	40/49 50/59	11 18	
Ansong (2000)	États-Unis	50/54 60/64	26 46,9	
Moreira (2001)	Brésil	< 40 > 70	9,4 38,9	
Shirai (1999)	Japon	40/45 56/60	16 47	
Marumo (2001)	Japon	40/49 60/69	8,6 41,8	

de dysfonction érectile augmente significativement mais non inéluctablement avec un âge seuil se situant entre 50 et 60 ans, la **cinquantaine** marquant un vrai tournant. La prévalence, inférieure à 10 % de 30 à 49 ans, augmente à 15 % de 50 à 59 ans et progressivement ensuite (25 % des hommes après 60 ans). Entre 40 et 70 ans, le risque relatif de dysfonction érectile significative (modérée ou complète) est ainsi multiplié par 4. En France, la prévalence de dysfonction érectile significative après 60 ans est comprise entre 13 % et 28 %.

Remarque : l'âge moyen des 500 000 Français traités par sildénafil depuis 4 ans est de 57 ans. La majorité (78 %) se situe entre 40 et 70 ans (10 % < 40 ans) illustrant ce tournant de la quarantaine.

Avec l'âge, la sévérité de la dysfonction érectile augmente aussi, tant qualitativement *(tableau V)* que quantitativement, passant de 5 % à 40 ans à 15 % à 70 ans dans l'étude MMAS *(tableau VI)*.

TABLEAU V. VARIATIONS QUANTITATIVES ET QUALITATIVES DE LA PRÉVALENCE DE LA DYSFONCTION ÉRECTILE EN FRANCE EN FONCTION DE L'ÂGE

Dysfonction érectile	35-44	45-54	55-69	Total
Souvent	8,3	8,8	11	**9,4**
Parfois	10,6	15,1	19,6	**15,1**
Rarement	28,6	31,8	36,9	**32,4**
Jamais	52,2	44,4	30,2	**42,3**
Total	**48 %**	**45 %**	**70 %**	

Source étude ACSF 1993 : 1 308 hommes de 18 à 69 ans.

TABLEAU VI. PRÉVALENCE DE LA DYSFONCTION ÉRECTILE EN FONCTION DE L'ÂGE MONTRANT UNE AGGRAVATION QUALITATIVE ET QUANTITATIVE (EN %)

Dysfonction érectile	40 ans	50 ans	60 ans	70 ans
Complète	5	9	12	15
Modérée	17	23	28	34
Minime	16	17	17	18
Total	38	49	57	67

Source étude MMAS : 1 290 hommes de 40 à 70 ans.

Cette corrélation avec l'âge est importante car elle explique le doublement attendu de prévalence de la dysfonction érectile dans les 25 ans. D'après les données de l'étude du MMAS, la prévalence mondiale d'hommes ayant une dysfonction érectile a été estimée en 1995 à 152 millions (McKinlay). En 2025, en raison du vieillissement de la population, elle serait de 322 millions (+ 170 millions) dans une hypothèse basse sans tenir compte de l'accroissement parallèle de certains facteurs de risque (notamment les pandémies émergentes de diabète et de surcharge pondérale due aux modifications diététiques).

INCIDENCE

Elle reste encore mal connue du fait du nombre réduit de données disponibles. La réévaluation de l'étude MMAS effectuée 8 ans après l'enquête initiale (Johannes, McKinlay) (concernant 847 hommes de 40 à 69 ans) a évalué une **incidence annuelle 12 à 26 cas pour 1 000 hommes** avec une augmentation avec l'âge (environ 50 cas pour 1 000 hommes à partir de 60 ans) *(tableau VII)* et certains terrains à risque comme le diabète.

TABLEAU VII. ESTIMATION ANNUELLE DU NOMBRE DE NOUVEAUX CAS DE DYSFONCTION ÉRECTILE AUX ÉTATS-UNIS (D'APRÈS MCKINLAY)

Âge	Nombre d'hommes	Taux d'incidence âge-spécifique dysfonction érectile/1 000	Nombre attendu de nouveaux cas de dysfonction érectile
40-49	11 928 664	12,4	147 915
50-59	7 540 415	29,8	224 704
60-69	5 282 236	46,4	245 096
Total	24 751 352		617 715

Cette incidence plus élevée a été retrouvée dans une étude prospective italienne concernant une population diabétique avec une incidence annuelle calculée de 68 cas/1 000, soit deux fois plus que dans la population témoin (Fedele).

En résumé, pour la pratique

Les données épidémiologiques récentes sur la dysfonction érectile ont eu l'immense intérêt de démontrer plusieurs faits incontournables :

1. La dysfonction érectile, malgré les imprécisions de sa définition, est un authentique problème de santé publique en raison de l'importance de la population affectée :

– sa prévalence actuelle dans le monde est estimée à 150 millions d'hommes dans le monde dont 2,2 à 3,6 millions d'adultes en France. Elle survient de façon : a) occasionnelle chez une large majorité d'hommes adultes, b) chronique chez près d'un homme sur trois à partir de 40 ans et plus de la moitié après 50 ans. Cela signifie qu'un homme adulte sur cinq a ou aura un trouble érectile significatif (souvent ou parfois) ;

– s'il ne fait aucun doute que le retentissement de la dysfonction érectile varie considérablement selon les sujets (dysfonction érectile « maladie » ou « symptôme »), cette pathologie fonctionnelle a la particularité d'être le plus souvent subie à deux, d'où une estimation plausible de 4 à 6 millions de Français directement ou indirectement concernés par ce paramètre potentiel de l'état de santé et de qualité de vie (soit environ 6 % de la population française).

2. Avec l'âge, le risque et la sévérité de la dysfonction érectile augmentent significativement mais non inéluctablement avec un début préférentiel vers la cinquantaine suivi d'une augmentation progressive (25 % des hommes > 60 ans). Le vieillissement de la population française (et mondiale) va entraîner un doublement de sa prévalence dans les 25 ans.

3. Une prise en charge insuffisante puisque, malgré une demande réelle et croissante et le nombre potentiellement élevé d'hommes susceptibles d'avoir une dysfonction érectile « maladie » (et *a fortiori* « symptôme »), seule une minorité d'hommes (estimée de 10 % à 15 %) bénéficient actuellement d'un traitement.

4. Qu'elle soit « maladie » ou « symptôme », la dysfonction érectile n'est plus une pathologie mineure qu'il est possible de négliger pour deux raisons majeures :
– la dysfonction érectile « symptôme » doit faire rechercher une pathologie sous-jacente en tant que marqueur de l'état de santé ;

– la dysfonction érectile « maladie », qui perturbe souvent la personnalité de l'homme et aussi sa vie de couple, familiale, professionnelle, peut bénéficier de traitements efficaces.

5. Au total, quoique « les personnes présentant des troubles de la fonction sexuelle ont droit à un diagnostic et une prise en charge médicale correcte » (*International Council on Male Sexual Health*, 2001), toutes les enquêtes épidémiologiques sur la dysfonction érectile ont montré de façon répétée : 1) sa prévalence élevée, 2) son incidence corrélée à l'âge, 3) sa valeur de marqueur de l'état de santé globale, 4) une sous-estimation et un sous-traitement, 5) le fait que la majorité des hommes souffrant de dysfonction érectile consultent déjà pour un autre problème dont une proportion non négligeable souhaiterait une prise en charge pour améliorer leur qualité de vie et celle de leur compagne.

POUR EN SAVOIR PLUS

- Buvat J, Ratajczyk, Lemaire A. Les problèmes d'érection : une souffrance encore trop souvent cachée. *Andrologie* 2002 ; 12 : 73-83.
- Delavierre D. Épidémiologie de la dysfonction érectile (1re partie). Prévalence et incidence mondiales. *Andrologie* 2002 ; 12 : 167-85.
- Fedele D, *et al.* Incidence of erectile dysfunction in Italian men with diabetes. *J Urol* 2001 ; 166 : 1366-71.
- Giami A. Socioépidémiologie de l'impuissance. In : *Les traitements de l'impuissance.* Paris : La Documentation française, 1999.
- Giuliano F, Chevret-Méasson M, Tsataris A, Reitz C, Murino M, Thonneau P. Prévalence de l'insuffisance érectile en France. Résultats d'une enquête épidémiologique menée auprès d'un échantillon représentatif de 1 004 hommes. *Prog Urol* 2002 ; 12 260-7.
- Johannes CB, *et al.* Incidence of erectile dysfunction in men ages 40-69: longitudinal results from the Massachusetts Male Aging Study. *J Urol* 2000 ; 163 : 460-3.
- Laumann EO, Paik A, Rosen RC. Sexual dysfunction in the United States: prevalence and predictors. *JAMA* 1999 ; 281 : 357-44.
- Lewis R, Hatzicristou D, Laumann, McKinlay J. Epidemiology and natural history of erectile dysfunction: risk factors including iatrogenic and aging. In: Jardin A, Wagner G, Khoury S, Padma-Nathan H, Rosen R, eds. *Erectile dysfunction.* 1st International Consultation on Erectile Dysfunction. Paris, juillet 1999. Health Publication Ltd, 2000.
- McKinlay J. The worldwide prevalence and epidemiology of erectile dysfunction. *Int J Impotence Res* 2000 ; 12 (Suppl. 4) : S6.
- Spira A, Bajos N et le groupe ACSF. *Les comportements sexuels en France.* Paris : La Documentation française, 1993.

Facteurs étiologiques et facteurs de risque

« Organique, psychogène, mixte :
une classification étiologique pratique mais obsolète. »

Comme pour toute pathologie, le traitement d'une dysfonction érectile doit être adapté au diagnostic étiologique. Si la distinction entre étiologie organique, psychogène ou mixte est pratique pour orienter le traitement, elle ne reflète guère la réalité du fait de l'intrication habituelle des facteurs organiques, psychologiques et environnementaux, et ce d'autant plus que le sujet avance en âge. Cette subjectivité est illustrée par les variations relevées dans la littérature hier, aujourd'hui et... demain, du fait des progrès physiopathologiques et épidémiologiques *(figure 1)*. La multiplicité des cibles anatomo-physiologiques *(figure 2)* susceptibles de fragiliser l'érection au niveau central et/ou périphérique explique le rôle favorisant de l'âge et la prévalence des maladies chroniques associées à la dysfonction érectile, le tout sous l'influence pro- ou anti-érectile du cerveau qui joue un rôle prépondérant modulé par l'environnement et les facteurs socioculturels.

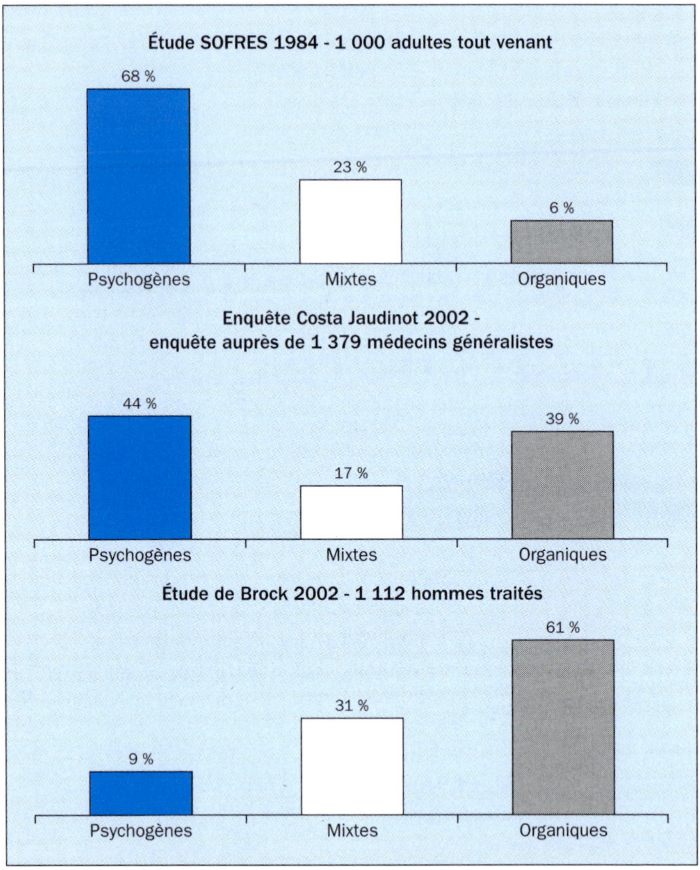

Figure 1. Variabilité des étiologies incriminées de dysfonction érectile entre l'étude SOFRES, la série de Brock et l'enquête Costa-Jaudinot 2002 illustrant la relativité et la subjectivité des classifications étiologiques. La prudence s'impose donc quant à la valeur du diagnostic étiologique.

APPORT DE L'ÉPIDÉMIOLOGIE

PRÉVALENCE DES COMORBIDITÉS CHRONIQUES

L'étude MMAS initiale (Feldman) a été la première à montrer que la prévalence, l'incidence et la sévérité de la dysfonction érectile augmentaient avec de nombreuses maladies chroniques, notamment le diabète, les maladies cardiovasculaires et la dépression. Ces résultats ont été confirmés ensuite par de multiples

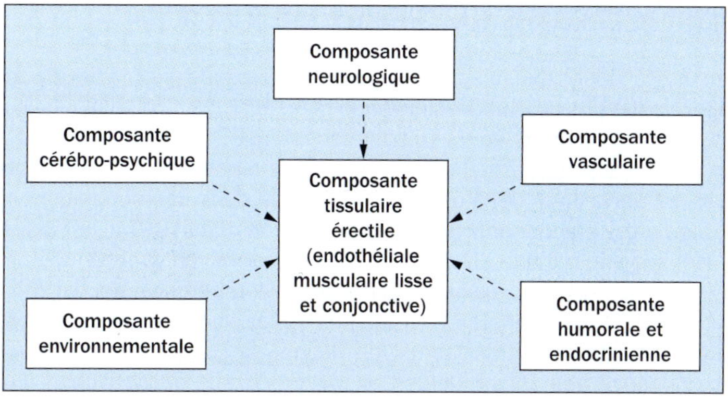

Figure 2. L'érection nécessite l'intervention de mécanismes synergiques locaux vasculaires et tissulaires sous contrôle endocrinien, humoral et neuropsychique. Toute atteinte fonctionnelle et/ou morphologique favorise la survenue d'une dysfonction érectile, expliquant la multifactorialité étiologique habituelle et le concept de profil de risque.

études (Delavierre, Lewis). Ils concordent avec le profil des patients : a) inclus dans les essais cliniques tant pour les comorbidités que pour les traitements concomitants *(tableau I)* (Mirone), b) traités par sildénafil : plus de la moitié (61 %) des 500 000 hommes français traités depuis 4 ans a au minimum un facteur de risque ou une pathologie associée (cardiovasculaires essentiellement) *(tableau II)* expliquant la diversité des médecins prescripteurs généralistes et spécialistes. Cette association a rendu nécessaire l'analyse de l'impact spécifique et les éventuelles interactions pharmacologiques des nouveaux médicaments de la dysfonction érectile quant à l'évolution naturelle et le traitement de ces comorbidités.

TABLEAU I. TRAITEMENTS CONCOMITANTS PRIS PAR 88 % DES 994 PATIENTS INCLUS DANS DES ÉTUDES DE PHASE III D'APOMORPHINE (MIRONE) (EN %)

Antihypertenseur	35,2
Traitements cardiaques	24,2
Traitements hypolipémiants	22,3
Traitements diabétiques	14,9
Diurétiques	12,3
Traitements psychiatriques	10,1
Anxyolytiques/sédatifs/hypnotiques	10

TABLEAU II. PROFIL TYPE DES PATHOLOGIES ET FACTEURS DE RISQUE CHEZ LES PATIENTS TRAITÉS PAR SILDÉNAFIL (EN %)

HTA	34
Dyslipidémie	29
Tabagisme	14
Diabète	14
Cardiopathie ischémique	7
Dépression	16
Hyperplasie bénigne prostate	10

Données Thalès 2001

MULTIPLICITÉ DES FACTEURS DE RISQUE

L'épidémiologie analytique s'est logiquement intéressée aux facteurs de risque potentiels, c'est-à-dire un état physiologique (âge, hérédité...) ou pathologique (HTA, diabète...) ou une habitude de vie (tabac, sédentarité...), significativement associé à une incidence accrue (le risque de dysfonction érectile étant sa probabilité de survenue). La prévalence de la dysfonction érectile dans des populations à risque et générales a été comparée précisant certains *odd-ratios* (OR), c'est-à-dire la probabilité de survenue d'une dysfonction érectile dans un groupe spécifique de patients (hypertendus, par exemple) par rapport à un groupe témoin (non hypertendus) (OR = 1,0). De multiples facteurs de risque, plus ou moins prévisibles, ont été identifiés. Cette notion de facteur de risque est importante. Ainsi, pour comprendre l'influence des comorbidités dans le processus d'aggravation d'une dysfonction érectile, il faut bien distinguer ce qui est spécifiquement dû au vieillissement et ce qui est dû aux divers facteurs de risque. En facilitant la compréhension de la physiopathologie, cette notion a ouvert la voie à des stratégies de prévention *(figure 3)*. Dorénavant, il faut parler plus en terme de facteurs de risque

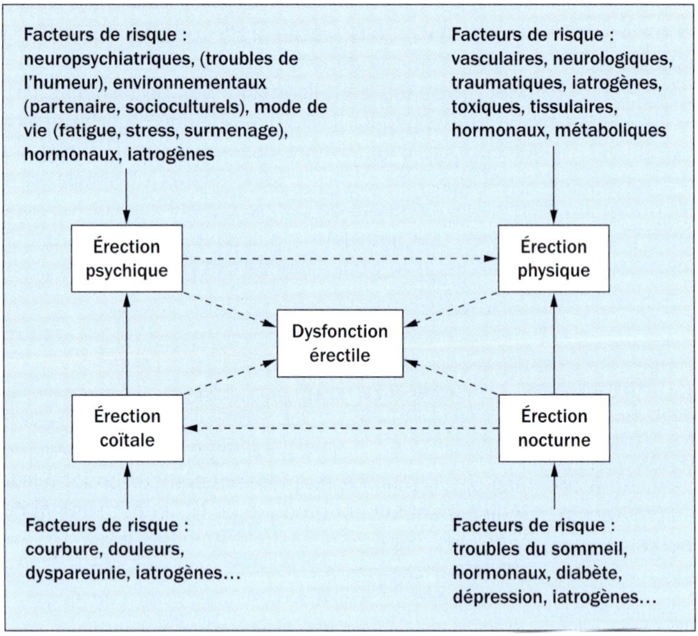

Figure 3. Schéma des multiples facteurs de risque médicaux ou non, modifiables ou non, et leur site d'impact potentiel sur les différents types d'érection expliquant la multifactorialité étiologique habituelle et le concept de profil de risque car leur addition a un effet plus synergique qu'additif.

que d'étiologies et délaisser la classification organique, psychologique et mixte, au profit d'une classification entre facteurs de risque médicaux et environnementaux, modifiables ou non. Cette multiplicité et l'intrication habituelle des facteurs de risque sont directement à l'origine du concept de profil de risque de dysfonction érectile. Dans ce concept, l'addition des facteurs de risque prend le pas sur chaque facteur isolé (réalité du terrain) car leur combinaison a plus un effet synergique qu'additif sur le profil de risque du patient (réalité anatomophysiopathologique). Sa conséquence très pratique est qu'il convient, avant tout traitement, de rechercher et corriger, si possible, tous les facteurs de risque, en sachant que si leur prise en compte est indispensable, elle ne suffit pas toujours.

Remarque : un *odds-ratio* élevé correspond à un risque de survenue plus grand. L'*odds-ratio* ajusté (OR ajusté), ou risque relatif, est l'estimation d'un *odds-ratio* lié à un facteur donné en tenant compte d'autres facteurs.

FACTEURS DE RISQUE MÉDICAUX

VASCULAIRES

LA DYSFONCTION ÉRECTILE MARQUEUR DE PATHOLOGIE VASCULAIRE

Les liens physiopathologiques étroits de la dysfonction érectile avec la pathologie vasculaire et ses facteurs de risque, bien établis par l'épidémiologie, viennent d'être confirmés par l'expérimentation animale. Ce n'est pas étonnant car les corps érectiles ne sont que des « vaisseaux » hyperspécialisés. Qu'il s'agisse d'hypertension artérielle, de cardiopathies coronariennes ou non, d'atteinte neurovasculaire ou d'artérites périphériques, sa prévalence est plus élevée avec plus de forme sévère (notamment en cas de cardiopathie ischémique et de pathologie vasculaire périphérique) que dans la population générale (Delavierre, Greenstein, Grimm). Dans des enquêtes ciblées comme l'enquête française de Leriche et Jaudinot, sa prévalence atteint jusqu'à 61 % des seuls hypertendus consultant en médecine générale. La vaste étude TOMHS sur l'hypertension artérielle (Grimm) a montré qu'elle est deux fois plus fréquente si la tension artérielle systolique est supérieure ou égale à 140 mmHg. Cette corrélation explique que la dysfonction érectile est de plus en plus assimilée à une maladie vasculaire ou plus exactement endothéliale car un endothélium intact est indispensable pour produire du NO endothélial qui est, avec le NO neuronal, le premier messager intracellulaire érectile. Mais, en pratique, la dysfonction endothéliale est presque toujours associée à d'autres atteintes vasculaires (athérosclérose), à l'origine d'une ischémie pénienne chronique et d'une fibrose érectile *(figure 4)*.

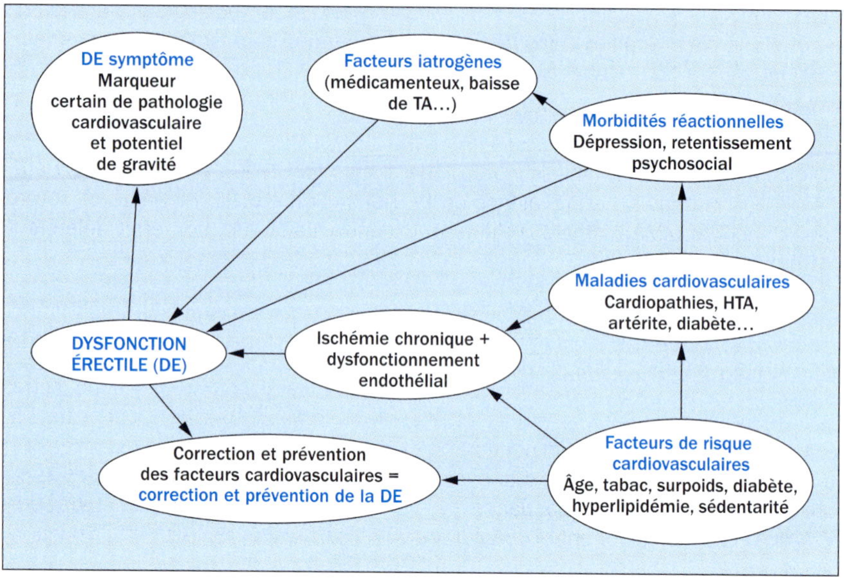

Figure 4. Schéma des mécanismes physiopathologiques potentiellement impliqués dans la dysfonction érectile d'origine vasculaire expliquant que : 1) la survenue d'une dysfonction érectile doit être considérée de principe comme un symptôme marqueur d'une pathologie cardiovasculaire (dysfonction érectile « symptôme ») ; 2) la recherche systématique des facteurs de risque cardiovasculaires lors de l'évaluation du profil de risque de dysfonction érectile s'intègre dans une démarche de prévention globale des maladies cardiovasculaires.

UN PARTAGE DES FACTEURS DE RISQUE CARDIOVASCULAIRES

Fort logiquement, la responsabilité des facteurs de risque cardiovasculaires comme facteur de risque de dysfonction érectile a été étudiée objectivant leur réalité comme facteur de risque indépendant de la dysfonction érectile.

• **Diabète :** il mérite une place à part. La prévalence de dysfonction érectile est globalement trois plus élevée par rapport à la population générale. Elle augmente avec l'âge, l'ancienneté du diabète, un mauvais contrôle ou suivi, et la survenue de complications diabétiques (Delavierre). La prévalence plus élevée en cas de diabète non insulinodépendant tient au fait que les comorbidités et les facteurs de risque augmentent avec l'âge. Le diabète est un facteur pronostique défavorable du fait de sa plus grande sévérité prouvée par tous les essais cliniques avec une moindre efficacité tant vis-à-vis du placebo que des nouveaux traitements. Ses mécanismes physiopathologiques sont multiples, reflet des classiques complications diabétiques mais aussi de l'association fréquente à d'autres maladies (notamment cardiovasculaires, dépression...). La pandémie actuelle de diabète souligne toute l'importance de son dépistage et de sa prise en charge. Ainsi, si la dysfonction érectile peut révéler un diabète méconnu, elle doit être recherchée de principe une fois par an chez tout diabétique selon les recommandations de l'ANAES 1999.

• **Dyslipidémie :** plusieurs enquêtes indiquent que l'augmentation du cholestérol total et des triglycérides et la baisse du cholestérol HDL augmentent le risque de dysfonction érectile. La baisse du taux de cholestérol HDL de 0,9 à 0,3 g/l augmente très nettement la prévalence de la dysfonction érectile modérée et sévère dans l'enquête MMAS initiale (Feldman). Expérimentalement, son effet délétère a été prouvé chez l'animal.

• **Tabagisme :** une méta-analyse de 2001 (Tengs) a montré une prévalence de fumeurs de 40 % en cas de dysfonction érectile contre 28 % dans la population générale ainsi qu'un parallélisme étroit et des facteurs de risque communs entre le tabagisme, les coronaropathies, l'athérosclérose. L'intoxication tabagique, active ou passive, est un facteur aggravant mais aussi indépendant de dysfonction érectile avec une prévalence qui augmente en fonction de sa durée et de son intensité. Ainsi, chez un sujet souffrant d'une cardiopathie traitée, la probabilité de dysfonction érectile ajustée à l'âge passe de 78 % à 99 % s'il est ou non tabagique (Feldman). Ce danger potentiel du tabac sera prochainement signalé sur les paquets de cigarette en France.

• **Obésité :** le rôle direct de ce problème de santé publique est suggéré par l'enquête MMAS longitudinale (Derby) où l'incidence de la dysfonction érectile est plus élevée chez les patients initialement obèses (indice de masse corporelle ≥ 30), quel que soit le devenir du poids au cours de la période d'observation de 8 ans. Son rôle comme facteur de risque indirect est certain dans la mesure où l'obésité est un facteur de risque majeur de diverses morbidités chroniques (notamment cardiovasculaire et diabète) à profil de risque élevé de dysfonction érectile aggravé par la pandémie actuelle qui concerne de 7 % à 10 % des adultes.

• **Sédentarité :** la même enquête est en faveur du rôle direct et/ou indirect de l'activité physique. Un mode de vie sédentaire (moins de 200 kcal/jour d'exercice ou 30 minutes de marche pour un homme de 70 kg) favoriserait la dysfonction érectile tandis que l'activité physique serait protectrice (Derby).

Le traitement et la prévention primaire et secondaire de la dysfonction érectile passent logiquement par la correction des facteurs de risque cardiovasculaires. Cette notion essentielle implique qu'elle doit être l'occasion d'un dépistage opportuniste des pathologies cardiovasculaires et de leurs facteurs de risque. Ainsi, la recherche proactive d'une dysfonction érectile s'inscrit légitimement dans le cadre d'une prévention cardiovasculaire secondaire puisqu'elle concerne des patients ayant une localisation avérée d'athérosclérose (la dysfonction érectile en l'occurrence) pour éviter la survenue d'un événement cardiovasculaire. En revanche, la prévention primaire cardiovasculaire ne concerne que des patients asymptomatiques, sans signes patents d'une localisation d'athérosclérose, mais dont le niveau de risque global élevé justifie une prise en charge des facteurs de risque pour éviter un premier événement cardiovasculaire. Dans les deux cas, la prévention et/ou le traitement des facteurs de risque cardiovasculaires ne peuvent avoir qu'un effet bénéfique pour la dysfonction érectile du fait de leur rôle de cofacteurs aggravants.

Remarques : si actuellement, pour des raisons économiques, ce dépistage ne doit préférentiellement cibler que l'homme après 45 ans, il est possible qu'un certain nombre de sujets jeunes étiquetés « psychogènes » aient des lésions vasculaires sous-jacentes méconnues, d'où toute la valeur, dans ces cas, des antécédents familiaux cardiovasculaires et personnels (tabagisme, stress, état d'hyperanxiété.

NON VASCULAIRES

HORMONAUX

Dans la littérature, les causes endocriniennes, dominées par l'hypogonadisme et l'hyperprolactinémie, ne représentent que de 3 % à 6 % des étiologies. Si l'hypogonadisme est volontiers associé à une dysfonction érectile, celle-ci n'est pas inéluctable. Dans l'enquête MMAS initiale, la seule anomalie hormonale corrélée avec la dysfonction érectile était un faible taux de SDHEA (sulfate de déhydroépiandrostérone). Les relations entre le déficit androgénique lié à l'âge (DALA) et la dysfonction érectile (Rhoden) sont encore controversées. Une récente étude brésilienne (1 071 hommes > 40 ans dont 54 % ayant une dysfonction érectile) n'a pas montré de différence pour la testostéronémie totale, qu'il y ait ou non une dysfonction érectile et quel que soit son degré de sévérité. Une stimulation sexuelle intense peut compenser un manque de testostérone (notamment chez le sujet âgé) car l'activité sexuelle ne semble pas nécessiter beaucoup de testostérone et son seuil d'action varierait selon les organes cibles (et probablement les individus). Mais un déficit en androgènes doit toujours être recherché car : a) l'hypogonadisme peut être la cause et/ou la conséquence de la dysfonction érectile, ce qui représente un nombre important vu la prévalence de la dysfonction érectile, b) il est accessible à un traitement étiologique efficace permettant de récupérer une érection naturelle mais aussi de corriger ou de prévenir les conséquences non sexuelles du déficit androgène (entre autres se sentir mieux et améliorer le désir, paramètre important dans les mécanismes de la dysfonction érectile), c) le traitement androgène améliorerait la sensibilité au sildénafil des patients ayant une testostéronémie < 3,5 ng/ml (l'efficacité et... l'intérêt d'une « super-pilule » associant un inhibiteur de la PDE5 et de la testostérone restent à démontrer). Pour ces raisons, un dosage de testostéronémie est recommandé de principe après 50 ans lors du bilan clinique, ou avant en cas de doute clinique, en sachant que sa baisse peut être multifactorielle (stress, dépression, iatrogène et... baisse de l'activité sexuelle).

PATHOLOGIES OBSTRUCTIVES DU BAS APPAREIL URINAIRE

De façon inattendue, plusieurs enquêtes ont montré que les symptômes obstructifs du bas appareil urinaire dominés par l'hyperplasie bénigne de la prostate (HBP) sont un facteur de risque indépendant de dysfonction érectile. La baisse de l'activité sexuelle est fortement corrélée à la sévérité des troubles mictionnels de l'HBP (dont la forme « symptomatique » concerne plus du tiers des hommes après 50 ans) indépendamment de l'âge et des comorbidités (Giuliano, Lauman). Si la relation de cause à effet n'est pas parfaitement claire, la qualité de vie se dégrade parallèlement à la sévérité de l'HBP avec un retentissement sur la sexualité et la qualité du sommeil du patient et aussi de sa partenaire (Taieb). Globalement, en dehors des troubles de l'éjaculation, l'impact de la chirurgie de l'HBP sur la sexualité est faible. Ainsi, d'après Leilefeld, une large majorité des patients (84 %) ne signale pas de modification de leur vie sexuelle. L'amélioration rapportée concernant la libido (14 %) et/ou l'érection (11 %) et/ou l'activité sexuelle (11 %) peut facilement s'expliquer par le biais d'une meilleure qualité de vie.

Remarque : la prise de sildenafil à la demande améliorerait les troubles urinaires et la réponse érectile, et ce d'autant plus que les troubles urinaires sont plus sévères. Si ces résultats surprenants se confirment, il s'agirait d'une action bénéfique (amélioration des troubles urinaires obstructifs) supplémentaire du sildénafil qui poserait alors le problème du mécanisme exact, de la posologie optimale et du coût (Sairam).

FIBROSE DES TISSUS ÉRECTILES

Qu'elle soit diffuse ou localisée, cette étiologie tissulaire est sous-estimée. Dans sa forme localisée (maladie de la Peyronie), elle est retrouvée chez 4 % des hommes de plus de 50 ans d'une population générale allemande (Schwarzer) et chez 7 % d'hommes italiens consultant en médecine générale (La Pera). Par ailleurs, la verge s'atrophie significativement et indépendamment avec l'âge et la dysfonction érectile (Bondil). Cette atteinte tissulaire locale reflète une atteinte souvent intriquée des trois composants fondamentaux du tissu érectile d'origine multifactorielle (vieillissement, macro- ou microtraumatismes, diabète, ischémie chronique...). En modifiant les qualités biomécaniques du squelette conjonctif, cette fibrose des tissus érectiles favorise l'insuffisance veino-caverneuse.

INSUFFISANCE RÉNALE CHRONIQUE

Le risque de dysfonction érectile est élevé car la quasi-totalité des hommes insuffisants rénaux est hypertendue et une large majorité, diabétique. Cela explique que près de la moitié des insuffisants rénaux en dialyse ont une dysfonction érectile significative (Delavierre) de causes multiples : médicamenteuse, anxiété, dépression, perte du travail, conflit conjugal, cardiovasculaire...

TROUBLES DU SOMMEIL

Tout trouble chronique du sommeil peut retentir sur la capacité érectile en diminuant ou supprimant le rôle physiologique oxygénateur bénéfique des érections nocturnes. La disparition des érections nocturnes apparaît d'ailleurs comme un facteur potentiel de mauvais pronostic (Costa). Dominée par l'anxiété et les troubles de l'humeur (dépressions majeures, notamment), l'insomnie peut être réactionnelle à de multiples causes organiques, toxiques, iatrogènes ou environnementales. Les hommes atteints d'apnées du sommeil, pathologie propre du sommeil avec hypersomnie, présentent une prévalence accrue de dysfonction érectile mais de nombreux autres facteurs de risque (obésité, hypertension artérielle...) sont souvent présents. L'hygiène du sommeil peut ainsi jouer un rôle important pour améliorer l'érection, en plus de ses autres effets bénéfiques (réduire le nombre de personnes fatiguées chroniques...).

TRAUMATIQUES

Les traumatismes crâniens et médullaires (premiers responsables de dysfonction érectile chez le sujet jeune) doivent être distingués des traumatismes péniens directs ou indirect (type faux-pas du coït) et du petit bassin (fracture du bassin notamment). Si tout traumatisme peut entraîner une lésion tissulaire (fibrose séquellaire), vasculaire ou neurologique, la dysfonction érectile post-traumatique est marquée par un retentissement psychologique souvent majoré par des séquelles fonctionnelles (mécaniques ou douloureuses) et environnementales (problème de travail, d'argent, d'assurance...).

TROUBLES NEUROLOGIQUES

En dehors des maladies neurovasculaires, de multiples maladies neurologiques (dégénérative, inflammatoire, toxique, iatrogène) peuvent entraîner, directement ou non, une dysfonction érectile qui peut en être le premier signe (par exemple, d'une sclérose en plaques). Comme pour la dysfonction érectile traumatique, les handicaps physiques et sensoriels, les douleurs sont des cofacteurs aggravant la dysfonction érectile en raison de leur retentissement sur le psychisme et l'environnement du patient.

TROUBLES PSYCHOLOGIQUES ET PSYCHIATRIQUES

Les enquêtes du MMAS (Feldman, Derby) ont montré que la dysfonction érectile survenait plus facilement chez les sujets anxieux, angoissés, dépressifs, stressés, colériques et ayant une personnalité soumise. La présence de problèmes existentiels et environnementaux (conjugaux, familiaux, financiers, professionnels), une méconnaissance de la sexualité et des antécédents d'abus sexuels dans l'enfance sont des facteurs prédisposants (Lauman). Il n'est donc pas étonnant que les maladies psychiatriques s'accompagnent de troubles érectiles, en particulier l'hyperanxiété et la dépression, pathologies fréquentes et souvent associées. Les facteurs de risque psychopathologiques sont souvent sous-estimés par les non-spécialistes. Ainsi, dans une étude prospective américaine concernant 120 patients, un bilan psychologique spécialisé retrouve trois fois plus de ces facteurs (dépression, dépendance à l'alcool ou à une drogue, schizophrénie ou personnalité schizoïde, anxiété, TOC) que le premier bilan urologique (Lee). Chez certains sujets, l'anxiété de performance et la crainte de l'échec provoquent des cercles vicieux qui pérennisent la dysfonction érectile avec une attitude d'évitement. Cette coexistence de troubles anxieux et/ou dépressifs avec la dysfonction érectile a été retrouvée en France lors d'une récente enquête chez 714 patients (âge moyen 57 ans) consultant chez 365 urologues pour dysfonction érectile (Chevret-Méasson). Deux tiers d'entre eux avaient une anxiété et un tiers, une dépression-anxiété généralisée avec un lien significatif entre sévérité de la dysfonction érectile et importance de la symptomatologie dépressive. Dans 40 % des cas, une circonstance déclenchante était présente. La dysfonction érectile peut être la cause et/ou la conséquence des troubles anxieux et/ou dépressifs, d'où les difficultés du diagnostic étiologique. La valeur de sentinelle (dysfonction érectile « symptôme ») d'une dépression sous-jacente méconnue (souvent réactionnelle à une maladie organique associée) ne doit pas être mésestimée car la dépression est un facteur propre de dysfonction érectile indépendamment de l'âge, de la situation familiale et des comorbidités. Mais, qu'elles soient cause ou conséquence, ces perturbations émotionnelles et psychologiques sont des marqueurs de la souffrance des patients, expliquant qu'actuellement les hommes qui consultent pour dysfonction érectile sont ceux en réelle détresse. Cette souffrance définit le concept dysfonction érectile « maladie » où l'important n'est pas le symptôme en lui-même, mais le rapport que chacun a avec son symptôme et la manière dont il l'exprime.

Remarque : l'évolution de la dépression est marquée par un risque élevé de récidive (de 50 %) dans les six mois qui suivent le premier épisode, et de chronicité (de 10 % à 20 %). La fréquente mauvaise observance thérapeutique résulte souvent d'événements indésirables (troubles sexuels, prise de poids, troubles du sommeil) attribués à tort ou à raison au traitement antidépresseur. Le risque de récidive à l'arrêt d'un traitement antidépresseur est alors majeur. La prise de sildénafil minimiserait ce risque et faciliterait l'observance (Nurnberg).

TROUBLES DIVERS

D'autres situations pathologiques chroniques aussi diversifiées que les troubles hépatiques, respiratoires, ORL, dermatologiques, état de fatigue chronique, etc. peuvent favoriser ou provoquer une dysfonction érectile, expliquant que globalement un mauvais état général est retenu comme un facteur de risque de dysfonction érectile (OR : 2,02) (Lauman), soulignant la valeur de la dysfonction érectile comme marqueur clinique de l'état de santé.

FACTEURS DE RISQUE IATROGÈNES

MÉDICAMENTS

Cette étiologie est probablement sous-évaluée même si de nombreux médicaments ont été ou sont encore incriminés (Delavierre) principalement au niveau cardiovasculaire (hypolipémiants, alphastimulants et antihypertenseurs – surtout les bêtabloquants –, diurétiques thiazidiques ou non et spironolactone), neuropsychiatrique (antipsychotiques) et hormonal (antiandrogènes, stéroïdes anabolisants, œstrogènes, inhibiteurs de la 5 alpharéductase). Néanmoins, leur responsabilité est souvent difficile à affirmer car, outre le nombre réduit de patients, les principales classes thérapeutiques impliquées traitent des pathologies déjà à risque élevé de dysfonction érectile comme l'hypertension artérielle, les dyslipidémies ou la dépression. Ainsi, dans l'enquête MMAS longitudinale, parmi les nombreux traitements associés à la dysfonction érectile, seuls les diurétiques non thiazidiques et les benzodiazépines étaient significativement associés à la dysfonction érectile après ajustement sur les comorbidités (Derby). De la même façon, la mauvaise réputation « historique » de certaines classes thérapeutiques comme les bêtabloquants est reconsidérée. L'étude prospective, randomisée et en double aveugle TOMHS (Grimm) concernant 557 hommes de 45 à 69 ans hypertendus traités par placebo et cinq antihypertenseurs différents a conclu à la faible incidence de la dysfonction érectile chez les hypertendus traités. L'incidence plus élevée observée à deux ans avec le seul diurétique (chlortalidone) disparaissait à 4 ans. En pratique, l'important est de : a) retrouver une relation de cause à effet pharmacologique et dans la prise du médicament avec la survenue de la dysfonction érectile, b) vérifier la réalité d'une action pharmacologique anti-érectile, notamment la présence d'un effet anticholinergique, alphasympathomimétique, parasympatholytique, antiandrogène, hyperprolactinémiant, œstrogénolike, antisérotoninergique ou antagoniste dopaminergique.

Remarque : l'impact iatrogène sexuel, supposé ou réel, est un facteur non négligeable de mauvaise observance médicamenteuse. Ainsi, plus de la moitié des hypertendus traités et non équilibrés ont une mauvaise compliance à leur traitement selon le comptage de leurs comprimés ou le dosage de leur hypotenseur dans le sang (Rudd). Le danger potentiel en cas d'arrêt intempestif d'un traitement coronaroprotecteur ou hypotenseur souligne l'importance d'une information adaptée et du dépistage des troubles érectiles

CHIRURGICAUX OU RADIOTHÉRAPIQUES

Les troubles érectiles (et sexuels) qui peuvent résulter directement ou indirectement d'une atteinte anatomique locorégionale (chirurgie d'exérèse et irradiation pelvienne) ou non, mais aussi des effets propres de la maladie causale (impact psychologique du cancer, stomies, chimiothérapie...) sont encore trop souvent sous-estimés et méconnus. Pourtant, ce groupe étiologique se singularise par : a) le caractère souvent peu on non réversible de la dysfonction érectile à la différence de la iatrogénie médicamenteuse, b) sa survenue fréquente chez des hommes n'ayant pas ou peu de troubles érectiles posant des problèmes spécifiques de prise en charge. Dans tous les cas, les mécanismes habituellement multifactoriels nécessitent d'évaluer le profil de risque de dysfonction érectile en fonction : a) de l'environnement, de la personnalité et des comorbidités comme pour toute dysfonction érectile, b) de l'impact psychologique spécifique du cancer et du traitement utilisé susceptible de varier avec le temps. Le cancer de la prostate, premier cancer de l'homme en 2000, mérite d'être isolé. Il est actuellement une cause majeure de dysfonction érectile iatrogène concernant une majorité de seniors *(tableau III)*, peu ou non symptomatiques, vivant en couple et ayant une activité sexuelle et une demande légitime du droit à la santé et à la sexualité.

TABLEAU III. ÂGE DE LA PROSTATECTOMIE RADICALE EN FRANCE (ENQUÊTE CCAFU-FRANCIM)

< 60 ans	50 %
60-69 ans	37 %
70-79 ans	14 %

In : Soulié *et al. Prog Urol* 2001 ; 11 : 49-55.

Pour tenter de concilier l'objectif carcinologique et préserver la qualité de vie du patient, l'urologue ou l'oncologue doit aborder le problème de la sexualité qui n'est initialement pas prioritaire pour une large majorité des patients. En revanche, une fois que le pronostic carcinologique a évolué favorablement, la demande sexuelle revient souvent au premier plan. Le patient doit savoir que tous les traitements ont des effets délétères, immédiats ou secondaires, sur la sexualité, variant selon les traitements et d'autant plus élevés que la sexualité initiale est déjà altérée. Le risque de séquelles érectiles dépend de trois paramètres liés au traitement, au cancer et au profil de risque de dysfonction érectile du patient (âge, sexualité, comorbidités, environnement...). La survenue et/ou la sévérité des séquelles érectiles peuvent être actuellement traitées et même prévenues efficacement par une amélioration des techniques de traitement (préservation des nerfs érecteurs) et des indications pharmacologiques spécifiques, soit à la « demande », soit de principe, en vue d'une « rééducation » pendant plusieurs semaines ou mois. Une particularité est qu'il faut aussi tenir compte du temps. Si une récupération jusqu'à 24 mois est toujours possible après prostatectomie, à l'inverse les résultats initiaux plus favorables de la radiothérapie et de la curiethérapie se détériorent progressivement pour être superposables à ceux de la chirurgie après deux ans.

FACTEURS DE RISQUE NON MÉDICAUX

L'ÂGE

L'âge est de très loin le principal facteur étiologique et de risque non modifiable de dysfonction érectile. Quoique non inéluctable, sa prévalence et sa plus grande sévérité augmentent significativement et indépendamment des autres facteurs étiologiques et de risque. Ses mécanismes physiopathologiques multiples et intriqués sont encore imparfaitement connus. Les maladies associées et leurs traitements, les modifications hormonales et environnementales, le mode de vie sont autant de paramètres qui modifient la capacité érectile. Mais, avec l'âge, le désir et la demande sexuelle évoluent aussi vers une sexualité moins performante et plus tendre. Le nombre d'hommes ayant une dysfonction érectile va croître significativement parallèlement au vieillissement de la population, ce qui va poser d'importants problèmes étant donné les contraintes liées aux priorités budgétaires pour la santé du fait de l'augmentation de maladies liées à la dégénérescence du système nerveux, au cancer, aux maladies rhumatismales, toutes susceptibles d'entraîner un retentissement sexuel direct ou indirect (chez le patient mais aussi la partenaire). Selon les données 2002 de la CNAM, les plus grands « consommateurs » de soins en 2001 sont logiquement et de loin les personnes de plus de 75 ans avec une dépense moyenne annuelle de 5 238 €. Le coût du vieillissement en termes de santé publique ajouté à une demande légitime d'une meilleure santé (incluant la santé sexuelle) met l'accent sur les actions préventives, notamment sur les modifications de modes de vie (sédentarité, hygiène de vie et alimentaire, arrêt des toxiques...) qui favorisent aussi la progression de maladies pourvoyeuses de dysfonction érectile comme l'obésité, le diabète mais aussi les bronchopneumopathies chroniques obstructives.

Remarque : il n'est pas anodin de constater que l'âge de 45 ans est un tournant chez l'homme, exactement comme pour la survenue de la dysfonction érectile, quant aux dépenses de santé reflétant l'apparition plus fréquente de maladies graves et coûteuses tels les cancers, les pathologies cardiovasculaires... (Données CNAM 2002).

FACTEURS ENVIRONNEMENTAUX

MODE DE VIE

L'activité physique protègerait de la dysfonction érectile à l'inverse de la sédentarité (Derby). Le stress émotionnel est un facteur de risque important (OR : 3,6) (Feldman) expliquant le rôle favorisant du surmenage, de l'hyperactivité professionnelle ou sportive... Ces états de « tension intérieure » peuvent être responsables d'un état de fatigue chronique à l'origine d'un état d'épuisement mental et physique (*burn out* de certaines professions) et d'une perte de désir notamment. Tous ces facteurs de mal-être favorisent une dysfonction érectile tout comme l'usage chronique de toxiques (alcool, tabac, marijuana, cocaïne...) par divers mécanismes (par exemple, l'alcoolisme chronique peut entraîner un hypogonadisme et une polynévrite).

Remarque : certains compléments alimentaires peu contrôlés et largement disponibles peuvent contenir des substances à effet anti-érectile à petites doses (éphédrine, œstrogènes...).

SITUATION SOCIO-ÉCONOMIQUE

De faibles niveaux d'étude ou d'éducation, une baisse de revenus ou de faibles revenus mensuels (OR : 2,11) apparaissent comme des facteurs prédisposants, tout comme le statut marital (le mariage protègerait de la dysfonction érectile avec un OR de 1,72 pour les célibataires et de 1,6 pour les séparés, divorcés et veufs) (Lauman). Le recul clinique a d'ailleurs plus que démontré l'importance des problèmes environnementaux (conjugaux, familiaux, financiers, professionnels) comme facteur déclenchant et/ou entretenant la dysfonction érectile. Cette influence du mode de vie et de la situation socio-économique explique sans difficultés que : a) les troubles sexuels sont corrélés à la qualité de vie globale, b) les hommes atteints de dysfonction érectile, ou ayant peu ou pas de désir, ont globalement une baisse de la satisfaction physique et émotionnelle et de la joie de vivre (OR : 2,3) en général (Lauman).

Remarque : si l'absence de partenaire joue un rôle négatif chez certains hommes manquant d'assurance, sa présence n'est pas forcément bénéfique. Selon qu'elle est proactive, réactive ou antiactive, la partenaire peut déclencher ou entretenir, volontairement ou non, la dysfonction érectile qui peut être un indicateur d'une pathologie relationnelle du couple.

CYCLISME

Une pratique intensive du vélo et l'ergonomie insuffisante de la selle favoriseraient une dysfonction érectile probablement par compression chronique vasculo-nerveuse responsable d'hypoesthésie périnéale et génitale. Selon l'enquête MMAS initiale, une pratique inférieure à 3 heures par semaine protègerait d'une dysfonction érectile (OR : 0,61) soulignant l'intérêt d'une activité physique modérée, tandis qu'une pratique supérieure à 3 heures favoriserait la dysfonction érectile (OR : 1,72).

IMPLICATIONS PRATIQUES

La difficulté de reconnaître la cause précise de la dysfonction érectile jointe à l'efficacité remarquable des traitements pharmacologiques actuels a légitimement soulevé la question de l'intérêt de rechercher son étiologie. La réponse est clairement oui car le bilan étiologique permet de reconnaître au niveau individuel : 1) les étiologies bénéficiant d'une prise en charge spécifique, 2) son profil de risque de dysfonction érectile pour adapter la prise en charge diagnostique et thérapeutique, 3) les patients à moins bon pronostic (l'origine organique étant un facteur péjoratif), 4) des pathologies ou des situations à risque méconnues ou insuffisamment prises en charge (dysfonction érectile « symptôme »).

NOUVEAUX CONCEPTS

DYSFONCTION ÉRECTILE MARQUEUR DE L'ÉTAT DE SANTÉ

L'épidémiologie a prouvé la valeur de symptôme clinique (révélateur ou non) de la dysfonction érectile, véritable fenêtre donnant sur l'état de santé sexuelle mais aussi globale *(figure 5)*. Mais, étant donné que la santé sexuelle est aussi un paramètre de la qualité de vie, toute altération de l'état de santé et/ou de la qualité de vie peut interférer sur la sexualité, d'où la multiplicité de ses facteurs de risque. La dysfonction érectile est un paramètre pertinent de l'état de « bonne santé » et de la qualité de vie car elle est un lieu de rencontre de multiples pathologies chroniques fréquentes ou non, et de situations environnementales difficiles ou à risque *(tableau IV)*. Il n'est ainsi pas étonnant qu'un état de mauvaise santé, une attitude pessimiste et l'absence de joie de vivre soient des facteurs de risque indépendants de dysfonction érectile (Lauman). Ce rôle de marqueur potentiel clinique de multiples pathologies est à la base du concept de dysfonction érectile « symptôme ». La dysfonction érectile peut et doit être l'occasion d'un bilan de santé qui s'intègre non seulement dans une prise en charge globale de l'état de santé, mais également dans une finalité de prévention primaire ou secondaire. En fait, la dysfonction érectile apparaît comme un véritable problème potentiel de santé publique du fait de : a) sa prévalence (un million d'hommes et autant de femmes), b) son coût direct et indirect, c) sa valeur d'indicateur pertinent de l'état de santé, d) son rôle potentiel comme facteur de motivation et d'observance (possibilité de prévention potentielle des comorbidités chroniques concernant des millions d'hommes).

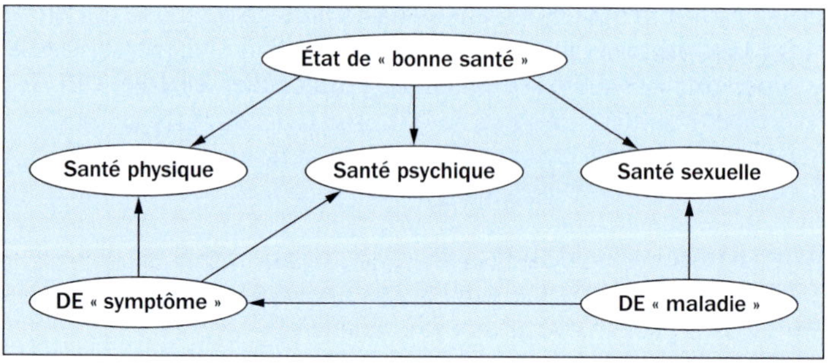

Figure 5. La dysfonction érectile (DE), en tant que marqueur pertinent de l'état de santé et de la qualité de vie, permet de situer le concept de la dysfonction érectile « symptôme » et/ou « maladie » dans la prise en charge primaire ou secondaire de l'état de santé globale.

Remarque : la santé « érectile » et plus globalement sexuelle comporte trois états : a) primaire ou état de bonne santé correspondant à l'équilibre physiologique, b) secondaire correspondant à un état de déséquilibre provisoire (pathologie aiguë réversible, par exemple traumatisme du bassin) avec une dépendance thérapeu-

TABLEAU IV. RÉCAPITULATIF DES RISQUES RELATIFS (ODD-RATIO : OR) DE SURVENUE D'UNE DYSFONCTION ÉRECTILE PAR RAPPORT À LA POPULATION GÉNÉRALE (OR = 1) EN FONCTION DES FACTEURS DE RISQUE (ADAPTÉ DE BRAUN, DELAVIERRE, DERBY, FELDMAN, LEWIS). CETTE DIVERSITÉ MONTRE LA VALEUR DE MARQUEUR CLINIQUE DE LA DYSFONCTION ÉRECTILE (DYSFONCTION ÉRECTILE SYMPTÔME). UN OR À 2 CORRESPOND A UN RISQUE DE DYSFONCTION ÉRECTILE MULTIPLIÉ PAR 2 EN CAS DE CARDIOPATHIES PAR RAPPORT À LA POPULATION GÉNÉRALE.

Facteur	Odd-ratio (OR)
• **Âge** (Braun)	
40-49 *vs* 30-39	3,72
50-59 *vs* 30-39	5,16
60-69 *vs* 30-39	11,02
70-79 *vs* 30-39	22,42
• **Vasculaires**	
Cardiopathies	2
Hypertension	1,5-2
Cholestérol-HDL bas	4
Diabète	3-4
Tabagisme	1,6-2,4
Obésité	
• **Non vasculaires**	
Dépression	2-3,5
« Prostatisme »	1,5-2
Chirurgie d'exérèse pelvienne	6,03
Mauvais état général	2
• **Environnementaux**	
Sédentarité	0,3
Faibles revenus	2,11
Stress émotionnel	3,6
Absence de plaisir dans la vie	2,3
Absence de partenaire	1,6
Vélo > 3 heures/semaine	1,72

tique également transitoire, c) tertiaire marqué par une dépendance définitive résultant d'une maladie chronique qui nécessite une prise en charge continue utilisant un traitement physique, chimique ou biologique.

DYSFONCTION ÉRECTILE MARQUEUR D'UNE DYSFONCTION ENDOTHÉLIALE

L'épidémiologie a également montré que les facteurs de risque cardiovasculaires sont également prédictifs de dysfonction érectile. Le rôle physiologique majeur de l'endothélium pour le contrôle de la circulation générale et de l'érection est à l'origine du concept actuel « dysfonction érectile = dysfonction endothéliale ». Le trouble érectile ne serait qu'un symptôme clinique d'une atteinte endothéliale diffuse (notamment coronarienne, cérébrale et périphérique) (O'Kane) et peut-être même un signal d'alerte (Greenstein, Kim) précédant la survenue d'un accident vasculaire aigu coronarien ou autre. Mais ce passage du « tout psychogène au tout vasculaire » est trop limitatif car il ne tient pas suffisamment compte des autres facteurs étiologiques, notamment environnementaux et psychologiques très souvent présents. Néanmoins, la survenue d'une dysfonction érectile doit être jusqu'à preuve du contraire considérée comme un marqueur cardiovasculaire (tout particulièrement après 40 ans) car les corps érectiles ne sont que des « vaisseaux » hyperspécialisés. La baisse de NO pénien peut résulter de mécanismes physiopathologiques communs (athérosclérose, dysfonction endothéliale, ischémie chronique). Cette approche a des implications pour : a) la pratique quotidienne de tous les soignants avec un management proactif de la dysfonction érectile, opportunité idéale et efficiente pour dépister les pathologies et facteurs de risque cardiovasculaires méconnus (12,2 % d'HTA non connue dans l'étude TOMHS (Grimm), b) l'avenir, en ouvrant des perspectives de prévention et de nouvelles orientations thérapeutiques de la dysfonction érectile par la correction des facteurs de risque cardiovasculaires (première cause de mortalité et troisième cause de décès prématuré).

Remarque : si, par exemple, l'urologue ne doit pas se transformer en cardiologue, il est de son devoir devant toute dysfonction érectile après 40 ans de s'assurer que le dépistage ou le traitement des facteurs de risque cardiovasculaires a été fait.

PROFIL DE RISQUE DE DYSFONCTION ÉRECTILE

En pratique quotidienne, en l'absence de facteurs déclenchants bien individualisés, le nombre de cas où le diagnostic étiologique est posé avec certitude se limite à quelques étiologies (post-traumatiques et iatrogènes). La complexité habituelle de la dysfonction érectile fait qu'elle est ou devient multifactorielle (notamment avec l'âge) non seulement dans ses mécanismes étiologiques et ses facteurs de risque mais aussi dans ses modalités d'expression. La multiplicité et l'intrication habituelle de ses facteurs de risque à toutes les étapes (physiologique, physiopathologique, clinique et thérapeutique) sous-tendent le concept de profil de risque de dysfonction érectile où la sommation des facteurs de risque a plus un effet synergique qu'additif *(figure 6)*. Par analogie avec le profil de risque vasculaire, c'est davantage l'association des facteurs de risque que leur intensité propre qui constitue un danger expliquant que le risque est plus élevé en cas de coexistence de facteurs de risque d'intensité modérée qu'en cas d'un seul facteur de risque d'intensité sévère. Ainsi, le niveau de risque déjà élevé cardiovasculaire du diabétique augmente nettement en cas d'hypertension et/ou d'hypercholestérolémie. De la même façon, l'enquête de Leriche-Jaudinot retrouve une prévalence plus élevée de dysfonction érectile si les deux pathologies sont associées *(figure 7)*.

Remarque : la notion de lieu de rencontre est plus appropriée que celle de carrefour, du fait de cet effet d'addition et de synergie caractérisant la notion de profil de risque.

Par analogie avec le calcul du risque cardiovasculaire global, un prochain objectif des études épidémiologiques sera probablement une quantification du risque.

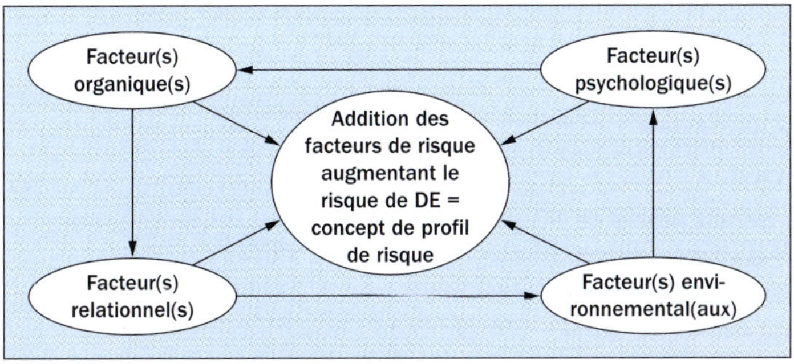

Figure 6. Une caractéristique de l'étiologie de la dysfonction érectile est son intrication multifactorielle habituelle avec un effet aggravant par synergie des facteurs de risque, d'où la notion de profil de risque plus ou moins élevé de dysfonction érectile.

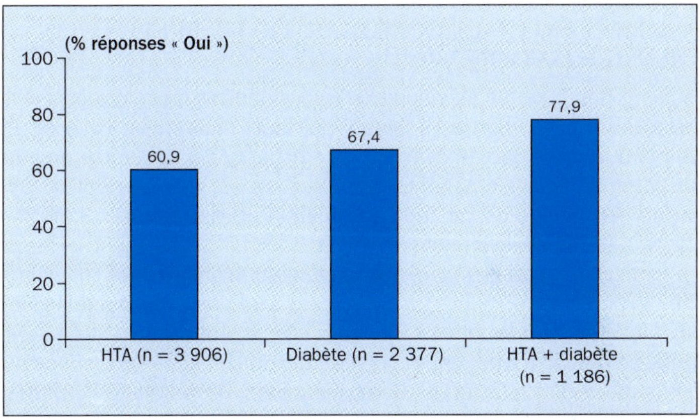

Figure 7. Dans le concept de profil de risque de dysfonction érectile, l'addition de facteurs de risque a un effet synergique sur la survenue de dysfonction érectile, à l'exemple de l'étude Leriche-Jaudinot.

L'obtention d'échelles de mesure de risque permettrait d'évaluer le profil de risque pour mieux préciser les indications thérapeutiques, notamment affiner le profil des mauvais « répondeurs » aux traitements oraux *(tableau V)* et dépister les populations à risque susceptibles de bénéficier d'une politique de prévention de la dysfonction érectile dans le cadre d'une meilleure santé globale. Ainsi, cette évaluation du risque global doit être actuellement un préalable indispensable à toute prise en charge d'un homme ayant une dysfonction érectile : a) dans un but de dépistage et/ou de prévention des comorbidités et facteurs de risque, b) afin d'identifier les facteurs de mauvais pronostic. Sa conséquence très pratique est que la recherche et la correction, si possible, des facteurs de risque sont une condition nécessaire mais pas toujours suffisante.

TABLEAU V. LE PROFIL D'EFFICACITÉ DU SILDÉNAFIL REFLÈTE INDIRECTEMENT LE PROFIL DE SÉVÉRITÉ DES DIFFÉRENTS FACTEURS DE RISQUE (EN %)

Psychogènes	84
Organiques	68
Mixtes	77
Lésions moelle épinière	83
Dépression	75
Cardiopathies ischémiques	69
Hypertension artérielle	68
Diabète	59
Prostatectomies radicales	43

Source Repères Viagra® 2002.

DYSFONCTION ÉRECTILE COMME OUTIL DE PRÉVENTION ET DE SENSIBILISATION

L'identification des facteurs de risque de la dysfonction érectile a ouvert la voie à des stratégies de prévention à l'échelon individuel mais aussi collectif. Outre sa valeur de marqueur clinique, la dysfonction érectile apparaît comme un outil sensibilisateur potentiel pour les patients car l'érection est très souvent un paramètre important de leur qualité de vie. Une information précise sur leur profil de risque, plus ou moins élevé, de dysfonction érectile servirait de puissant levier pour une meilleure motivation et observance, non seulement pour l'érection, mais aussi pour leur santé. La participation active du patient est déterminante pour le succès à long terme des mesures de prévention secondaire. Cette motivation doit être optimisée, dans un objectif à long terme, par la prescription de solutions raisonnées qui visent à modifier le mode de vie (arrêt du tabac, habitudes alimentaires, activité physique régulière) et les éventuels facteurs de risque cardiovasculaires (surcharge pondérale, hypertension artérielle, hypercholestérolémie, diabète). À simple titre d'exemple, la dysfonction érectile peut être l'occasion de souligner l'intérêt d'une prise en charge d'une obésité qui multiplie par 4 le risque d'HTA, par 3 celui de dyslipidémie et par 9 celui de diabète. Dans le cadre de la stratégie actuelle d'une prise en charge préventive globale et non plus monofactorielle du risque, la consultation pour dysfonction érectile pourrait être l'opportunité pour les médecins impliqués, notamment ceux peu ou non concernés par les problèmes cardiovasculaires, de s'approprier une démarche préventive efficace par une meilleure identification des patients à risque.

SOUS-GROUPES SPÉCIFIQUES DE PATIENTS

Dans la pratique quotidienne, plusieurs sous-groupes de patients doivent être distingués car leur prise en charge diagnostique et thérapeutique diffère nettement en fonction :

– **de l'âge :** chez un jeune, c'est-à-dire avant 40 ans, une étiologie non organique, psychologique et/ou environnementale doit être recherchée en priorité, en sachant que plus le sujet est jeune, plus l'étiologie « psychogène » est présente, nécessitant dans tous les cas une évaluation sexo-psychologique ;

– **du contact ou non avec le monde de la santé :** à la différence des femmes régulièrement suivies par le gynécologue, beaucoup d'hommes ne consultent pas ou peu. Le bilan d'une dysfonction érectile doit être l'occasion de faire un bilan de santé général même si, en pratique, le problème actuel réside plus dans une prise en charge insuffisante de la dysfonction érectile, notamment par défaut de communication médecin-patient, car la majorité des hommes ayant une dysfonction érectile consultent déjà ;

– **du caractère spontané ou iatrogène :** l'approche diagnostique et l'approche thérapeutique (notamment l'information et le traitement préventif) ne sont pas strictement superposables. Les séquelles érectiles (et sexuelles) sont un enjeu majeur en cancérologie, notamment urologique, du fait du nombre croissant de cancers de la prostate localisés touchant des hommes jeunes très souvent sans problème sexuel ;

– **du retentissement :** un nombre important d'hommes sont peu ou pas (dysfonction érectile « symptôme ») ou, au contraire, très ou extrêmement préoccupés par leur dysfonction érectile (dysfonction érectile « maladie »). Ces différences expliquent notamment la variabilité de motivation en fonction de la crainte ou non des effets secondaires des médicaments ;

– **de la présence ou non d'une partenaire régulière** (à rapprocher des hommes qui consultent seul ou en couple).

En résumé, pour la pratique

1. L'efficacité remarquable des traitements oraux actuels (qui ne sont que symptomatiques), la difficulté habituelle d'un diagnostic étiologique précis et le nombre limité d'étiologies accessibles à un traitement spécifique n'ont pas supprimé l'intérêt du bilan étiologique, au contraire. L'identification des multiples facteurs de risque de la dysfonction érectile (modifiables ou non) a non seulement facilité sa compréhension mais aussi modifié son approche diagnostique et thérapeutique tant à l'échelon individuel (approche globale et non plus focalisée sur l'organe avec le concept de profil de risque) que collectif (mesures de prévention, notamment dans la lutte contre les facteurs de risque cardiovasculaires).

2. La dysfonction érectile apparaît comme un authentique marqueur clinique de l'état de santé globale (sexuel, physique et psychique) et de la qualité de vie. Elle peut être comparée à une fenêtre qui s'ouvrirait sur

des pathologies chroniques très diverses et aussi fréquentes que l'athérosclérose, le diabète ou la dépression. Ce concept de dysfonction érectile « symptôme » met en avant l'intérêt d'un dépistage proactif (même si la dysfonction érectile n'est pas un problème pour le patient) car il peut être révélateur de pathologies méconnues ou de situations à risque, particulièrement cardiovasculaires. Ainsi, la survenue d'une dysfonction érectile après 40 ans doit être considérée, jusqu'à preuve du contraire, comme un signe clinique d'atteinte cardiovasculaire (et peut-être d'alerte d'un accident aigu).

3. Si tous les hommes ayant une dysfonction érectile n'en souffrent pas, celle-ci perturbe souvent non seulement la personnalité de l'homme qui en souffre mais aussi sa vie de couple, familiale, professionnelle, d'où le concept de dysfonction érectile « maladie ». Qu'elles soient cause et/ou conséquence, ces perturbations émotionnelles et psychologiques reflètent une souffrance souvent mal ou non exprimée, d'où l'importance d'une prise en charge globale. Dans le concept dysfonction érectile « maladie », l'important n'est pas le symptôme en lui-même, mais le rapport que chacun a avec son symptôme et la manière dont il l'exprime.

4. L'intrication de facteurs organiques, psychologiques (personnels ou/et relationnels) et environnementaux a aussi introduit le concept de profil de risque de dysfonction érectile où la sommation des facteurs de risque a plus un effet synergique qu'additif. Ce concept implique que tous les facteurs, organiques ou non, soient recherchés car leur correction peut améliorer la dysérection en tant que cofacteur. L'évaluation du risque global est également nécessaire pour : a) dépister et/ou corriger et/ou prévenir les multiples comorbidités et situations à risque, b) identifier les facteurs de mauvais pronostic nécessitant un traitement adapté.

5. Dans le cadre d'une prise en charge préventive globale et non plus monofactorielle du risque, la consultation pour dysfonction érectile peut et doit être l'opportunité pour les médecins, peu ou non concernés par les problèmes cardiovasculaires, de s'approprier une démarche préventive efficace par une meilleure identification des patients à risque. En tant que marqueur pertinent de l'état de santé, la dysfonction érectile doit être l'occasion d'un bilan de santé global incluant également une finalité de prévention primaire ou secondaire. L'information des risques encourus non seulement pour l'érection mais aussi pour la santé, associée à des conseils de modification du mode de vie, vise à prévenir les troubles cardiovasculaires dans un objectif à long terme.

6. La prise en charge doit être globale et non plus localisée à l'organe avec un bilan étiologique raisonné et raisonnable fondé sur la clinique. Seule, la prise en compte simultanée de tous les facteurs accroît l'efficacité thérapeutique. En cas d'anomalie organique, il ne sert à rien de ne faire que de la psychothérapie (sinon pour lui faire supporter son infir-

mité). À l'inverse, la non-prise en compte des facteurs psychogènes et/ou environnementaux sera synonyme d'échec. En revanche, même en cas d'anomalies organiques sévères, les facteurs psychologiques et/ou environnementaux, qu'ils soient responsables ou secondaires, ont souvent une influence prépondérante à l'origine de cercles vicieux physiopathologiques auto-entretenant la dysfonction érectile.

7. En pratique, quatre populations différentes d'homme ayant une dysfonction érectile méritent d'être distinguées tant pour la prise en charge diagnostique que thérapeutique, à savoir les hommes : a) avant ou après 40 ans, b) qui souffrent ou non de leur dysfonction érectile (dysfonction érectile « symptôme » ou « maladie »), c) qui consultent pour la première fois ou qui sont déjà suivis par un médecin généraliste ou d'organe, d) qui ont ou non une partenaire (régulière ou non).

POUR EN SAVOIR PLUS

- Braun M, Wassner G, Klotz T, Reifenrath B, Mathers M, Engelmann U. Epidemiology of erectile dysfunction : results of the « Cologne male survey ». *Int J Impotence Res* 2000 ; 12 : 305-11.
- Brock GB, McMahon CG, Chen KK, Costigan T, Shen W, Watkins V, Anglin G, Whitaker S. Efficacy and safety of tadalafil for the treatment of erectile dysfunction : results of integrated analyses. *J Urol* 2000 ; 168 : 1332-6.
- Brookes ST, Donovan JL, Peters TJ, Abrams P, Neal DE. Sexual dysfunction in men after treatment for lower urinary tract symptoms : evidence from randomized controlled trial. *Br Med J* 2002 ; 324 : 1059-61.
- Chevret-Méasson M, Giuliano F, Tsataris A, Reitz C, Chiarelli P. L'insuffisance érectile en pratique urologique est liée à l'anxiété et à la dépression : cause ou conséquence ? *Progr Urol* 2002 ; 12 (Suppl. 1) 31A 0117.
- Costa P, Jaudinot EO. Utilisation du sildénafil en médecine générale : état de la pratique médicale face aux troubles de l'érection. *Progr Urol* 2002 ; 12 (Suppl. 1) 31A 0118.
- Delavierre D. Épidémiologie de la dysfonction érectile (1re partie). Prévalence et incidence mondiales. *Andrologie* 2002 ; 12 : 167-85.
- Delavierre D. Épidémiologie de la dysfonction érectile (2e partie) : facteurs de risque. *Andrologie*.
- Derby CA, Mohr BA, Goldstein I, Feldman HA, Johannes CB, McKinlay JB. Modifiable risk factors and erectile dysfunction : can lifestyle changes modify risk ? *Urology* 2000 ; 56 : 302-6.
- Feldman HA, *et al.* Impotence and its medical and psychosocial correlates : results of the Massachusetts Male Aging Study. *J Urology* 1994 ; 151 : 54-61.
- Giuliano F, *et al.* HBP symptomatique et dysfonctions sexuelles : une association méconnue. Étude internationale chez l'homme âgé (Multi-national Survey of the Ageing Male : MSAM-7). Abstract 041, Congrès AFU novembre 2002.
- Greenstein A, Chen J, Miller H, Matzkin H, Villa Y, Braf Z. Does severity of ischemic coronary disease correlate with erectile function ? *Int J Impotence Res* 1997 ; 9 (3) : 123-6.

• Grimm RH Jr, Grandits GA, Prineas RJ, McDonald RH, Lewis CE, Flack JM, Yunis C, Svendsen K, Liebson PR, Elmer PJ. Long-term effects on sexual function of five antihypertensive drugs and nutritional hygienic treatment in hypertensive men and women. Treatment of Mild Hypertension Study (TOMHS). *Hypertension* 1997 ; 29 (1 Pt 1) : 8-14.

• Kim SW, Paick J, Park DW, Chae I, Oh B. Potential predictors of asymptomatic ischemic heart disease in patients with vasculogenic erectile dysfunction. *Urology* 2001 ; 58 (3) : 441-5.

• La Pera G, Pescatori E, Boffini A, Calabrese M, Colombo F, Andriani E, Beni M, Natali A, Vaggi L, Giustini M, Taggi F and the SIMONA study group. Epidemiology and risk factors of Peyronie's disease. A population based study. *Int J Impotence Res* 2001 ; 13 (Suppl. 1) S50 M45.

• Laumann EO, Paik A, Rosen RC. Sexual dysfunction in the United States : prevalence and predictors. *JAMA* 1999 ; 281 : 357-44.

• Lee IC, Surridge D, Morales A, Heaton JP. The prevalence and influence of significant psychiatric abnormalities in men undergoing comprehensive management of organic erectile dysfunction. *Int J Impotence Res* 2000 ; 12 (1) : 47-51.

• Leliefeld HH, Stoevelar HJ, McDonnell J. Sexual function before and after various treatments for symptomatic benign prostatic hypertrophia. *BJU Int* 2002 ; 89 : 208-13.

• Lewis R, Hatzicristou D, Laumann, McKinlay J. Epidemiology and natural history of erectile dysfunction : risk factors including iatrogenic and aging. In : Jardin A, Wagner G, Khoury S, Padma-Nathan H, Rosen R, eds. *Erectile dysfunction.* 1st International Consultation on Erectile Dysfunction, Paris, juillet 1999. Health Publication Ltd 2000.

• Leriche A, Jaudinot EO, Solesse de Gendre A. Enquête sur la prévalence des troubles de l'érection et leur prise en charge chez des patients à risque suivis en consultation de médecine générale. Communication au 94e Congrès de l'Association française d'urologie, Paris, 15-19 novembre 2000, Résumé 03.

• Mirone VG, Stief CG. Efficacy of apomorphine SL in erectile dysfunction. *BJU Int* 2001 ; 88 (Suppl. 3) : 25-9.

• Nurnberg, *et al.* Treatment of antidepressant sexual dysfunction with sildenafil. A randomized controlled trial. *JAMA* 2003 ; 289 : 56-64.

• O'Kane PD, Jackson G. Erectile dysfunction : is there silent obstructive coronary artery disease ? *Int J Clin Pract* 2001 ; 55 (3) : 219-20.

• Rhoden EL, Teloken C, *et al.* Is there any relation between serum levels of total testosterone and the severity of erectile dysfunction. *Int J Impotence Res* 2002 ; 14 : 167-71.

• Rudd P. Clinicians and patients with hypertension : unsettled issues about compliance. *Am Heart J* 1995 ; 130 : 572-9.

• Sairam K, Kulinskaya E, McNicholas T, *et al.* Sildenafil influences lower urinary tract symptoms. *BJU Int* 2002 ; 90 : 836-9.

• Schwarzer U, Sommer F, Klotz T, Braun M, Reifenrath B, Engelman U. The prevalence of Peyronie's disease : results of a large survey. *BJU Int* 2001 ; 88 : 727-30.

• Tengs TO, Osgood ND. The link between smoking and impotence : two decades of evidence. *Prev Med* 2001 ; 32 (6) : 447-526.

Qualité de vie, mieux-être, devoir d'information et médecine humaniste

« La médecine est essentiellement un humanisme
dans le sens où son projet est bien d'accorder
une attention singulière à la souffrance humaine
et de tout mettre en œuvre pour l'apaiser
dans le respect de l'intimité et de la dignité du malade. »
(Axel Kahn)

La médiatisation induite par l'arrivée du sildénafil en 1998 a conduit le ministère de la Santé à demander un rapport sur « les traitements de l'impuissance et sa prise en charge » et aussi l'avis du Comité consultatif national d'éthique pour les sciences de la vie et de la santé (CCNE) sur les aspects non seulement médicaux mais aussi socioculturels relatifs à son utilisation. Ces rapports officiels ont :

– conclu à des changements profonds de la prise en charge de la dysfonction érectile marquée par le double constat de l'irréversibilité probable d'une **médicalisation de la sexualité** et de l'importance de la **sexualité dans la notion du bien-être et de qualité de vie** ;

– mis en garde contre les **dangers d'une médecine technicienne et normative** qui répondrait à un symptôme (la dysfonction érectile) par un médicament, sans prendre en compte toute la diversité et la complexité de la sexualité (qui concerne la vie la plus intime et s'adresse à une des composantes les plus secrètes et les plus symboliques des rapports interpersonnels) ;
– mis en avant les exigences éthiques d'une **médecine humaniste** par la prise en compte de l'individu-patient dans toute sa complexité (propre et environnementale) et ses souhaits de qualité de vie.

QUALITÉ DE VIE

DÉFINITIONS

Pour l'OMS, la qualité de vie est définie comme la « *perception qu'a un individu de sa place dans l'existence, dans le contexte de la culture et du système de valeurs dans lequel il vit et en relation avec ses objectifs, ses attentes, ses normes et ses inquiétudes. C'est un concept très large, influencé de manière complexe par la santé physique du sujet, son état psychologique, son niveau d'indépendance, ses relations sociales ainsi que sa relation aux éléments essentiels de son environnement* ». Cette définition recouvre un champ très étendu avec une dimension : physique (activités quotidiennes, symptomatologie clinique), psychologique (dépression, anxiété, sentiment de bien-être, satisfaction avec la vie) et sociale (relations familiales, amicales, professionnelles). Dans le monde de la santé, le concept de qualité de vie implique trois aspects fondamentaux :
– **la perception par le patient** de sa santé (physique, mentale et psychologique), tout en considérant les interactions sociales provoquées par la maladie et son traitement. La seule façon de connaître son vécu de sa maladie et la représentation qu'il s'en fait implique de lui donner la parole ;
– **une approche multidimensionnelle** incluant des critères objectifs et surtout subjectifs, mieux corrélés avec la notion de satisfaction de la santé et de la vie globale *(figure 1)* ;
– **le choix et la préférence** (c'est-à-dire la liberté individuelle) de chaque individu, ce qui implique une éthique plus individuelle que collective. Ainsi, si un patient s'accommode d'un symptôme, sa présence n'est plus synonyme d'une altération de la qualité de vie. Cette différence est à la base du concept dysfonction érectile « maladie » ou « symptôme ».

Remarque : l'état de « bonne » santé est défini par l'OMS comme un état de bien-être physique, émotionnel et social et non par l'absence de maladies.

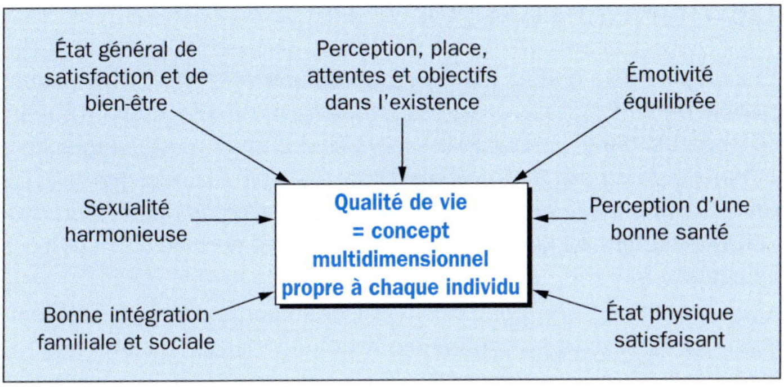

Figure 1. Représentation schématique des principaux paramètres physiques, psychologiques et sociaux pouvant intervenir dans la qualité de vie d'un individu.

INTÉRÊT DE SON ÉVALUATION

En terme de santé publique, l'évaluation de la qualité de vie est devenue un enjeu important de la prise en charge médicale des **pathologies chroniques** car elle permet de :
– mieux analyser les stratégies diagnostiques (hiérarchie des examens complémentaires...) et thérapeutiques (choix des traitements...) en terme d'efficacité et du rapport bénéfices/risques et bénéfices/coûts ;
– mieux orienter, former ou éduquer, le patient et le soignant, grâce à une information plus éclairée sur les choix thérapeutiques et leurs conséquences ;
– mettre en évidence des aspects méconnus ou mésestimés susceptibles de bénéficier au patient et au médecin ;
– donner une plus grande objectivité à l'interrogatoire médical et une meilleure neutralité au médecin dans l'évaluation de l'efficacité thérapeutique ;
– faciliter, chez le patient, une meilleure prise de conscience du trouble et de son retentissement grâce à la pertinence et la spécificité des questions posées qui peuvent le désinhiber et déclencher ses confidences.

Les échelles de qualité de vie sont constituées de plusieurs questions. Ainsi, selon les buts recherchés, les questionnaires explorent les domaines génériques, tels que les activités physiques, sociales, relationnelles (famille, entourage...), l'état psychique (état émotionnel et mental de bien-être), la satisfaction globale (sentiment ou non d'une vie agréable), la perception de son état de santé (positive ou négative), ou plus spécifiques (fonction et satisfaction sexuelles, satisfaction du traitement prescrit). Pour toutes ces raisons, les questionnaires d'auto-évaluation administrés méritent d'être largement utilisés d'autant plus qu'ils sont non invasifs et d'un faible coût d'emploi.

LIMITES CONCEPTUELLES

Le CCNE soulignait déjà que « *... la vie sexuelle... renvoie à la notion essentielle de l'appréciation personnelle de chacun. La qualité de l'acte et sa fréquence sont souvent abordées dans un contexte normalisant, mais cette approche n'a pas nécessairement de signification référentielle pour un individu donné... L'accès à une sexualité relationnelle est de toute évidence un élément important pour le bien-être...* » En réalité, ces concepts de qualité de vie et de bien-être comportent une réelle ambiguïté :

– objectiver et mesurer une perception (par définition subjective) relèvent du défi car l'aspect qualitatif est peu compatible avec une mesure quantitative ;

– très individuelle, la notion de qualité de vie est spécifique à un individu et à son environnement (culturel, social...) ;

– les perceptions d'une personne malade diffèrent de celles d'un sujet en bonne santé, elles-mêmes très différentes de celles du médecin. Ainsi, la plupart des évaluations faites par les patients sont basées sur la sensation de bien-être et la perception de l'état de santé, souvent comparées avec la période ayant précédé la maladie ;

– une mesure, même objective, n'est que l'instantané photographique d'un état ou d'une information unidirectionnelle donnée par le patient à un temps donné.

Cette notion de variations dans le temps est fondamentale dans la prise en charge d'une dysfonction érectile. Après un certain temps, nombre de patients ont une stratégie d'adaptation qui peut même aboutir à une amélioration de leur qualité de vie en fonction de leurs capacités de résilience. Mais, ce savoir « faire face » peut s'effondrer brutalement. La perspective d'une partenaire sexuelle potentielle peut transformer, du jour au lendemain, la dysfonction érectile d'une problématique accessoire à prioritaire. Cette singularité souligne toute la puissance mais aussi la variabilité de l'impact de l'environnement dans cette pathologie fonctionnelle.

QUALITÉ DE VIE ET DYSFONCTION ÉRECTILE

LA SEXUALITÉ : UN PARAMÈTRE ANCIEN ET INCONTESTÉ DE LA QUALITÉ DE VIE

En dehors de sa finalité de reproduction, la sexualité n'est pas seulement récréative. Elle est aussi un authentique paramètre de la qualité de vie avec une interactivité à double sens : tout trouble sexuel peut altérer la qualité de vie et toute altération de la qualité de vie peut altérer la sexualité. L'activité sexuelle apparaît donc comme une expression et un facteur de bien-être. L'OMS en faisait déjà mention il y a 30 ans avec le **concept de santé sexuelle** consistant en « *l'intégration des aspects somatiques, affectifs, intellectuels et sociaux de l'être sexué de façon à parvenir à un enrichissement et un épanouissement de la personnalité humaine,*

de la communication et de l'amour ». Le CCNE l'a rappelé en 2000 : *« la réussite d'une vie sexuelle participe au sentiment du bien-être... et inversement un sentiment de bien-être est généralement nécessaire à la vie sexuelle... Toute amélioration des troubles de la vie sexuelle concourt au bien-être de l'individu... »* en soulignant que *« ... la vie sexuelle diffère d'autres fonctions individuelles car elle n'est pas vitale, elle fait appel à l'interaction »*. Pour cette raison, sont plus appropriés les qualificatifs d'« harmonieux » ou « qui convient au patient et/ou au couple » que celui « d'acte sexuel satisfaisant ». Deux récentes enquêtes soutenues par les laboratoires Pfizer viennent de confirmer la réalité d'une sexualité épanouie comme paramètre important de la qualité de vie :
– au niveau mondial : 83 % des hommes et 63 % des femmes sur les 26 000 personnes interrogées dans 28 pays *(figure 2a)* estiment dans tous les pays du monde que le sexe est une partie importante de leur vie *(figure 2b)*. Une vie sexuelle active

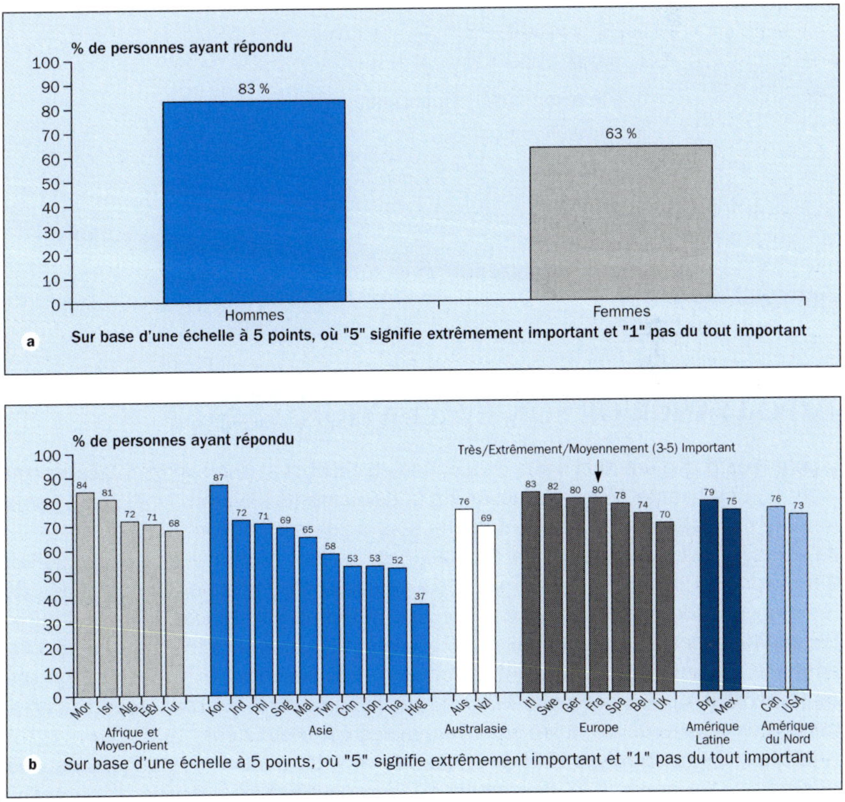

Figure 2a et b. Place de la sexualité dans la vie des hommes et femmes en France et dans le monde *(Pfizer Global Study of Sexual Attitudes and Behaviour)*.

régulière lors des 12 derniers mois (un ou plusieurs rapports/semaine) pour un peu plus de la moitié des hommes et femmes en est la preuve. Cette étude a également montré les liens qui existent entre la santé globale et la satisfaction émotionnelle (relation de couple) et sexuelle. Elle confirme qu'une bonne santé est un véritable trésor qui conditionne à la fois qualité de vie globale et vie sexuelle (Goldstein) ;
– au niveau des valeurs intervenant dans la qualité de vie : la sexualité est sans conteste un marqueur important de la qualité de vie globale puisqu'il se situe avant l'argent, le travail et la vie sociale *(tableau I)* chez un échantillon d'hommes américains de 40-69 ans. Si les priorités dans la qualité de vie ne diffèrent guère entre le groupe avec ou sans dysfonction érectile, les sujets avec dysfonction érectile (632 cas) ont significativement plus de problèmes environnementaux (notamment familiaux, professionnels, financiers ou relationnels).

TABLEAU I. HIÉRARCHISATION DES PARAMÈTRES DE QUALITÉ DE VIE (D'APRÈS GOLDSTEIN)

1. Vie familiale
2. Santé
3. Vie amoureuse (romance/mariage)
4. Relations sexuelles
5. Finances
6. Travail
7. Vie sociale

Échantillon de 1 482 hommes de 40-69 ans avec une relation monogame stable et une activité sexuelle récente.

IMPORTANCE DE SON ÉVALUATION

L'obtention d'une érection rigide (évaluation objective) est une condition nécessaire mais non suffisante à la satisfaction de la sexualité (évaluation subjective), car la mesure d'un symptôme (trouble de l'érection) ou d'une fonction (fonction sexuelle) ne reflète pas forcément le vécu (subjectif) du patient en terme de satisfaction et d'amélioration de sa qualité de vie. Pour mieux comprendre les phénomènes de résistance et de non-observance à l'origine de nombreux échecs thérapeutiques, les insuffisances du questionnaire IIEF 15 *(voir Annexe 2, p. 115)*, pourtant récent, sont vite apparues car il ne prend en compte ni le bien-être, ni la satisfaction liée au traitement, ni l'impact sur la relation avec la partenaire. Pourtant, tous ces paramètres de qualité de vie devraient être évalués car d'eux dépendent :
– **le choix de la stratégie thérapeutique :** le vécu du patient, ses demandes, ses attentes quant aux traitements proposés, son degré et sa capacité d'adaptation (somatique, psychologique, sociale) sont des paramètres importants pour le choix ou... l'abstention thérapeutique. La dysfonction érectile n'entraîne pas toujours une

insatisfaction sexuelle et... un accomplissement de soi peut être totalement détaché de la vie sexuelle ;
– **l'intérêt pour les nouveaux traitements :** leur intégration quasi systématique dans les essais thérapeutiques reflète l'exigence de disposer d'éléments de mesure pertinents. Le traitement d'une dysfonction sexuelle ne peut pas être mesurée qu'en terme d'érections et, *a fortiori*, de morbidité ou de mortalité. Le point de vue des patients est primordial car leur évaluation des coûts et du rapport bénéfices/risques peut différer de celle des prescripteurs. Cette subjectivité du patient et du médecin a imposé des études comparatives et en double aveugle, intégrant l'auto-évaluation par le patient de multiples paramètres liés à la fonction sexuelle et à des indicateurs de qualité de vie (génériques ou spécifiques). Le questionnaire idéal devrait évaluer *(tableau II)* la qualité de vie globale (en s'inspirant d'échelles génériques validées) et trois domaines spécifiques liés à la dysfonction érectile : la qualité de vie sexuelle, la qualité relationnelle avec la(le) partenaire et le bien-être psychologique (Althof).

TABLEAU II. PARAMÈTRES DE QUALITÉ DE VIE À ÉVALUER IDÉALEMENT EN CAS DE DYSFONCTION ÉRECTILE (D'APRÈS ALTHOF)

Paramètres génériques Fonctions physique, cognitive, sociale Perceptions de l'état de santé globale Humeur Douleur Vitalité Satisfaction de la vie globale
Paramètres spécifiques • **Domaine sexuel** Anxiété à initier l'activité sexuelle Confiance vis-à-vis des capacités sexuelles Satisfaction avec sa vie/performance sexuelle Inquiétudes sexuelles (liées à toute limitation du fonctionnement sexuel) Satisfaction avec le traitement de la dysfonction érectile • **Domaine de la relation avec la partenaire** Satisfaction du patient et de la partenaire avec leur vie relationnelle Sentiments vis-à-vis du partenaire Capacité à avoir une intimité physique et sexuelle Satisfaction de la partenaire avec la vie sexuelle • **Domaine du bien-être psychologique** Estime de soi/masculinité Anxiété Dépression

COMPLEXITÉ DE SON ANALYSE

L'individu a des droits fondamentaux, notamment le droit à la santé et à la capacité de jouir de, et de maîtriser son comportement sexuel et de reproduction selon sa propre éthique sociale, sans être entravé ni par la peur de la culpabilité, les fausses croyances et autres facteurs qui inhibent la réaction sexuelle et détériorent les relations sexuelles, ni par des troubles organiques, des maladies et des déficiences qui influent sur la sexualité et la reproduction (OMS, 1994).

Un fort consensus se dégage actuellement pour que la qualité de vie fasse partie de l'analyse clinique globale de toute dysfonction érectile. Mais l'emploi d'un simple questionnaire ou d'une question globale paraît difficilement capable de l'évaluer dans ce domaine si particulier qu'est la sexualité, « témoin de l'histoire personnelle de chacun ». Le CCNE a clairement souligné :

– les dangers de « *limiter la sexualité à la seule fonction érectile dans une régression réductrice... au risque de négliger tous les facteurs symboliques, environnementaux, et le partenaire sexuel...* » ;

– la singularité de la vie sexuelle qui « *diffère d'autres fonctions individuelles car elle n'est pas vitale, elle fait appel à l'interaction complexe de facteurs physiques et mentaux et renvoie souvent à la complémentarité d'un autre. C'est dire que cette complémentarité peut signifier au plan thérapeutique que l'on dépasse la simple prise d'un médicament...* ».

Il est donc nécessaire de :

– **bien définir le critère à mesurer** (un symptôme, une fonction, une satisfaction, une qualité de vie) par un questionnaire spécifique, car ces critères recouvrent des concepts distincts quoique corrélés entre eux. Ainsi, un sujet peut avoir des érections suffisantes en nombre et en qualité, estimer sa fonction sexuelle améliorée, être satisfait du traitement (même en présence d'effets indésirables) mais ne pas percevoir une amélioration de sa qualité de vie ou de son bien-être s'il ressent que son érection est rigide mais « en panne de stimulation ou d'excitation » ;

– **disposer d'outils d'évaluation pertinents**, d'où la mise au point de scores et de questionnaires d'auto-évaluation spécifiques, tel, par exemple, le questionnaire EDITS *(Erectile Dysfunction Inventory of Treatment Satisfaction)*, prédictif de la poursuite du traitement en analysant la satisfaction du patient et de la partenaire.

IMPACT DE LA DYSFONCTION ÉRECTILE

Les problèmes d'érection retentissent très souvent sur les trois composants fondamentaux constitués par l'homme, la partenaire et le couple (lieu « habituel » de la sexualité), en altérant non seulement leur sexualité mais aussi leur vie globale et celle du couple. Ce n'est pas surprenant pour deux raisons majeures :

– outre l'absence de tout trouble sexuel, une sexualité épanouie intègre idéalement une motivation sexuelle adaptée et une harmonie (relationnelle et sexuelle) avec la partenaire ;
– la dysfonction érectile est une pathologie fonctionnelle relationnelle, c'est-à-dire le plus souvent subie sinon générée à deux, d'où le consensus actuel de traiter non plus un symptôme, mais un homme dans sa globalité et dans son environnement.

NÉGATIF SUR LA QUALITÉ DE VIE DE L'HOMME

Son impact fréquemment négatif concerne particulièrement les dimensions émotionnelles : baisse de l'estime de soi, perte de confiance en soi, anxiété, dépression. Cette perte d'identité masculine (« je ne suis plus un homme ») (Buvat) est souvent à l'origine d'une réaction dépressive significative qui peut retentir sur la vie relationnelle et parfois sociale et professionnelle souvent fragilisée par d'autres pathologies chroniques. Plusieurs enquêtes épidémiologiques ont bien montré que :
– la baisse de la satisfaction sexuelle entraîne une baisse de la satisfaction existentielle globale, reflet d'une souffrance plus ou moins importante ;
– la satisfaction sexuelle d'un homme est un authentique et majeur facteur prédictif de la satisfaction de la vie globale, quelle que soit l'étiologie de la dysfonction érectile (organique, psychogène ou mixte) (Fugl-Meyer).

Une récente enquête française (Giuliano) a ainsi montré que :
– plus de deux tiers des hommes ayant une dysfonction érectile signalaient y penser lors d'une relation sexuelle et même plus d'un quart (29 %) pendant la journée ;
– deux tiers (68 %) s'estimeraient insatisfaits (à des degrés divers) s'ils devaient passer le reste de leur vie avec leurs problèmes actuels d'érection.

Remarque : savoir si les problèmes sexuels sont à l'origine de l'altération de la qualité de vie ou l'inverse reste souvent sans réponse du fait de leur habituelle intrication qui entretient un véritable cercle vicieux.

NÉGATIF SUR LA QUALITÉ DE VIE DU PARTENAIRE ET DU COUPLE

Le recul montre que l'on s'est plus intéressé au corps de l'homme (à son sexe d'abord, puis à son cerveau avec ses désir et ses soucis) qu'à son environnement. Pourtant, la sexualité s'adresse à une des composantes les plus secrètes et les plus symboliques des rapports interpersonnels : *« La société doit prendre en compte la notion de couple, sans bien sûr légitimer tel ou tel choix sexuel, mais en n'oubliant pas que l'accès à une sexualité relationnelle est de toute évidence un élément important pour le bien-être... »* (CCNE). Malgré le constat d'une relative dégradation, l'étude de Giuliano *et al.* indiquerait que la quasi-totalité des hommes ayant une dysfonction érectile estiment que le vécu et les répercussions de cette dysfonction n'a que peu modifié la qualité de leur relation avec leur partenaire, considérée par plus de 90 % comme satisfaisante avant et après le diagnostic de dysfonction érectile. Mais cette perception masculine semble un peu trop optimiste car, comme pour la majorité des études, l'avis des partenaires n'a pas été spécifiquement étudié. En fait, la représentation fréquente d'une femme « soulagée » par les problèmes sexuels de son partenaire ne correspondrait guère à la réalité. Les évaluations de qualité de vie chez la partenaire commencent à révéler que les répercussions de la dysfonction érectile sur cette dernière ne se limitent pas uniquement à sa vie sexuelle. Confronté à plusieurs situations allant du manque de désir sans frustration à l'insatisfaction sexuelle, l'impact négatif de la dysfonction érectile retentit également sur la qualité de vie du partenaire et du couple. Une enquête américaine *(National Health and Social Life Survey)*, menée chez 1 410 hommes âgés de 18 à 59 ans a ainsi montré une corrélation significative avec une moindre satisfaction de la vie relationnelle du couple associée à une baisse du sentiment de bonheur conjugal, résultats corroborés par deux récentes enquêtes européennes, suédoise (Fugl-Meyer) et française (Chevret-Méasson) qui montrent que les femmes dont le partenaire a une dysfonction érectile ont plus de troubles sexuels et une baisse significative de la satisfaction de leur vie sexuelle.

La réalité est que la dysfonction érectile constitue souvent une épreuve aussi pénible pour la femme que pour l'homme :

– la femme subit en effet les modifications d'humeur de l'homme liées à des sentiments intriqués de dévalorisation, de honte, de frustration et de culpabilisation, voire d'hostilité. Son angoisse de performance et la crainte de l'échec sont à l'origine d'une conduite d'évitement et de perte des moments d'intimité, de complicité et de tendresse au niveau du couple, qui sont souvent aussi importantes pour la femme que sa propre frustration sexuelle ;

– tout comme l'homme, elle peut connaître un problème d'identité féminine avec des inquiétudes sur ses capacités de séduction et le devenir de sa féminité vers la cinquantaine : « je ne suis plus désirable, il en aime une autre » ;

– ces difficultés sont souvent aggravées par un manque ou un défaut de communication dans le couple.

Pour toutes ces raisons, le rôle de la partenaire mais aussi l'impact de la dysfonction érectile sur sa sexualité et sa qualité de vie doivent être évalués lors de l'étape clinique, d'autant plus que celle-ci peut souffrir elle-même d'une dysfonction sexuelle (notamment troubles du désir, de lubrification et de l'orgasme) susceptible de provoquer, de retentir et/ou d'aggraver la dysfonction érectile du partenaire. **Dans la pratique, le terme de dysfonction sexuelle du couple apparaît souvent plus approprié que celui de dysfonction érectile de l'homme**.

IMPACT BÉNÉFIQUE DE LA CORRECTION DE LA DYSFONCTION ÉRECTILE

Quel que soit le traitement, toutes les études de qualité de vie montrent une amélioration significative de certains domaines de la qualité de vie (santé mentale et sociale et estime de soi) (Goldstein). La récupération d'une vie sexuelle satisfaisante provoque une baisse de la souffrance psychologique et de l'insatisfaction existentielle du couple. Il n'est donc pas surprenant que cette quasi-normalisation des paramètres de satisfaction existentielle (vie relationnelle, vie familiale et vie dans son ensemble) soit marquée par un bénéfice psychologique plus global concernant la confiance en soi, qu'elle soit sentimentale, sexuelle, intellectuelle ou professionnelle (Buvat).

VARIABILITÉ DE L'IMPACT

La proportion d'hommes se déclarant réellement gênés par leur dysfonction érectile varie du tiers à la moitié (Buvat). Ainsi, la moitié des hommes et femmes de l'enquête *Pfizer Global Study of Sexual Attitudes and Behaviour* pense que leur dysfonction sexuelle n'est pas grave ou non gênante (« je me sens bien comme je suis ») ou le reflet d'un processus normal du vieillissement, d'autant plus qu'un tiers estime qu'il s'agit d'un problème transitoire *(figure 3)*. Ces variations inter- et intra-individuelles qui caractérisent la sexualité expliquent que **l'impact de tout trouble sexuel et notamment de la dysfonction érectile sur la qualité de vie n'est pas obligatoirement négatif**. Une récente enquête auprès de 1 004 hommes français de plus de 40 ans (Giuliano) met en évidence cette diversité avec des résultats en apparence discordants :

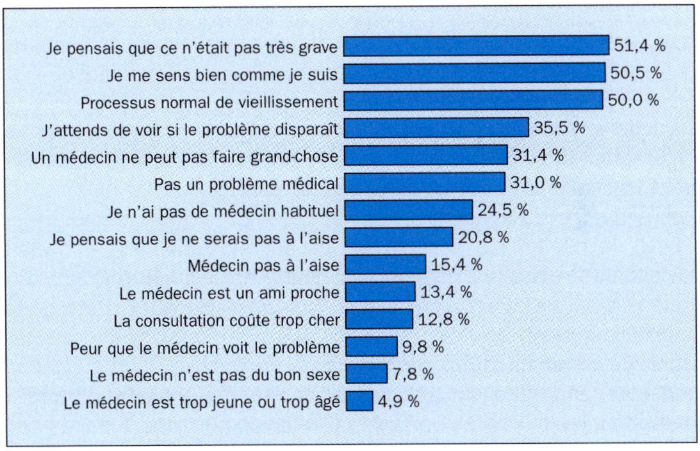

Figure 3. Diversité des motifs de ne pas parler des dysfonctions sexuelles selon les données de l'enquête *Pfizer Global Study of Sexual Attitudes and Behaviour.*

– les plus sensibles à la gêne occasionnée par la survenue d'une dysfonction érectile sont les hommes indemnes de dysfonction érectile, témoin d'une inquiétude réelle ;
– deux tiers (68 %) des hommes ayant une dysfonction érectile s'estimeraient insatisfaits (à des degrés divers) s'ils devaient passer le reste de leur vie avec leurs

problèmes actuels d'érection. Cette insatisfaction vis-à-vis de la vie en général est d'autant plus grande que la dysfonction érectile est récente ;
– paradoxalement, un sujet sur cinq seulement se dit très ou plutôt insatisfait, tandis que près de la moitié (44 %) estiment que leur qualité de vie est peu altérée dans le domaine tant socio-professionnel que relationnel ou affectif.

Cette absence d'impact négatif peut résulter :
– d'une **accoutumance** ou/et d'une résignation d'un bon nombre d'hommes ayant une dysfonction érectile pour de multiples raisons (notamment chez les plus âgés qui la considèrent comme normale à leur âge) ;
– d'un **choix ou d'une préférence** : un sujet peut préférer rester dans le même état de santé si les bénéfices perçus d'un traitement lui semblent moindres. Ainsi, chez les sujets traités pour cancer de la prostate localisé, la dysfonction érectile iatrogène peut n'avoir aucune ou peu d'influence négative sur leur qualité de vie globale, leur relation de couple et leur satisfaction tirée de la vie en raison d'une modification de la hiérarchie de leurs problèmes existentiels.

PERTINENCE DE LA PRISE EN CHARGE DE DYSFONCTION ÉRECTILE

Le fait que l'activité sexuelle soit une expression et un facteur de bien-être et que le rôle actif du patient puisse se révéler déterminant pour sa qualité de vie soulève légitimement deux questions :
1. Pour quelle(s) raisons(s) si peu d'hommes consultent à propos de leurs problèmes d'érection alors même que leur prise en charge pourrait améliorer significativement leur qualité de vie et celle de leur partenaire ?
Toutes les enquêtes s'accordent sur le fait que, par rapport au nombre potentiellement élevé, le nombre de patients qui consultent réellement est relativement réduit, se situant à environ un patient sur quatre actuellement traité. Les chiffres varient selon les séries de 5 % à un maximum de 50 % (Buvat) pour diverses raisons probablement intriquées :
• **Un déficit de communication** partagé par :
– **les médecins** qui interrogent très peu leurs patients, malgré une forte attente, sur leurs éventuelles difficultés sexuelles (9 % seulement des hommes et femmes de l'enquête *Pfizer Global Study of Sexual Attitudes and Behaviour* lors des trois dernières années dans le monde et en France) *(figure 4)*. Cette absence d'attitude proactive de la part d'une large majorité de médecins témoigne d'une absence ou d'un manque d'information et de formation sur la prise en charge de ces difficultés ;
– **les hommes,** déjà moins habitués à consulter que les femmes, ont souvent plus de retenue et de mal à parler de la souffrance qui peut résulter de la dysfonction érectile, notamment par sentiment de honte et de dévalorisation. Ainsi, pour 42 % des hommes français, les problèmes d'érection seraient le problème de santé qu'ils aborderaient probablement le moins avec leur médecin quoique paradoxalement trois quarts d'entre eux (78 % contre 2 % de réponse négative) estiment qu'en parler

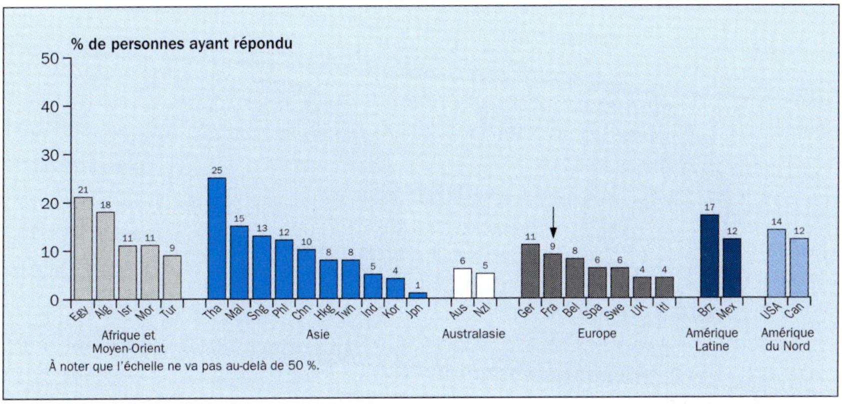

Figure 4. Les médecins questionnent peu leurs patients, homme ou femme, sur leurs difficultés sexuelles *(Pfizer Global Study of Sexual Attitudes and Behaviour).*

les aiderait à moins en souffrir et à trouver de l'aide pour les résoudre (Buvat). D'autres motifs peuvent intervenir *(figure 3)*, comme ne pas savoir qui consulter, la méconnaissance de l'existence de traitement efficace, les interdits et les tabous par inhibitions culturelles et éducatives...

Remarque : l'étude de Giuliano met en évidence les difficultés rencontrées dans ce type d'enquête avec néanmoins un taux inhabituel de refus de participer à l'étude (85 %) et d'abandon (28 %), probable reflet d'une pudeur et de la persistance des tabous à évoquer sa sexualité et ses problèmes (44 % des hommes avec dysfonction érectile dans cette étude déclaraient ne pas vouloir consulter un médecin).

- **Une adaptation avec le temps par résignation ou par choix** d'origine diverse : absence de partenaire, manque de motivation ou/et de disponibilité, demande absente ou faible *(figure 3)*. Tous ces facteurs expliquent que la moitié de la population de l'enquête Pfizer n'a pas (18 % des hommes et 36 % des femmes) ou peu (un ou moins d'un rapport hebdomadaire pour 39 %) de rapports sexuels lors de l'année écoulée *(figure 5)*.

2. Faut-il suspecter et dépister une dysfonction érectile en cas d'altération de la qualité de vie ?

La dysfonction érectile présente, entre autres, deux singularités : elle peut ou non entraîner une plainte et/ou une souffrance chez l'homme et/ou la partenaire ; cette souffrance est souvent cachée et/ou inexprimée. Lorsqu'il existe une plainte ou une demande, le problème du dépistage ne se pose pas. La dysfonction érectile « maladie » témoigne d'une altération de la qualité de vie qui nécessite une prise en charge ne relevant pas « systématiquement » d'un traitement pharmacologique. En revanche, en l'absence de plainte ou de demande spécifique, le **dépistage de**

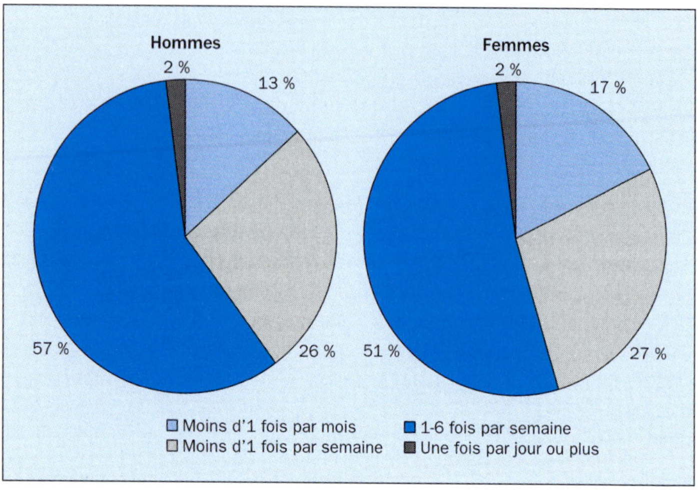

Figure 5. La moitié des 26 000 hommes et femmes (âgés de 40 à 80 ans) interrogés rapportent n'avoir eu que peu ou pas de rapports sexuels lors de l'année écoulée *(Pfizer Global Study of Sexual Attitudes and Behaviour).*

principe d'une dysfonction érectile apparaît de plus en plus légitime étant donné les bénéfices potentiels de sa prise en charge sur :

– **la qualité de vie du patient et du couple,** d'autant plus que la demande d'aide est inexprimée ou inavouée comme de nombreuses études l'ont montré. Ainsi, l'enquête *Pfizer Global Study of Sexual Attitudes and Behaviour* montre qu'il existe pour près d'un tiers des individus des réticences à parler de ce domaine intime à un ou leur médecin *(figure 3)* ;

– **la santé globale du patient :** l'absence dûment vérifiée de plainte ou de souffrance classe la dysfonction érectile en tant que dysfonction érectile « symptôme » imposant de rechercher et corriger d'éventuelles anomalies organiques et psychogènes sous-jacentes parallèlement à la correction ou la prévention des divers facteurs de risque de dysfonction érectile (notamment cardiovasculaires).

Ainsi, **tout constat d'une détérioration de la qualité de vie d'un patient d'origine non manifeste doit conduire à vérifier l'absence de dysfonction érectile sous-jacente** et plus globalement de toute dysfonction sexuelle, d'autant plus qu'il existe des **comorbidités chroniques à risque** de dysfonction érectile ou une **mauvaise observance de leur traitement** qui peut s'avérer néfaste pour le patient.

Pour toutes ces raisons, évaluer périodiquement la fonction sexuelle des hommes « à risque de dysfonction érectile », c'est-à-dire les hommes vieillissants ou atteints de pathologies chroniques (notamment vasculaires et diabétiques), doit devenir une pratique médicale courante en sachant que, pour une large majorité, ces hommes consultent déjà un médecin. Malgré l'intérêt documenté de traiter tôt et une prise de conscience du problème, les médecins généralistes restent encore plus réactifs que proactifs. Pourtant, le médecin généraliste est de fait le mieux placé pour ce dépistage actif (qui peut et doit être également fait par les spécialistes d'organes) car il est celui vers lequel se retourne le plus facilement le patient et qui en connaît le mieux son histoire et son environnement.

Remarque : une enquête menée chez 1 379 médecins généralistes et 2 474 patients traités par sildénafil, à l'aide de l'autoquestionnaire EDITS *(Erectile Dysfunction Inventory of Treatment Satisfaction),* a montré une sensibilisation puisque, si 75 % des patients ont été traités à leur demande, 25 % l'ont été à la suite d'un dépistage pour un autre motif de consultation.

Ce **dépistage actif** qui ne demande que quelques questions simples (par exemple lors du bilan urinaire) peut s'avérer bénéfique à plusieurs niveaux, non seulement pour le patient mais aussi dans une perspective de santé publique étant donné son impact potentiel :
– **sur l'optimisation des soins :** le traitement précoce d'une dysfonction érectile donne de meilleurs résultats avec des moyens les plus simples. L'amélioration parallèle du bien-être qui en résulte améliore la vie globale et la perception de son état de santé. La dysfonction érectile apparaît comme un puissant levier de motivation pour améliorer l'observance des traitements de maladies chroniques aussi fréquentes et coûteuses que le diabète, les maladies cardiovasculaires, ou pour corriger les comportements à risque (tabagisme, sédentarité, surpoids...) ;
– **préventif :** la santé sexuelle apparaît de plus en plus comme un marqueur de la santé générale et la dysfonction érectile comme un marqueur de diverses pathologies chroniques, tout particulièrement d'une maladie endothéliale diffuse avec tous ses risques cardiovasculaires. La consultation pour dysfonction érectile doit être l'occasion d'un bilan général clinique et biologique pour l'homme entrant dans l'âge mûr, comparable à la consultation du début de la ménopause chez la femme ;
– **humaniste :** le premier rôle du médecin est d'entendre et de soulager la souffrance des individus, d'où l'importance de rechercher et d'aider à exprimer la souffrance liée aux difficultés sexuelles, souvent présente mais cachée et commune au couple. Aider à l'exprimer contribue déjà à la soulager.

Remarque : afin de faciliter l'évaluation de son impact sur la vie du patient, la première consultation internationale OMS sur la dysfonction érectile de Paris a rajouté une échelle de qualité de vie au score IIEF-5 simple à utiliser en pratique quotidienne.

Si vous deviez passer le reste de votre vie avec votre fonction érectile actuelle, comment vous sentiriez-vous ?	Très insatisfait	Plutôt insatisfait	Ni satisfait ni insatisfait	Plutôt satisfait	Très satisfait
	1	2	3	4	5

L'EMPATHIE, UNE NÉCESSITÉ POUR UNE INFORMATION ÉCLAIRÉE

Être à l'écoute du patient est un temps essentiel pour la qualité de vie. Malheureusement, la réalité de la pratique quotidienne ne reflète pas toujours ce large consensus, tout particulièrement dans le domaine de la sexualité qui touche à l'intimité du patient et du soignant. Pour connaître le vécu de sa maladie et la représentation qu'il s'en fait, l'examen clinique classique d'un patient ayant une dysfonction érectile ne peut suffire car le concept de qualité de vie implique de :
– connaître sa propre perception de santé au sens large (physique, psychique, sociale) ;
– prendre en compte les interactions sociales provoquées par sa maladie et son traitement.

Le meilleur moyen est de lui donner la parole en sachant trouver dans la communication le point d'équilibre qui permet une information mutuelle.

L'ATTITUDE DU MÉDECIN EST UNE DES CLÉS DE LA QUALITÉ DE VIE

Dans cette pathologie fonctionnelle qu'est la dysfonction érectile, la première consultation prend toute son importance. L'empathie associe l'écoute, la manifestation d'une compréhension et une aide, avec le souci de gérer les états émotifs et les craintes du malade. Elle est nécessaire à tous les stades de la prise en charge car elle joue un rôle essentiel pour la qualité de vie du patient. En lui donnant un rôle actif, elle améliore l'efficacité de la prise en charge thérapeutique. Ainsi, le médecin doit être non seulement à l'écoute, mais aussi à l'aise pour inspirer confiance au patient parfois frustré de ne donner que des réponses partielles avec la sensation de ne pas être bien compris. D'ailleurs, une des principales causes d'échec du traitement de la dysfonction érectile réside dans une mauvaise observance qui reflète très souvent une communication insuffisante entre le médecin et le patient (d'où un diagnostic insuffisant, la non-prise en compte de problèmes relationnels...). Pour obtenir une meilleure relation patient-partenaire et diminuer les facteurs de résistance au traitement, le médecin doit développer ses compétences relationnelles *(figure 6)*.

Remarque : l'information d'un homme souffrant d'une dysfonction érectile demande à être progressive, répétée, cohérente et adaptée à ses inquiétudes particulières et à la personnalité du patient (et si besoin de sa partenaire).

UNE MÉDECINE HUMANISTE POUR UN MIEUX-ÊTRE DU PATIENT

Le « pouvoir » du médecin n'est pas de promouvoir du bien-être mais de soulager la souffrance. Cette double exigence de qualité de vie et d'une efficacité thérapeutique implique une médecine humaniste qui ne traite pas seulement la maladie mais prend aussi en charge le patient (personne qui a sa propre qualité de vie et un malade – citoyen qui a des droits et des devoirs). Une nouvelle relation, plus

Réduire les facteurs de résistance au traitement de la dysfonction érectile = comprendre le point de vue du patient

Faciliter sa libre expression →	Concept patient-partenaire
Adopter une attitude d'empathie →	Comprendre ce qu'il éprouve pour une relation de confiance interactive
Agir sur les représentations →	Valoriser l'impact positif de la prise en charge de la dysfonction érectile sur le vécu (qualité de vie patient, partenaire, couple)
Accroître la motivation du patient et de sa partenaire →	Établir une véritable alliance thérapeutique

Figure 6. Les compétences relationnelles du médecin sont un point clé de la prise en charge de la dysfonction érectile.

équilibrée, entre soignés et soignants est en train d'apparaître. Cette révolution n'est pas scientifique mais humaniste avec pour raison d'être de venir en aide et de soulager.

Plutôt que de bien-être, il semble préférable de parler de **mieux-être** qui implique une modification de la relation médecin-patient. Un danger actuel est de passer d'une médecine « paternaliste éclairée », venue du monde latin qui décidait de ce qui était bon et savant pour un patient infantilisé à une médecine technicienne qui limiterait les devoirs du médecin envers ses patients, au respect procédural d'une relation contractuelle sous l'influence normative de la société anglo-saxone et de la médecine fondée sur les preuves (Axel Kahn). Le médecin ingénieur se définit par sa technologie et non par sa relation privilégiée avec ses semblables. Le CCNE a d'ailleurs rappelé *« qu'il va de soi qu'une médicalisation (de la sexualité) ne peut avoir pour objectif d'obtenir une norme que recommanderait la médecine ou plus largement qui résulterait d'un choix de société ».*

Sous couvert de progrès scientifique, les partisans d'une médecine technicienne risquent d'entraîner sa déshumanisation progressive. La médecine à dimension humaine est celle de l'écoute, de l'observation clinique et de l'attention portée au malade qui apaise et qui rassure. Elle permet que les grands principes du respect de la personne et du droit de l'information rentrent réellement dans la pratique quotidienne.

LE CONCEPT PATIENT-PARTENAIRE

Aider le patient à développer un savoir sur sa maladie multiplie les chances d'une meilleure adhésion et d'un meilleur contrôle de la maladie. Pour optimiser la prise en charge de la dysfonction érectile et, plus globalement, la qualité des soins, le médecin doit s'engager dans un mode relationnel de type partenariat ouvert et éclairé avec son patient qui s'articule autour de trois volets (pédagogique, empathique et thérapeutique) pour mieux s'adapter à ce malade singulier *(figure 7)*. Dans ce concept patient-partenaire, la conjonction d'une information adaptée, reçue et comprise, et d'un consentement éclairé vise à faire du patient un vrai co-contractant car l'amélioration de la qualité des soins passe par un partenariat ouvert et éclairé. Ce partage de l'information médicale avec le patient est actuellement au cœur d'un débat de société avec le souci justifié de réduire l'asymétrie d'information. Dans la dysfonction érectile comme dans d'autres domaines de la santé, l'information doit être bidirectionnelle, des patients vers tous les acteurs de santé et vice-versa, en se souvenant que ce devoir d'information est non seulement une obligation déontologique et de nature contractuelle comme pour toute autre profession mais aussi un devoir propre au médecin car imposé par le respect de la personne humaine.

Remarque : ce nouveau tandem médecin-patient implique un changement de mentalité de nombreux médecins et... malades qui ne souhaitent vraiment pas toutes les implications de cette responsabilisation.

Meilleure adhésion et meilleur contrôle de la dysfonction érectile maladie par le patient

Trois axes

Pédagogique → Vérifier le niveau de compréhension du patient, ses connaissances et ses représentations de la maladie

Empathique → Écoute, compréhension et aide

Thérapeutique → Présenter les choix et rendre le patient autonome

Figure 7. Le partage de l'information optimise la prise en charge de toute dysfonction érectile.

« Le médecin doit à la personne qu'il examine, qu'il soigne ou qu'il conseille, une information loyale, claire et appropriée sur son état, les investigations et les soins qu'il lui propose. Tout au long de la maladie, il tient compte de la personnalité du patient dans ses explications et veille à leur compréhension. »

Article 35 du code de déontologie

En résumé, pour la pratique

La médicalisation croissante des troubles de l'érection plaide pour une approche plus globale et éthique de la dysfonction érectile qui soigne plus un malade qu'une maladie :

1. La dysfonction érectile est un marqueur important de la qualité de vie caractérisé par une double interactivité :
– elle retentit sur la qualité de vie de l'homme, et toute altération de la qualité de vie peut retentir sur la sexualité ;
– elle retentit souvent sur la qualité de vie de la partenaire, tant sexuelle que globale, expliquant que le terme de dysfonction sexuelle du couple est souvent plus approprié.

2. L'importance de la satisfaction tirée de la vie sexuelle a bien été prise en compte par l'OMS dans sa définition de la bonne santé qui inclut la notion de santé sexuelle, paramètre important de la satisfaction de vie dans son ensemble. Le concept de non-santé sexuelle implique ainsi une altération de la qualité de vie fondée sur la souffrance et la demande qui définit aussi le concept de la dysfonction érectile « maladie ».

3. À l'inverse, le concept de la dysfonction érectile « symptôme » se caractérise par un trouble érectile sans retentissement sur la qualité de vie. Ainsi, près d'un tiers des hommes ayant une dysfonction érectile se déclare pas ou peu gêné, reflet d'une stratégie d'adaptation par accoutumance, résignation ou choix car la fonction sexuelle est facultative et chacun vit sa sexualité comme il le veut. Il n'y a pas de raison à aller au-delà de la demande et à proposer des soins à des personnes qui vivent en couple (ou non) sans sexualité et sans en souffrir.

4. Pour éviter une médicalisation excessive de la dysfonction érectile, le médecin doit toujours se demander quel est son retentissement psychologique, relationnel et social sur la vie quotidienne du patient. Cette évaluation joue un rôle de régulateur de la médecine technique en prenant en considération le vécu du patient sur sa maladie (dysfonction érectile « symptôme » ou « maladie ») et oriente la stratégie thérapeutique.

5. La prise en charge de la santé sexuelle se justifie car :
– toute amélioration des troubles de la vie sexuelle concourt au bien-être non seulement de l'individu mais aussi de sa partenaire ;
– toute détérioration de la qualité de vie d'origine non manifeste doit conduire à vérifier l'absence de dysfonction érectile sous-jacente et en particulier s'il existe des facteurs de risque, des comorbidités chroniques à risque de dysfonction érectile ou une mauvaise observance de leur traitement ;

– la consultation pour dysfonction érectile, apanage de l'homme de plus de 50 ans, doit être l'occasion d'un bilan général clinique et biologique, comparable à la consultation du début de la ménopause chez la femme.

6. Le dépistage actif de la dysfonction érectile peut potentiellement bénéficier au niveau individuel à :
– la qualité de vie du patient et du couple en cas de dysfonction érectile « maladie » ;
– la santé globale du patient : la dysfonction érectile « symptôme » impose de rechercher et corriger d'éventuelles anomalies organiques et psychogènes sous-jacentes parallèlement à la prévention des multiples facteurs de risque de dysfonction érectile (notamment cardiovasculaires).

7. Dans une perspective de santé publique, le dépistage de principe de la dysfonction érectile devrait faire partie des recommandations de bonnes pratiques cliniques pour son impact sur l'optimisation des soins en :
– minimisant les coûts de la dysfonction érectile grâce au traitement précoce ;
– améliorant l'état de santé par une prévention primaire et secondaire des comorbidités chroniques. La dysfonction érectile peut devenir un puissant levier de motivation pour améliorer l'observance des traitements de maladies chroniques aussi fréquentes et coûteuses que le diabète, les maladies cardiovasculaires ou réduire les comportements à risque comme le tabagisme ou l'obésité.

8. Dans le domaine de la dysfonction érectile comme ailleurs, l'hyperspécialisation croissante de la médecine ne doit pas faire oublier que le patient doit être pris en charge dans toute sa complexité et son environnement sans se limiter à un organe ou à une fonction. Devant cette pathologie fonctionnelle non vitale mais fondamentale qu'est la dysfonction érectile, le médecin doit adopter une attitude humaniste et non technicienne pour répondre à une demande ou pour essayer de soulager une souffrance car il ne doit pas perdre son rôle d'homme aidant un autre homme malade. L'écoute des patients avec leurs systèmes de valeurs permet de leur expliquer la complexité de la sexualité, de leur proposer des solutions pour guérir ou pour s'adapter afin de respecter au mieux les règles de base de la communication (faire connaître, faire adhérer, faire agir).

9. Dans le cadre du colloque singulier de la consultation, la qualité de la communication médecin-patient est primordiale. L'empathie et une neutralité bienveillante créent un climat de confiance autorisant le patient à se confier dans le domaine très particulier dc la sexualité. Pour une bonne écoute, c'est au médecin de s'adapter car il faut être deux et en phase pour une bonne communication, tout en gardant un esprit de discernement et critique pour adapter chaque acte de soins à chaque particulier.

POUR EN SAVOIR PLUS

- Althof SE. Quality of life and erectile dysfunction. *Urology* 2002 ; 59 : 803-10.
- Buvat J, Ratajczyk J, Lemaire A. Les problèmes d'érection : une souffrance encore trop souvent cachée. *Andrologies* 2002 ; 12 : 73-83.
- Chassany O. Intérêt de l'évaluation de la satisfaction et de la qualité de vie dans les dysfonctions sexuelles. In : Jardin A, Queneau P, Giuliano F, eds. *Progrès thérapeutiques : la médicalisation de la sexualité en question.* Paris : John Libbey Eurotext, 2000 : 143-7.
- Costa P, Jaudinot EO. Utilisation du sildénafil en médecine générale : état de la pratique médicale face aux troubles de l'érection. *Prog Urol* 2002 ; 12 (Supp.1) : 31A 0118.
- Fugl-Meyer AR, Lodnert G, Branholm JB, Fugl-Meyer KS. On life satisfaction in male erectile dysfunction. *Int Impotence Res* 1997 ; 9 : 141-8.
- Giuliano F, Chevret-Méasson M, Tsataris A, Reitz C, Murino M, Thonneau P. Prévalence de l'insuffisance érectile en France : résultats d'une enquête épidémiologique menée auprès d'un échantillon représentatif de 1 004 hommes. *Progr Urol* 2002 ; 12 : 260-7.
- Goldstein I, Godek LM, Gengler LA, Glasser DB. Health and quality of life among men with and without erectile dysfunction : a US population-based study. *Int J Impotence Res* 2002 ; 14 (Suppl. 3) : S17-C1.1.
- Wagner G, Fugl-Meyer KS, Fugl-Meyer AR. Impact of erectile dysfunction on quality of life : patient and partner perspectives. *Int J Impotence Res* 2000 ; 12 (Suppl.4) : S144-6.

Dysfonction érectile et vieillissement : qu'en est-il ?

« On vieillit comme on a vécu. »
(S. Azuragena)

AUGMENTATION DE L'ESPÉRANCE DE VIE

Entre 1981 et 1991 l'espérance de vie a augmenté de 2,5 à 3 ans en France sans accroissement d'incapacité. Les Français vivent donc plus longtemps, et plus longtemps en bonne santé. Depuis toujours, vouloir rester jeune demeure un espoir délicieux, secret, mais quelque peu désespéré pour beaucoup. En dehors des mythes de la « fontaine de jouvence » et de l'éternelle jeunesse, l'ambition de la majorité des 12 millions de retraités en France est de vieillir, certes... mais bien. Ce syndrome de Mathusalem explique la vogue chez la femme, et plus récemment chez l'homme, de la chirurgie esthétique, des crèmes anti-âge et des traitements hormonaux avec l'hypermédiatique DHEA (dé-épiandrostérone), « pilule pour vieillir sans vieillir ».

En 2010, un quart de la population française aura plus de 60 ans et en 2035, un tiers. Ce vieillissement pose un problème de santé publique mais aussi socio-économique avec une contradiction potentielle qu'il faut tenter de résoudre ! L'augmentation de la durée de vie ne doit pas se faire au détriment du bien-être et de la qualité de vie dont la sexualité est un des paramètres. Or l'homme est fragilisé par le vieillissement. À partir de 50 ans, il lui est recommandé d'avoir un contrôle annuel pour dépister et traiter diverses maladies chroniques comme le diabète ou les maladies cardiovasculaires. Il découvre qu'il a une glande mystérieuse, la « prostate », qui risque de lui faire perdre sa sexualité. Il entend parler de plus en plus de dysfonction érectile et d'« andropause » qu'il assimile aussi à une perte de sa virilité. Dans la société actuelle où la sexualité s'inscrit dans un monde de performance et de jeunesse, l'idée reçue selon laquelle la sexualité s'éteint avec l'âge a la vie dure.

Pourtant, derrière le discours sur la libération sexuelle, notre société est plus puritaine qu'on ne le pense. Non seulement elle conçoit toujours la « vieillesse » comme un période asexuée, mais aimer après 50 ans reste encore un sujet tabou. Etant donné que la population mondiale des plus de 60 ans va passer de 600 millions en 2002 à 2 milliards en 2050, la sexualité des seniors ne peut plus être méconnue. À l'époque où de plus en plus de seniors vont vivre en institution, il faut reconnaître que la sexualité intéresse bien peu ces lieux de vie où les couples informels sont souvent infantilisés par du personnel peu tolérant. Si l'hôpital n'est pas un lieu de sexe, il en va différemment des lieux de long séjour et des maisons de retraite où des hommes et des femmes passent parfois des dizaines d'années. La retraite est-elle aussi la « retraite sexuelle ? » Quelle est la réalité ? La *figure 1* peut en donner un certain reflet.

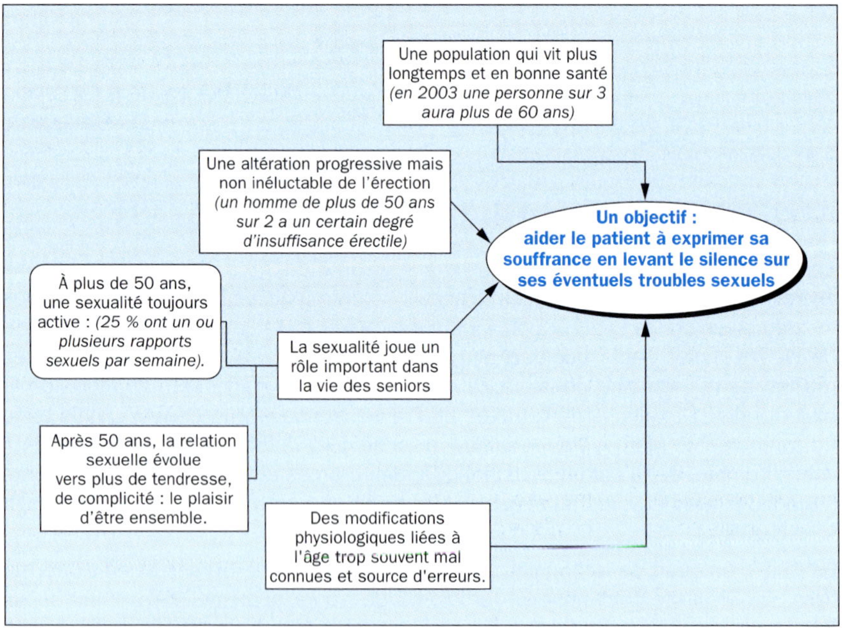

Figure 1. Problématique de la sexualité des seniors en France.

UNE ALTÉRATION PROGRESSIVE MAIS NON INÉLUCTABLE DE L'ÉRECTION

Toutes les études épidémiologiques montrent avec certitude que la dysfonction érectile est significativement corrélée à l'âge. Après 50 ans, quantitativement, un homme sur deux a un certain degré d'insuffisance érectile, essentiellement modérée. Qualitativement, il y a un doublement de la prévalence des dysfonctions érectiles significatives (modérée et complète), marquée par une aggravation régulière après 50 ans *(tableau I)*.

TABLEAU I. LA PRÉVALENCE ET LA SÉVÉRITÉ DE LA DYSFONCTION ÉRECTILE SONT LIÉES AU VIEILLISSEMENT (D'APRÈS GIULIANO *et al.*)

Âge	Dysfonction érectile			Total
	Légère	Modérée	Sévère	
40-49	9,6	1,8	0,3	11,7
50-59	18,6	2,6	1,8	23,2
60-69	24,8	9,6	3,5	37,9
70 et +	33,2	20,3	13,3	66,8

1 004 hommes français de 40 ans et plus.

La cinquantaine, âge de la maturité, est un âge seuil de survenue de la dysfonction érectile. Si cette période de la vie entre la jeunesse et la vieillesse se caractérise par « le plein développement physique, intellectuel et affectif » (*Le Petit Larousse*, 1992), force est de constater que la vie sexuelle de cette période de la vie est le plus souvent passée sous silence. Pourtant, tout comme pour la sexualité de la vieillesse, elle joue un rôle important dans la vie de tous ces seniors. Pourquoi cette méconnaissance ?

UNE SEXUALITÉ SOUS LE POIDS DES TABOUS

Malgré l'influence des « *baby boomers* », la diffusion du traitement hormonal substitutif et la médiatisation actuelle de la sexualité, les tabous et les réticences restent encore très forts. Plusieurs enquêtes ont montré que les seniors, comme les plus jeunes d'ailleurs, hésitent à parler de leurs troubles sexuels pour des raisons très diverses *(tableau II)*, dont la gêne de parler sexualité, la peur que la demande ne soit considérée comme anormale, un manque d'information – « c'est normal quand on vieillit » – ou « il n'y a pas de solutions ».

Les modifications physiologiques liées à l'âge sont trop souvent mal connues. Cela explique que nombre de personnes pensent encore qu'il faut accepter son âge. Ce manque d'information est un des facteurs qui favorisent les échecs et la frustration. L'homme et la femme vieillissants doivent intégrer les changements physiologiques de leur sexualité, ainsi que de leur image corporelle. Ils doivent apprendre à s'évaluer en fonction d'autres valeurs que celles surmédiatisées de la jeunesse « *sex-symbol* » et performante.

TABLEAU II. LES PRINCIPAUX TABOUS

• Gêne de parler de sexualité : 50 %
• Normal quand on vieillit : 39 %
• Manque d'information : 29 %
• Peur des effets secondaires : 22 %

Source : Thalès, CMA 2001.

Un homme de 70 ans a eu en moyenne au cours de sa vie 50 000 heures d'érection, dont seulement 2 000 à 3 000 ont été utilisées pour sa vie sexuelle. La dysfonction érectile comme la presbytie est une conséquence du vieillissement. Il n'existe pas de norme, ni dans la vie active ni pendant le vieillissement. Si le retentissement des troubles sexuels varie beaucoup selon les individus et leur environnement, ces troubles peuvent entraîner une véritable souffrance non seulement de l'individu mais aussi du couple. À tout âge, il faut aider le patient à exprimer sa souffrance en levant le silence sur ses éventuels troubles sexuels et en l'informant sur les traitements possibles. La sexualité des personnes âgées est un tabou non seulement pour eux-mêmes, mais aussi pour leurs enfants, leurs médecins et, plus globalement, pour la société.

UNE SEXUALITÉ TRÈS LOIN D'ÊTRE ÉTEINTE

Plus que les jeunes, les seniors sont attentifs à **préserver leur capital santé** pour protéger leur qualité de vie. Ils consultent plus volontiers, notamment pour les troubles liés à l'âge (baisse de l'audition, de la vue, « rhumatismes », problèmes urinaires... En revanche, **ils hésitent encore trop souvent en cas de troubles sexuels**. Pourquoi ? Dans la sexualité comme dans d'autres domaines, les notions d'âge, de vieillissement et de vieillesse sont d'une grande complexité. La cinquantaine ne marque pas la fin de la vie sexuelle, bien au contraire. Elle est souvent riche et active comme l'a montré l'enquête IFOP-Pleine Vie (Waintrop) :
– la moitié des seniors de plus de 50 ans ont au moins un rapport sexuel dans l'année avec pour plus de la moitié d'entre eux (57 %) un ou plusieurs rapports sexuels par semaine ;
– chez les seniors sexuellement actifs de 55 à 69 ans, le nombre de rapports par mois est de 5,5 en moyenne ;
– si les plus actifs sexuellement des seniors sont les quinquagénaires, 20 % des hommes de 70 à 79 ans et 8 % des hommes de 80 ans ont encore des rapports sexuels ;
– un tiers des septuagénaires trouvent normal d'avoir une relation sexuelle avec son conjoint *(tableau III)*.

TABLEAU III. LA SEXUALITÉ, C'EST NORMAL POUR UN TIERS DES SEPTUAGÉNAIRES (D'APRÈS DESOUCHES)

Pour vous, avoir une relation sexuelle avec votre conjoint(e) aujourd'hui, est-ce normal ou plus vraiment de votre âge ?					
	60-65	**66-70**	**71-75**	**> 75**	**Ensemble**
Normal	69	61	43	21	58
Plus vraiment	15	26	41	67	28
Pas de réponse	16	11	16	12	14

Échantillon représentatif de 491 personnes > 60 ans vivant en couple.

L'importance de la sexualité est encore soulignée par 67 % des plus de 80 ans. L'évolution du nombre de rapports sur vingt ans en est un bon reflet *(tableau IV)* puisque le nombre de quinquagénaires ayant un rapport hebdomadaire a triplé. Cette évolution sur deux décennies de l'espérance de vie sexuelle est liée à plusieurs facteurs :

– l'amélioration de vie sans handicap et sans incapacité ;
– une demande sexuelle plus forte dans un cadre d'une meilleure santé sexuelle pour une meilleure qualité de vie.

TABLEAU IV. ÉVOLUTION DU NOMBRE DE RAPPORTS SEXUELS MENSUELS DES 50 À 59 ANS ENTRE 1970 ET 1992 (EN %) (D'APRÈS DELMÈS)

	Hommes		**Femmes**	
	1970	**1990**	**1970**	**1992**
Au moins une fois	53	90	37	75
Jusqu'à 4 fois	15	26	41	67
De 5 à 14 fois	16	11	16	12

Jusqu'à présent, la place de la sexualité apparaissait plus importante pour les hommes. Cela risque de changer pour plusieurs raisons : les troubles sexuels de la femme commencent enfin à être étudiés de façon scientifique. La sexualité de la femme après 50 ans, qui a déjà connu la libération sexuelle avec la pilule, bénéficie du traitement hormonal substitutif, progrès indéniable pour la conservation d'une sexualité épanouie après la ménopause. Cette demande légitime est confortée par la fameuse DHEA qui jouerait un rôle sur le bien-être et la sexualité des femmes manquant de testostérone. Cette meilleure prise en compte des besoins et souhaits sexuels de la femme ménopausée va retentir obligatoirement sur la sexualité de leurs compagnons. Ces changements expliquent probablement que la proportion de femmes mariées de plus de 50 ans satisfaites de leur sexualité a triplé en 20 ans (de 14 % à 44 %) et dépasse désormais celle des hommes restée stable (de 45 % à 39 %) (Delmès).

Cet allongement de la vie sexuelle est une réalité qui ne doit plus être méconnue et occultée.

UNE SEXUALITÉ QUI ÉVOLUE *(figure 2)*

LES MODIFICATIONS PHYSIOLOGIQUES

Le vieillissement entraîne des changements physiologiques dans la réponse sexuelle chez l'homme et la femme. Chez l'homme en bonne santé, l'érection est plus longue à venir, tout comme l'éjaculation qui est de plus faible volume. L'orgasme est parfois moins intense. Le temps de latence nécessaire entre deux rapports s'allonge. Cette période réfractaire s'accroît avec l'âge, pouvant passer de une à plusieurs heures, voire plusieurs jours. La sensibilité sensorielle génitale diminue. Les tissus érectiles deviennent plus fibreux. La fréquence et la qualité des érections nocturnes diminuent parallèlement à la baisse de testostéronémie biodisponible (Schiavi).

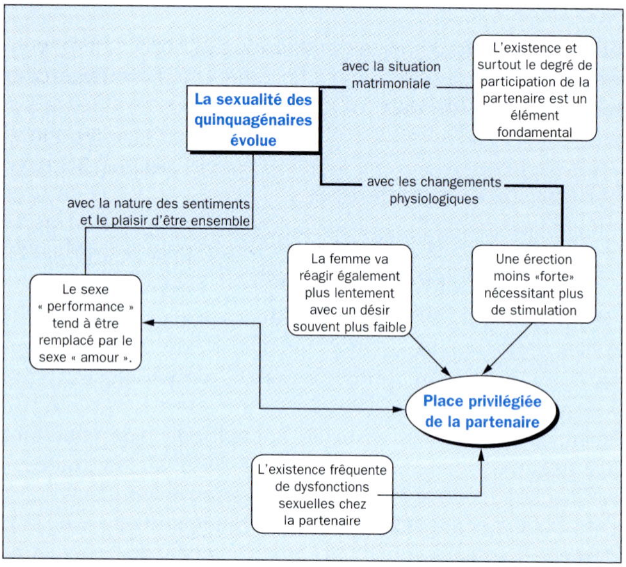

Figure 2. Facteurs d'évolution de la sexualité chez les quinquagénaires.

Même si le désir est présent, l'homme a besoin de davantage de « stimulation », d'où la place privilégiée qu'a la partenaire. Le constat d'une érection moins rapide et forte qu'à 20 ans et une tendance à l'éjaculation retardée ou volontairement rapide (s'il n'est plus sûr de son érection) fragilisent l'homme, d'autant plus que sa partenaire va réagir également plus lentement, avec un désir souvent plus faible. Ce déphasage est à l'origine de frustrations réciproques dans le couple. **Une information adaptée sur ces changements peut suffire à régler les problèmes d'un couple** surpris par le manque de réaction au bout du temps habituel.

Souvent la peur de l'échec conduit l'homme à écourter les préliminaires amoureux, augmentant la mésentente sexuelle et auto-entretenant le cercle de l'échec. L'homme peut aussi nier cette réalité physiologique et incriminer un manque de stimulation qui entraîne une fuite en avant avec la recherche d'une femme plus jeune (classique démon de la cinquantaine) ou d'une suractivité professionnelle (source de stress et de fatigue).

Cette réalité physiologique doit être connue et acceptée. Il est enfin toujours très utile de rappeler que cette baisse des « performances » concerne bien d'autres fonctions que la sexualité. On ne court pas un 100 mètres à 20 ans comme à 50 ans ! La nécessité de mettre des lunettes pour lire illustre bien la notion d'adaptation.

LA NATURE DES SENTIMENTS OU LE PLAISIR D'ÊTRE ENSEMBLE

Si les seniors connaissent mal les phénomènes liés à l'évolution de la sexualité avec l'âge, la place « quantitative » qu'ils accordent à la sexualité diffère peu par rapport aux plus jeunes *(tableaux V et VI)*. En revanche, après la cinquantaine, survient une évolution qualitative. La relation sexuelle évolue davantage vers plus de tendresse, de complicité, de caresses et de « romantisme » que vers plus d'érotisme et d'orgasme. Le sexe « performance » tend à être remplacé par le sexe « amour ». Il semble actuellement que la sensation de bien-être après l'amour et la satisfaction à l'égard de la vie sexuelle soit en train d'augmenter pendant la vieillesse même si les sentiments priment sur la relation physique.

Si cette évolution est bien vécue, elle peut permettre la découverte de nouvelles formes de sensualité car le « plaisir » est d'abord d'être ensemble. Cependant, si un couple âgé est moins sensible au côté performance, la capacité érectile reste toujours un facteur prédictif significatif de la satisfaction sexuelle de l'homme (Schiavi).

TABLEAU V. « IL N'Y A PAS D'ÂGE POUR AIMER, FAIRE L'AMOUR ET DÉSIRER »

		Tous âges confondus	Plus de 50 ans
Êtes-vous amoureux ?	Oui	70 %	59 %
L'amour est-il important ?	Oui	95 %	91 %

D'après *60 millions de consommateurs*, 2002.

TABLEAU VI. POUR ÊTRE HEUREUX EN AMOUR, LA SEXUALITÉ EST :

	Tous âges confondus		Plus de 50 ans	
Très importante	35 %	90 %	29 %	86 %
Importante	55 %		57 %	
Peu ou pas importante	8 %		10 %	

Sondage *Notre temps*/SOFRES novembre 2001 (1 000 personnes de 18 ans et plus).

LA SITUATION MATRIMONIALE

Le désir de séduire et d'être séduisant reste présent même chez les personnes très âgées, d'où le danger de la « routine ». L'existence et surtout le degré de participation de la partenaire sont un élément fondamental. Elle peut aider l'homme confronté à des difficultés érectiles ou le renforcer dans l'idée que la sexualité est finie, d'autant plus que, comme l'homme, elle a besoin de plus de « stimulation ». La femme, mais aussi l'homme, peut se servir de la vieillesse comme un alibi pour cesser une vie sexuelle insatisfaisante ! Certains couples se satisfont ainsi très bien d'une vieillesse asexuée.

Ce paramètre environnemental entraîne de nettes différences entre l'homme et la femme *(tableau VII)*. Deux tiers des femmes célibataires n'ont pas de rapport, contre la moitié des célibataires ou veufs. Chez la femme, le veuvage implique quasiment la fin de la vie sexuelle. Chez l'homme, 6 % des mariés n'ont pas d'activité sexuelle, 18 % des séparés ou divorcés et près de la moitié des célibataires et veufs. Chez la femme, 10 % des mariées n'ont pas d'activité contre la moitié chez les séparées ou divorcées, deux tiers chez les célibataires et 82 % chez les veuves.

TABLEAU VII. LA SITUATION MATRIMONIALE, UN PARAMÈTRE IMPORTANT DE LA SEXUALITÉ APRÈS 50 ANS (EN POURCENTAGE)

Nombre de partenaires sexuels des 50-69 ans (12 derniers mois)						
	Aucun		Un		Deux et plus	
	H	F	H	F	H	F
Marié	6	10	91	89	2,5	1
Célibataire	48	66	41	31	11	1
Veuf	49	82	46	17	5,5	1
Séparé divorcé	18	55	65	39	16	4

Sondage *Notre temps*/SOFRES novembre 2001 (1 000 personnes de 18 ans et plus).

Il n'est pas anodin de constater que près de 10 % des sujets mariés déclarent ne pas avoir d'activité sexuelle. L'isolement est sans conteste un facteur d'arrêt de la sexualité. Chez les personnes seules, l'arrêt de la sexualité pendant des années peut avoir des effets nocifs, avec une baisse de l'intérêt sexuel favorisé par une anxiété, une dépression souvent présente.

Remarque : l'existence d'une dysfonction érectile chez un homme seul peut devenir du jour au lendemain un problème majeur s'il rencontre une partenaire (classique syndrome du « veuf désamorcé »).

L'EXISTENCE DE DYSFONCTIONS SEXUELLES CHEZ LA PARTENAIRE

À tout âge, le rôle de la partenaire est important. Selon l'enquête SOFRES/Upjohn de 1994, la partenaire des sujets présentant une insuffisance érectile avait une absence d'orgasme (19 %), une dyspareunie ou sécheresse vaginale (24 %), une vie de couple considérée comme non harmonieuse (16 %) et surtout une absence d'« initiative » (51 %). L'âge avançant, le rôle de la partenaire augmente du fait d'une « réactivité » moindre de la mécanique érectile et éjaculatoire du partenaire. Mais avec l'âge, la femme n'est pas épargnée par les pathologies chroniques et les dysfonctions sexuelles (favorisées ou non par les co-morbidités). Leur nature et leur prévalence sont encore mal connues. Aux États-Unis, la prévalence des dysfonctions sexuelles est au moins aussi élevée chez la femme que chez l'homme (43 % et 31 % respectivement) (Laumann). En France, l'enquête de 1993 sur le comportement sexuel des Français indiquait des troubles du désir (42 % absent ou abaissé), de l'orgasme (31 % rare ou absent) et des rapports douloureux (24 %).

UNE ÉRECTION PLUS VULNÉRABLE

L'épidémiologie a montré que la dysfonction érectile était plus fréquente chez l'homme vieillissant atteint de maladies chroniques, avec souvent une souffrance psychologique chez l'homme et sa partenaire. Ces données témoignent de la complexité des troubles érectiles qui est certes corrélée à l'âge, mais aussi à la qualité de la relation avec la partenaire et aux problèmes de santé générale. Plus encore que chez le jeune, les mécanismes de la baisse érectile (et plus globalement de la sexualité) chez le sujet âgé sont intriqués et multifactoriels. Une des particularités de la dysfonction érectile chez le sujet âgé est un terrain fragilisé et prédisposé par l'addition de plusieurs facteurs aggravants qui peut affecter l'un et/ou l'autre partenaire *(tableau VIII)*.

ACCROISSEMENT DES COMORBIDITÉS « À RISQUE »

La cinquantaine est l'âge seuil non seulement de la dysfonction érectile mais aussi de nombreuses autres pathologies (cancer, HTA, pathologies cardiovasculaires, diabète, dépression, pathologies prostatiques...). L'homme après 50 ans cumule ainsi un ou, le plus souvent, plusieurs facteurs de risque reconnu de la dysfonction érectile comme les maladies cardiovasculaires et ses facteurs de risque (troubles lipidiques, diabète, tabagisme, obésité, sédentarité), le diabète, l'éthylisme, l'anxiété, la dépression, le stress, les troubles du sommeil... La morbidité déclarée augmente régulièrement avec l'âge, d'où un profil de risque de dysfonction érectile croissant. En 1991, le nombre moyen de maladies par personne de 65 ans et plus était de 6,8 pour les hommes et de 8,2 pour les femmes selon le CREDES. Les maladies

TABLEAU VIII. SEXUALITÉ APRÈS 60 ANS : LES PRINCIPAUX RESPONSABLES DES DIFFICULTÉS (EN POURCENTAGE)

Quel est selon vous le principal obstacle à une relation amoureuse épanouie ?	H + F	H	F
Problème de santé	36	35	38
Routine	33	34	29
Soucis matériels	18	18	17
Manque de désir sexuel	11	12	7
Peur de ne plus séduire	7	7	7
Risque de ne plus avoir de plaisir sexuel	4	4	5

Échantillon représentatif de 491 personnes > 60 ans vivant en couple.
Sondage *Notre temps*/SOFRES novembre 2001 (1 000 personnes de 18 ans et plus).

cardiovasculaires étaient les plus fréquentes (Sermet). Le profil type du patient sous sildénafil reflète parfaitement la réalité de ces comorbidités qui ont une autre conséquence néfaste pour la sexualité. Leurs traitements, qu'ils soient pharmacologique, chirurgical ou autre, peuvent altérer non seulement l'érection mais aussi l'éjaculation et/ou le désir. Le patient doit être informé de ces effets secondaires possibles, source d'une mauvaise observance souvent non avouée. Le mythe de la perte de la sexualité après l'« opération pour la prostate » est encore une réalité pour beaucoup d'hommes. Étant donné que les sujets âgés prennent souvent plusieurs médicaments, il est de bonne pratique clinique de **toujours vérifier leurs possibles effets secondaires sexuels**.

RÔLE CONTROVERSÉ DE L'« ANDROPAUSE »

En cas de troubles sexuels après 50 ans, les hormones sont habituellement les premières incriminées par analogie avec la ménopause de la femme. La réalité est que l'« andropause » est étymologiquement un mauvais terme car il n'y a pas d'arrêt brutal de la virilité, de la spermatogenèse et de la sécrétion d'androgènes, mais un déficit progressif partiel en androgènes. Cet hypogonadisme acquis est inconstant et très disparate. Parmi les 10 % à 20 % d'hommes atteints d'« andropause », certains verront leurs capacités décliner vers 50 ans, d'autres à 60 ans ou plus tard.

L'« andropause » affecte diverses fonctions, dont la sexualité. Si elle doit être évoquée de principe en cas de survenue de troubles sexuels chez l'homme après 50 ans, il faut savoir que l'« andropause » ou DALA (déficit androgénique lié à l'âge) correspond à un tableau clinique (et non à un chiffre de testostéronémie) associant des signes objectifs et subjectifs :

– non sexuels : vasomoteurs (flush, bouffées de chaleur), neuropsychiques (insomnie, irritabilité, somnolence, perte de l'élan vital, baisse de la force physique, troubles de la mémoire récente, tendance dépressive, anxiété, perte de l'estime de soi-même, perte du sentiment de bien-être), morphologiques (baisse de la masse musculaire, dépilation, obésité abdominale) ;

– sexuels : baisse de libido surtout, disparition des érections nocturnes et diminution de l'éjaculation.

Ces signes surviennent de façon inconstante et plus ou moins décalée dans le temps. Par ailleurs, dans cette baisse des fonctions sexuelles, d'autres hormones jouent un rôle encore mal connu, notamment la DHEA, la mélatonine, et l'hormone de croissance. Pour ces raisons, **le diagnostic d'« andropause » doit reposer sur une conjonction d'arguments cliniques et biologiques**. Enfin, le bénéfice réel du traitement androgène reste encore à établir sans conteste car on ne sait pas précisément quels sont les risques pour la santé d'une baisse de testostérone et les buts (et les risques) du traitement.

Remarque : chez le sujet âgé, une stimulation sexuelle intense peut compenser un manque de testostéronémie.

IMPORTANCE DES FACTEURS PSYCHOLOGIQUES, RELATIONNELS ET ENVIRONNEMENTAUX

Si l'âge, les pathologies associées, les facteurs iatrogènes et les différences de tempo entre homme et femme interviennent, d'autres facteurs peuvent altérer très nettement l'érection, l'éjaculation et/ou le désir. Comme chez le jeune, les facteurs psychogènes, relationnels et environnementaux jouent un rôle souvent prépondérant et toujours important. Il faut donc systématiquement prendre en compte ces facteurs, même si les facteurs organiques semblent souvent être en première ligne chez le sujet avançant en âge. Les personnes âgées sont d'ailleurs bien conscientes de cette intrication des facteurs qui perturbent leur sexualité. Si les problèmes de santé sont perçus comme les principaux responsables des difficultés sexuelles après 60 ans *(voir tableau VIII)*, d'autres problèmes relationnels (routine, manque de désir sexuel) et/ou personnels (soucis matériels, peur de ne plus séduire, risque de ne plus avoir de plaisir sexuel) sont également incriminés, reflet de la complexité des troubles sexuels qui affectent les sujets âgés. L'enquête SOFRES/Upjohn de 1994 retrouvait les mêmes paramètres, mais dans un ordre différent, probablement du fait d'une population globalement plus jeune. Les trois premiers facteurs de survenue de dysfonction érectile étaient un problème affectif avec la partenaire (23 %), des problèmes de santé (21 %) et des soucis professionnels (16 %). Néanmoins, la libido est autant un problème d'hormones que d'état d'esprit. Une part essentielle du désir repose sur la communication et la séduction. Il est donc important de ne pas s'isoler, de ne pas perdre l'estime de soi et d'accepter de voir son corps vieillir en conservant un esprit de séduction.

UNE INTRICATION VARIABLE MAIS FRÉQUENTE DES TROUBLES SEXUELS

L'érection n'est qu'une des composantes de la sexualité. Comme chez les plus jeunes, les autres paramètres sexuels, tels la libido, l'éjaculation et l'orgasme ou la satisfaction, doivent être pris en compte car ils peuvent jouer un rôle favorisant dans la survenue et/ou le maintien des troubles érectiles. La prévalence des troubles de l'éjaculation et du désir chez les seniors reste encore très mal connue. En France, chez l'homme de 18 à 69 ans, les troubles sexuels les plus fréquents (souvent ou parfois) selon l'enquête ACSF de 1993 sont les troubles de l'éjaculation (85 %), du « plaisir » (33 %) et de l'érection (19 %).

Toujours comme chez les plus jeunes, leur retentissement varie beaucoup selon les individus et leur environnement, avec souvent une véritable souffrance altérant la qualité de vie de l'individu et du couple. En revanche, chez le sujet âgé, ce retentissement des dysfonctions sexuelles est souvent méconnu car trop sous-estimé.

LA SEXUALITÉ, UN PARAMÈTRE IMPORTANT DE LA QUALITÉ DE VIE

La vieillesse ne se résume pas à un phénomène biologique mais s'intègre dans une construction sociale et existentielle avec des parcours individuels très différents les uns des autres et selon les générations. La sexualité du sujet avançant en âge est bien évidemment conditionnée par la qualité et le vécu de sa sexualité antérieure et son environnement socioculturel. Ainsi, par leur nombre, les *« baby boomers »* ont imposé souvent leurs valeurs et leurs choix de vie. Enfants de la libération sexuelle avec la pilule, ces actuels et futurs *« papy boomers »* ont changé de mentalité par rapport aux générations antérieures, entre autres, en faisant tomber certains tabous entourant la sexualité des aînés. Soucieux d'améliorer leur qualité de vie, les seniors sont très attachés à conserver l'intégralité de leurs capacités, en particulier sexuelles. Pour beaucoup, conserver une sexualité épanouie est tout aussi évident que de préserver leur capital santé *(tableau IX)*.

Leurs femmes qui ont connu l'émancipation et commencé leur vie amoureuse à l'ère de la pilule souhaitent également conserver une vie amoureuse. Elles réclament aujourd'hui des traitements substitutifs de la ménopause et se préoccupent davantage de leur apparence physique. Il en découle une demande sexuelle plus forte qu'avant. Par ailleurs, certaines femmes qui ont été plus mères que femmes pendant la période d'éducation des enfants (re)découvrent le plaisir d'être en couple et souhaitent « rattraper » le temps perdu. Cela explique qu'une très large majorité de seniors considèrent que la sexualité est une condition indispensable ou importante à leur bon équilibre.

TABLEAU IX. LA SEXUALITÉ APRÈS 60 ANS EST UN RÉEL PARAMÈTRE DE LA QUALITÉ DE VIE (DESOUCHES)

La relation sexuelle est-elle, pour la qualité de vie de votre couple, quelque chose ? (en %)		
D'essentiel	13	55
D'important	37	
De peu important	18	30
De pas important du tout	12	
Ne se prononcent pas	15	

Échantillon représentatif de 491 personnes > 60 ans vivant en couple.

Il n'est donc pas étonnant que chez l'homme âgé en bonne santé, les facteurs prédictifs de la satisfaction sexuelle conjugale soient la fréquence coïtale, la connivence amoureuse, la connaissance des modifications sexuelles et l'absence de difficultés érectiles (Schiavi).

En résumé, pour la pratique

1. L'âge de la retraite n'est pas l'âge de la retraite sexuelle : contrairement aux idées reçues, la vieillesse n'est pas une période asexuée. La sexualité des seniors reste riche, active et évolutive. La meilleure preuve est que l'espérance de vie sexuelle s'est allongée depuis deux décennies du fait d'une meilleure santé globale et des progrès sociéto-médicaux. Cet allongement de la vie sexuelle facilite le maintien des hommes dans l'action et celui des femmes dans la séduction.

2. La sexualité change avec l'âge : des modifications physiologiques apparaissent, expliquant que la capacité érectile diminue, nécessite plus de stimulation et s'accompagne de modifications du désir, du plaisir et de l'éjaculation. Une information adéquate facilite l'adaptation à ces modifications biologiques qui concernent l'homme et sa partenaire. Par rapport aux jeunes, les modifications des facultés physiques et mentales liées à l'âge ou à diverses maladies peuvent entraîner certaines contraintes sur la vie sexuelle.

3. Importance du contexte : si la dysfonction érectile et, plus globalement, la sexualité sont corrélées à l'âge, la baisse du nombre de personnes sexuellement actives est loin d'être due à la seule baisse des capacités sexuelles physiologiques. La présence ou non d'une partenaire, les préjugés, l'environnement jouent un rôle au moins aussi important. Les pathologies chroniques et les effets secondaires des traitements ont souvent un effet délétère sur la sexualité, tant pour l'homme que pour la

femme. La femme, partenaire privilégié de l'homme vieillissant, a une importance considérable pour aider l'homme et favoriser l'évolution vers une sexualité moins performante et plus complice. Mais, contrairement à nombre d'autres altérations fonctionnelles liées à l'âge, la dysfonction érectile n'est pas obligatoirement perçue comme une souffrance car trop souvent ignorée ou sous-estimée.

4. Un paramètre de la qualité de vie : pour un très grand nombre de seniors, la sexualité reste, sans conteste, un paramètre important de la qualité de vie. Quand sa dysfonction entraîne une souffrance individuelle ou du couple, il faut savoir reconnaître la demande, notamment en aidant le sujet à l'exprimer en levant les tabous de la sexualité après 50 ans. Pour les 12 millions de personnes âgés en France, l'augmentation d'espérance de vie ne doit pas correspondre à une diminution du bien-être.

5. Vivre vieux et vivre mieux est un défi que les médecins doivent relever par une approche humaniste et non en se limitant à une approche de plus en plus technique. L'amélioration de l'espérance de vie sexuelle, un des paramètres de la bonne santé, passe par une attitude proactive de la prise en compte de la sexualité des sujets avançant en âge qui souhaitent la préserver pour leur bien-être et celui de leur couple. Cette promotion de la santé sexuelle peut ainsi légitimement s'inscrire dans une politique du « bien vieillir » au même titre que la promotion de l'activité physique et d'une alimentation saine.

POUR EN SAVOIR PLUS

- Bien vivre l'amour après 50 ans. *60 millions de consommateurs* 2002 ; 105 : 74-80.
- Delmès C, Gaymu J. L'automne de l'amour, la vie sexuelle après 50 ans. *Population* 1993 ; 52 : 1439-84.
- Desouches D. Le désir n'a pas d'âge. Sondage CSA. *Notre Temps* 1994 ; 298 : 7-12.
- Duperrin A, de Paulin S. Et si on parlait d'amour ? *Notre Temps* 2002 ; 386 : 54-63.
- Fugl-Meyer AR, Lodnert G, Branholm JB, Fugl-Meyer KS. On life satisfaction in male erectile dysfunction. *Int J Impotence Res* 1997 ; 9 : 141-8.
- Giuliano F, Chevret-Méasson M, Tsatanis A, Reitz C, Murino M, Thonneau P. Prévalence de l'insuffisance érectile en France : résultats d'une enquête épidémiologique menée auprès d'un échantillon représentatif de 1 004 hommes. *Prog Urol* 2002 ; 12 : 260-7.
- Laumann EO, Paik A, Rosen RC. Sexual dysfunction in the United States : prevalence and predictors. *JAMA* 1999 ; 281 : 357-44.
- Schiavi RC. Sexualité et vieillissement. In : Jardin A, Queneau P, Giuliano F, eds. *Progrès thérapeutique : la médicalisation de la sexualité en question.* Paris : John Libbey Eurotext, 2000 : 69-74.
- Sermet C, Grandjean E. Évolution de l'état de santé des personnes âgées en France, 1970-1996. Paris : INSERM/CREDES, 1998.
- Waintrop M, Nicol F, simon A, Mary E. *Pleine Vie* 1998 ; 137 : 8-14.

Gestion de l'étape clinique

« La parole appartient pour moitié à celui qui la prononce et pour moitié à celui qui la reçoit. »
(Montaigne)

L'étude clinique est fondamentale car le diagnostic d'une dysfonction érectile repose sur les données : a) subjectives, fournies par l'interrogatoire et b) objectives, fournies par l'examen physique. Par conséquent, **toute la stratégie diagnostique et thérapeutique dépend de la qualité de la prise en charge clinique**. Qu'elle se déroule sur une ou plusieurs consultations, cette approche clinique comprend deux temps essentiels :

1. Diagnostiquer la dysfonction érectile et évaluer tous ses paramètres, à savoir :
– confirmer le diagnostic et rechercher les autres dysfonctions sexuelles souvent associées,
– reconnaître s'il s'agit d'une dysfonction érectile « symptôme » ou « maladie » selon le vécu du patient et le retentissement sur sa vie de couple et son statut socioprofessionnel,
– rechercher des arguments en faveur d'une étiologie précise de la dysfonction érectile,
– dépister les facteurs de risque ou aggravants de dysfonction érectile par évaluation de son profil de risque,

– évaluer l'opportunité d'une consultation spécialisée ou d'examens complémentaires,
– dépister les contre-indications (cardiovasculaires, psychiatriques, médicamenteuses),
– préciser la demande et la motivation réelle du patient (et si possible de la partenaire).

2. Débuter la prise en charge thérapeutique par :
– une information à visée sexothérapique qui rassure, informe sur les troubles et leurs traitements et donne des conseils d'éducation sexuelle,
– une éventuelle prescription d'un traitement pharmacologique sexoactif,
– une action curative et/ou préventive sur les différents facteurs de risque, notamment psychorelationnels et cardiovasculaires biologiques (HTA, troubles lipidiques, diabète) ou liés à l'environnement (tabac, nutrition, activité physique).

De par sa fréquence et sa valeur de marqueur de l'état de santé, la dysfonction érectile est un réel problème de santé publique, ce qui implique une démarche de dépistage, de prévention et d'éducation.

PARTICULARITÉS DE LA CONSULTATION

SAVOIR COMMUNIQUER ET ÉCOUTER

Le clinicien peu familiarisé avec la dysfonction érectile appréhende souvent ce type de consultation par défaut de fil conducteur tant pour l'interrogatoire que pour l'examen clinique. Les lacunes de la formation sur la prise en charge des troubles sexuels en France expliquent la tendance à demander des investigations complémentaires, à prescrire d'emblée un traitement oral. En réalité, la consultation pour dysfonction érectile n'est ni compliquée ni difficile *(voir Annexe 1, p. 113)*. L'envoi systématique ou rapide du patient vers le spécialiste n'est pas justifié. Néanmoins, **parler de sexualité n'est pas toujours facile**, ni pour le patient ni pour le médecin. Ce dernier ne doit jamais oublier que la dysfonction érectile est un problème médical à part entière (dysfonction érectile « symptôme »), que la plainte sexuelle est vraie et qu'elle correspond souvent à la demande d'un patient qui souffre (dysfonction érectile « maladie »), d'où l'importance de respecter certaines règles *(tableau I)* :
– la capacité d'écoute du praticien et sa disponibilité ont une influence importante pour mettre en confiance le patient souvent gêné d'aborder ses problèmes sexuels pour de multiples raisons (inhibitions culturelles et éducatives, sentiments de honte et de culpabilité, peur de ne pas être pris au sérieux) ;
– la consultation pour dysfonction érectile nécessite du temps et un environnement adapté, ce qui implique une gestion appropriée du temps. Avec un peu d'habitude, elle peut s'intégrer dans une consultation de médecine générale ou de spécialiste d'organe car sa conduite ne diffère guère de celle qui concerne une autre pathologie fonctionnelle.

TABLEAU I. CONSEILS À SUIVRE LORS D'UNE CONSULTATION POUR DYSFONCTION ÉRECTILE

Être disponible avec une bonne qualité d'écoute.
Utiliser des questions simples : « À quand remonte votre dernier rapport sexuel ? Qu'en pense votre partenaire ? »...
S'assurer de la bonne compréhension du patient en employant des termes courants (« bander », appétit sexuel au lieu de libido) pour éviter des erreurs.
Éviter de banaliser et de s'en désintéresser en prescrivant un médicament oral « à la va-vite ».
Se souvenir qu'en matière de sexualité, il n'y a pas de règle « générale ».
Ne jamais juger ou se mettre à la place des patients car ils ne partagent pas toujours l'opinion du thérapeute sur ce qui serait bon pour eux.
Se méfier de tout interventionnisme excessif visant à guérir la dysfonction au-delà de la demande.
L'information fait partie du soin.

DÉROULEMENT DANS LE TEMPS

Il n'y a pas de règle précise car il est préférable de s'adapter à chaque cas particulier. Le recul clinique a suffisamment démontré que dans la grande majorité des cas : a) une seule consultation et/ou la seule prescription d'un médicament suffisent rarement à résoudre la dysfonction érectile, et b) un suivi est nécessaire pour évaluer et, si besoin, adapter le traitement *(tableau II)*.

TABLEAU II. EXEMPLE DE DÉROULEMENT DES CONSULTATIONS LORS DE L'ÉTAPE CLINIQUE

Première consultation Faire le diagnostic de dysfonction érectile et orienter le diagnostic étiologique. Dépister les éventuelles contre-indications. Demander un bilan biologique. Débuter le traitement. Proposer de revenir en couple.
Deuxième consultation Améliorer le diagnostic étiologique. Demander si besoin de nouvelles investigations/avis. Adapter la stratégie thérapeutique.
Suivi À adapter au cas par cas.

LA PREMIÈRE CONSULTATION

L'approche clinique initiale est essentielle. Ainsi, au lieu d'un examen rapide, il est toujours préférable de proposer de revoir le patient en lui expliquant le pourquoi. L'évaluation diagnostique initiale peut se dérouler sur une ou plusieurs consultations en fonction de deux paramètres indépendants :

- les habitudes et/ou la disponibilité du thérapeute,
- les difficultés diagnostiques et/ou thérapeutiques rencontrées.

Outre la mise en confiance, cette première consultation cherchera à établir le diagnostic de dysfonction érectile, à orienter le diagnostic étiologique et à dépister les contre-indications éventuelles. En pratique, elle aboutit souvent à la prescription d'un bilan biologique et à la mise en route d'un traitement qui peut être, en fonction de la demande et des attentes du patient, une simple information, des conseils sexothérapiques ou un traitement oral. La remise des brochures d'information fournies par les sociétés savantes et l'industrie pharmaceutique est souvent un complément très utile. Enfin, il faut toujours proposer de venir si possible en couple lors de la deuxième consultation.

LA DEUXIÈME CONSULTATION

La stratégie thérapeutique sera, si nécessaire, adaptée en fonction des résultats biologiques, de l'attitude de la partenaire et des résultats de la première approche thérapeutique. Le bilan étiologique et des facteurs de risque peut nécessiter des investigations et/ou des avis complémentaires. Un délai de 3 à 4 semaines entre la première et la deuxième consultation semble raisonnable car cet intervalle ne doit être : a) ni trop court pour laisser au patient (et au couple) le temps de la réflexion, la possibilité de faire le bilan biologique, d'assimiler les informations et les conseils délivrés ou de tester un premier traitement, b) ni trop long pour éviter de donner l'impression de désintérêt ou d'abandon.

LE SUIVI

Il est particulièrement important dans cette pathologie fonctionnelle souvent subie à deux. La complexité et l'intrication des aspects médicaux et psychosociaux qui déclenchent et maintiennent la dysfonction érectile expliquent que dans la grande majorité des cas, **ce suivi est indispensable pour évaluer et, si besoin, adapter le traitement**, notamment face aux éventuels problèmes sous-jacents susceptibles d'apparaître avec le temps (conflit conjugal inavoué, problème médical non connu...). Parallèlement les anomalies détectées lors du bilan étiologique sont prises en charge par le médecin généraliste ou spécialiste concerné.

La fréquence des consultations ultérieures varie beaucoup selon les cas et la prise en charge entreprise par le soignant. L'important est de ne jamais laisser le patient dans un sentiment d'abandon et de savoir travailler en réseau, qu'on soit médecin généraliste et/ou spécialiste.

PLACE DE LA PARTENAIRE

Une particularité majeure de la dysfonction érectile est d'être un symptôme fonctionnel et relationnel car la plupart du temps subi, sinon généré, à deux. Le rôle de la femme est souvent primordial, d'où l'intérêt de l'impliquer pour optimiser la prise en charge, ce qui est loin d'être le cas puisque 40 % des femmes considéreraient qu'elles ne sont pas concernées par la consultation de leur partenaire (sondage Louis Harris, 2001). En pratique quotidienne, si les patients viennent plus souvent seuls qu'en couple, la non-venue de la partenaire peut avoir d'autres motifs (absente ou non régulière ou encore craignant d'être rendue responsable). L'analyse de son vécu de la dysfonction érectile, de sa personnalité et de son entente sexuelle avec le partenaire est aussi importante que la recherche d'un trouble sexuel féminin souvent présent.

La femme, tout comme l'homme, peut souffrir ou... ne pas souffrir de la dysfonction érectile (dysfonction érectile « maladie »), d'où la diversité de ses réactions qui vont d'un sentiment de culpabilité ou d'une perte narcissique (doute sur sa féminité et sa séduction) à une indifférence par manque de désir sexuel, en passant par des reproches, voire une agressivité...

Voir le couple présente un intérêt diagnostique mais aussi thérapeutique, en fournissant des renseignements sur leur entente et leur comportement respectif face à la modification de leur sexualité, ce qui permet parfois de relativiser la dysfonction érectile ou de préciser son origine. La partenaire peut être le **facteur causal** direct de la dysfonction érectile du fait :
- d'une dysfonction sexuelle féminine (dyspareunie, baisse de libido, anorgasmie, vaginisme...) ;
- d'un trouble du caractère (femme possessive, autoritaire) ou de la personnalité (revendicatrice, hystérique, paranoïaque) ;
- d'une attitude négative (critiques, passivité, exigences).

Elle peut également jouer un **rôle aggravant** en culpabilisant l'homme par une réaction inadéquate (reproches, frustration...).

Une telle consultation peut améliorer la communication du couple, notamment en faisant parler chacun afin que l'autre l'entende (la femme pense souvent qu'il ne la désire plus, l'homme qu'elle le méprise). Cette écoute de l'autre joue un rôle important pour montrer que chacun souffre de la situation et que cette souffrance peut être partagée. Le dialogue, le respect au sein du couple sont des paramètres importants de la réussite d'une prise en charge pour faciliter l'harmonie (relationnelle et sexuelle) du couple. L'optimisation de la stratégie thérapeutique impose ainsi d'analyser :
- **au niveau de la (du) partenaire :** son comportement sexuel, notamment son attitude face au symptôme tant dans son déclenchement que... dans son maintien ; son contexte psychologique et environnemental ;
- **au niveau du couple :** le climat psychoaffectif, le type d'interaction (conflit, entente...) et les habitudes sexuelles antérieures.

D'ailleurs, la recommandation de l'ICED, 1999 à ce sujet est très claire : « *Même si ce n'est pas toujours possible lors de la première visite, tous les efforts doivent être faits pour impliquer les deux partenaires le plus tôt possible.* » Pour toutes ces raisons, il est souhaitable de :

– rencontrer la partenaire au moins une fois, sans obligation formelle, en l'écoutant pour affiner le diagnostic car sa vision peut être très différente. Un moyen simple consiste à proposer au patient de venir avec elle lors de la deuxième consultation ;
– l'intégrer à la démarche pour s'en faire une alliée thérapeutique à cet égard ou, au moins, s'assurer de sa neutralité.

Remarque : la prise en compte du rôle de la partenaire, recommandée de première intention, devient obligatoire en cas d'échec de la première prise en charge thérapeutique.

L'INTERROGATOIRE

C'est un temps clé de la première (et de toute) consultation pour dysfonction érectile car le diagnostic et le traitement reposent d'abord sur les données subjectives qu'il fournit. Il s'intéresse au patient, à sa dysfonction érectile, au retentissement de celle-ci, à sa partenaire et à son environnement psychosocial. Il comporte cinq temps principaux : préciser les symptômes érectiles, analyser le retentissement de la dysfonction érectile, identifier la demande et l'attente réelle, dépister les contre-indications et utiliser les questionnaires d'auto-évaluation.

PRÉCISER LES SYMPTÔMES ÉRECTILES

Le motif de la consultation doit être précisé pour éliminer les fausses dysfonctions érectiles (par éjaculation prématurée ou perte du désir) et les dysfonctions érectiles « relatives » (par souci de performance) qui reflètent souvent une méconnaissance de la sexualité et de son évolution avec l'âge. Pour orienter le diagnostic et le traitement, trois temps sont essentiels.

- **Analyser la sémiologie des érections**

L'évaluation (qualitative et quantitative) des différentes érections est capitale. Il faut toujours :
– préciser la qualité (rigidité, durée, circonstances de survenue, courbure) des érections spontanées (nocturnes et matinales au réveil) et provoquées (rapports sexuels, masturbation, stimulation visuelle érotique) ;
– rechercher s'il s'agit d'une difficulté d'obtention (DOE) et/ou de maintien (DME) de l'érection ;
– évaluer la sévérité du trouble érectile par la recherche d'une gêne mécanique à la pénétration vaginale par manque de rigidité ou par déformation pénienne (courbure) ;
– préciser la date du dernier essai de rapport sexuel et celle du dernier rapport sexuel satisfaisant.

Remarque : apprécier la qualité des érections spontanées, matinales et nocturnes, peut être parfois difficile.

Dans la majorité des cas, cette analyse de la qualité des érections oriente le diagnostic vers une origine psychogène, organique ou mixte de la dysfonction érectile dès la première consultation.

Schématiquement, sont en faveur d'une origine :

– **psychogène :** l'existence d'érections de rigidité variable dans le temps et selon les circonstances ;

– **organique :** le constat d'érections de rigidité insuffisante ou absente, quelles que soient les circonstances.

- **Analyser les circonstances de survenue de la dysfonction érectile**

Son ancienneté (primaire ou secondaire), ses modalités de début progressif ou brutal, son caractère constant ou intermittent ou partenaire-dépendant doivent être systématiquement analysés. Dans tous les cas, il faut rechercher une relation chronologique avec un événement de vie déclenchant ou un peu antérieur à la dysfonction érectile (qu'il soit d'ordre médical, relationnel, environnemental...).

- **Rechercher des troubles sexuels associés et d'éventuels traitements antérieurs**

L'intrication fréquente des dysfonctions sexuelles implique la recherche systématique d'anomalies de la libido, de l'éjaculation et de l'orgasme ainsi que de la survenue de douleurs génitales provoquées par l'activité sexuelle. La notion d'un traitement antérieur modifie souvent la stratégie diagnostique. Le vécu sexuel (partenaires, passées et présentes, antécédents de violences sexuelles...) doit aussi être analysé.

ANALYSER LE RETENTISSEMENT DE LA DYSFONCTION ÉRECTILE

Tous les spécialistes de la dysfonction érectile s'accordent pour dire que se focaliser sur le seul symptôme « trouble érectile » risque d'occulter un champ beaucoup plus vaste de difficultés de la personnalité ou des relations au sein du couple. Le vécu sexuel, la personnalité du patient et son entente avec la partenaire sont donc des points essentiels de l'évaluation clinique.

- **Sur le patient**

La dysfonction érectile peut n'entraîner qu'une gêne minime pour diverses raisons : résignation, manque d'intérêt, absence de partenaire ou partenaire non motivée... Cette dysfonction érectile « symptôme » n'a alors qu'une valeur de marqueur d'une pathologie sous-jacente connue ou non. Néanmoins, très souvent, la dysfonction érectile entraîne chez l'homme une souffrance. Cette dysfonction érectile « maladie » provoque alors des réactions individuelles très diverses allant d'une peur de l'échec, d'une angoisse de performance, d'un sentiment d'agacement ou de colère, d'une attitude d'évitement à un sentiment de culpabilité ou de dévalorisation (« je ne suis plus un homme »), de perte de confiance en soi, et à une tendance dépressive, voire une dépression sévère. Ces changements peuvent se répercuter sur tous les aspects de sa vie (conjugale, familiale, professionnelle). Ils dépendent de la personnalité du patient, de ses antécédents sexuels (antécédents de traumatismes et violences sexuelles, d'obsession sexuelle...) et de son entente avec sa partenaire.

- **Sur la (le) partenaire**

Il faut préciser son âge, son statut d'épouse, de concubine ou d'ami(e), ses motivations et son vécu sexuel, ses difficultés relationnelles, l'absence de pathologie (sexuelle ou non) susceptible d'entraver l'activité et/ou la satisfaction sexuelle. Son attitude (proactive, réactive ou antiactive, empathique, indifférente) peut expliquer en partie la survenue et/ou l'entretien de la dysfonction érectile. Ses reproches ou sa pression de performance, sa souplesse ou sa rigidité vis-à-vis de la sexualité sont des facteurs pronostiques importants pour la prise en charge thérapeutique.

- **Sur le couple**

De fait, la dysfonction érectile est souvent une épreuve aussi pénible pour l'homme que pour la femme.

Le couple étant un système interactif et une entité à part entière, la dysfonction érectile va retentir plus ou moins tôt sur lui, qu'il existe ou soit défait, voire qu'il ne soit plus qu'imaginé ou projeté. L'effet délétère peut concerner la qualité de vie non seulement sexuelle mais aussi globale et retentir sur la qualité de vie des deux partenaires. Pour ces raisons, les relations passées et présentes dans le couple, compte tenu des problèmes sexuels et de leur impact sur le contexte relationnel, doivent être évaluées tout comme les pratiques sexuelles passées et présentes, la qualité de la communication et un éventuel conflit sous-jacent.

IDENTIFIER LA DEMANDE ET L'ATTENTE RÉELLE

Ce temps est capital car il oriente la prise en charge. L'interrogatoire doit préciser s'il s'agit d'une simple demande d'information ou d'un besoin d'être rassuré. Il est toujours utile de préciser qui est à l'origine de la consultation, le patient et/ou la partenaire. D'ailleurs, une des recommandations de l'ICED, 1999, concerne cette prise en compte des attentes du patient (et si possible de la partenaire) : *« L'un des aspects essentiels de l'évaluation est l'identification des besoins, des attentes, des priorités du patient et de ses préférences en matière de traitement, en sachant que tout cela peut être fortement influencé par les valeurs socioculturelles, ethniques et religieuses. L'information et la prise en charge du patient sont également importantes car elles facilitent la relation thérapeutique, la communication patient-médecin et l'observance du traitement. »*

> *« Avant d'instaurer un traitement des troubles de l'érection, les médecins doivent évaluer soigneusement la fonction cardiovasculaire de leurs patients, dans la mesure où toute activité sexuelle comporte un risque cardiaque. Les médicaments utilisés dans le traitement des troubles de l'érection ne doivent pas être prescrits aux hommes chez qui l'activité sexuelle est déconseillée (par exemple, des patients avec des troubles cardiovasculaires sévères comme un angor instable ou une insuffisance cardiaque grave) »* (ICED, 1999).

ÉVALUER L'ÉTAT DE SANTÉ DU PATIENT

Qu'il s'agisse d'une dysfonction érectile « symptôme » ou « maladie », cette évaluation devient aujourd'hui importante. La dysfonction érectile apparaît de plus en plus comme un marqueur pertinent non seulement de diverses pathologies chroniques mais aussi de l'état de santé globale, d'où les concepts de santé sexuelle et de profil de risque de dysfonction érectile. La sexualité doit « sortir de son ghetto ludique » car ses troubles justifient une prise en charge médicale au même titre que les autres troubles fonctionnels. La survenue d'une dysfonction érectile implique d'évaluer le patient dans son ensemble par l'analyse du contexte médical, psychoaffectif, socioculturel et environnemental.

- **Médical**

Il faut préciser de principe :
– **les antécédents médico-chirurgicaux, notamment :** a) de maladie chronique cardiovasculaire, neurologique, endocrinienne, psychiatrique (un élément dépressif peut favoriser la dysfonction érectile et la baisse de libido), b) de chirurgie, de radiothérapie et de traumatismes (d'autant plus qu'ils concernent le pelvis, le périnée ou la verge) ;
– **le statut cardiovasculaire** dans le double but de rechercher une contre-indication liée à l'activité physique d'un rapport sexuel et des facteurs de risque cardiovasculaires méconnus. Les liens étroits entre pathologie cardiovasculaire et dysfonction érectile soulignent toute l'importance de cette évaluation ;
– **la prise de médicaments à effet antiérectile et de toxiques** (tabac, alcool, drogues).

Remarque : en pratique quotidienne, la vérification de principe des ordonnances du patient est un excellent moyen de mettre en évidence des pathologies chroniques involontairement oubliées par le patient lors de l'interrogatoire sur ses antécédents.

- **Psychoaffectif**

La personnalité du patient et la qualité de son entente avec la partenaire sont des points importants de l'évaluation clinique. L'attention doit porter en particulier sur l'anxiété (de performance ou généralisée), les symptômes de dépression, l'altération de l'estime de soi et de l'aptitude à gérer le quotidien, les relations passées et présentes dans le couple (compte tenu des problèmes sexuels et de leur impact sur le contexte relationnel), les antécédents de somatisation, d'hypochondrie. Sa satisfaction par rapport au statut social, professionnel et économique ainsi que le niveau d'études sont à prendre également en compte. Pour faciliter cette évaluation, le comité scientifique de l'ICED de 1999 recommande l'emploi d'une échelle de dépression en deux questions : « Au cours du mois qui vient de s'écouler, vous êtes-vous souvent senti abattu, déprimé, désespéré ? Avez-vous ressenti une baisse d'intérêt ou de plaisir dans votre vie de tous les jours ? »

- **Socioculturel**

L'âge, la profession (notamment stress, suractivité, satisfaction), le mode de vie (surmenage, sédentarité, activité physique) peuvent avoir une valeur d'orientation diagnostique et thérapeutique, tout comme la satisfaction par rapport au statut social, professionnel et économique.

DÉPISTER LES CONTRE-INDICATIONS

Les mentions légales des médicaments de la dysfonction érectile illustrent le besoin d'évaluer le risque cardiovasculaire lié à l'activité sexuelle et les éventuelles interactions médicamenteuses. La recherche des antécédents sexuels et psychiatriques doit éliminer, si possible, les perversions sexuelles, ce qui n'est pas toujours évident en pratique quotidienne. Au moindre doute, un avis sexopsychologique est indispensable.

UTILISER LES QUESTIONNAIRES D'AUTO-ÉVALUATION

Leur emploi est recommandé par l'ICED : « *Les échelles d'intensité et d'impact des symptômes ont plusieurs fonctions : a) aider les cliniciens à reconnaître, diagnostiquer et évaluer la maladie, b) permettre aux patients de parler de leur problème, c) aider à recueillir des données épidémiologiques et cliniques.* » Ces auto-questionnaires donnent une évaluation plus objective de l'intensité de la dysfonction érectile et de son impact. Ils peuvent être utilisés au début puis lors du suivi afin de vérifier l'adéquation de la prise en charge proposée. Le plus couramment employé est l'IIEF, Indice international de la fonction érectile, proposé aux États-Unis par Rosen en 1997 pour des essais cliniques puis validé et traduit dans plusieurs langues. Il comporte 15 questions analysant plusieurs aspects de la sexualité au cours des quatre dernières semaines *(Annexe 2, p. 115)*. Les questions 1 à 5 et 15 concernent l'érection. Les réponses sont notées de 0 à 5 et le score maximum dans le domaine de l'érection est de 30. En pratique quotidienne, sa version abrégée (IIEF 5), qui ne comporte que 5 questions sur l'érection (score maximum 25) *(Annexe 3, p. 118)* reste peu utilisée. L'ICED a rajouté une échelle d'impact (qualité de vie) à un item complémentaire qui donne une indication quantitative de la gêne et la souffrance liées à la dysfonction érectile.

Remarque : ces auto-questionnaires ne peuvent ni remplacer l'examen clinique ni rendre compte des facteurs socioculturels, économiques et religieux spécifiques à chaque individu.

L'EXAMEN CLINIQUE INDISPENSABLE

Tout patient ayant une dysfonction érectile doit bénéficier d'un examen clinique, même si l'étiologie dite « psychogène » ne fait pas de doute. La nécessité actuelle d'une prise en charge globale de tous les facteurs de risque (somatiques, psychologiques et environnementaux) en fait un examen de médecine générale orienté dans le double but de :

– rassurer le patient quant à l'absence d'anomalie physique. Le diagnostic d'étiologie « psychogène » en sera d'autant mieux accepté ;

– dépister une pathologie méconnue génitale (maladie de la Peyronie, hypotrophie testiculaire...) ou générale (cancer de la prostate, hypertension artérielle, diabète, artérite des membres inférieurs...).

Que le médecin soit spécialiste d'organe ou généraliste, l'examen clinique doit comprendre au minimum un examen andrologique attentif et la recherche systématique de facteurs étiologiques ou de risque.

EXAMEN À VISÉE ANDROLOGIQUE

Cet examen consiste à explorer les :

– **organes génitaux externes :** vérifier le volume et la consistance testiculaire, l'absence d'anomalie du prépuce, du gland et du méat urétral ; palper les corps caverneux à la recherche de nodules fibreux ; évaluer l'étirement pénien pour éliminer une dégénérescence fibreuse diffuse caverneuse, éliminer un éventuel micropénis (plainte dysmorphophobique non rare) ; analyser la sensibilité périnéale et les réflexes bulboanal et bulbocaverneux ;

– **organes génitaux internes :** examen de la prostate après 50 ans ;

– **signes d'hypogonadisme :** pilosité, gynécomastie.

RECHERCHE DES FACTEURS ÉTIOLOGIQUES OU DE RISQUE

Cet examen de médecine générale doit comprendre :

– **obligatoirement**, un bilan à visée vasculaire (palpation des pouls des membres inférieurs, prise de la tension artérielle si cela n'a pas été fait récemment, surpoids...) ;

– un bilan neurologique (au minimum périnéal et des membres inférieurs) et général (hépatomégalie...).

Remarque : l'important est de s'assurer que ce bilan a été ou sera fait par un médecin d'organe ou généraliste, idéalement le mieux placé.

BILAN DE L'ÉVALUATION CLINIQUE

Son rôle essentiel est démontré par le fait qu'à l'issue de cette étape clinique, il est souvent possible de poser le diagnostic, d'établir un pronostic et de proposer une thérapeutique.

ORIENTER, VOIRE PRÉCISER LE DIAGNOSTIC ÉTIOLOGIQUE

Si la première consultation oriente très souvent vers le diagnostic d'« organicité » ou non, la reconnaissance des causes de la dysfonction érectile est souvent plus difficile en raison de l'intrication multifactorielle habituelle des facteurs étiologiques et de risque. S'il faut essayer de distinguer les facteurs responsables ou aggravants de la dysfonction érectile, la recherche à tout prix d'une étiologie précise est souvent peu utile car la stratégie thérapeutique choisie par le clinicien et le patient s'en trouve rarement modifiée. Le *tableau III* résume les arguments en faveur d'une étiologie organique et/ou psychologique.

TABLEAU III. ARGUMENTS D'ORIENTATION POUR LE DIAGNOSTIC D'ORGANICITÉ OU NON D'UNE DYSFONCTION ÉRECTILE

En faveur d'une étiologie organique	En faveur d'une étiologie psychologique
Érection de rigidité insuffisante ou absente quelles que soient les circonstances	Érection de rigidité variable dans le temps et selon les circonstances
Libido normale	Libido émoussée ou sélective
Éjaculation avec une verge molle	Éjaculation rapide ou retardée
Disparition des érections spontanées (nocturnes et matinales)	Érections spontanées présentes
Début progressif	Début brutal
Absence de circonstance déclenchante d'ordre psychologique et relationnel	Circonstance déclenchante d'ordre psychologique et/ou relationnel
Facteurs de risque ou étiologiques organiques multiples et/ou manifestes (chirurgie pelvienne notamment)	Facteur de risque psychorelationnel (conflit conjugal, stress, anxiété...) ; absence de facteur de risque organique

ÉTABLIR UN PREMIER PRONOSTIC

Le principal intérêt de ce premier diagnostic est d'orienter la stratégie thérapeutique. Il est *a priori* plutôt :
– favorable en cas d'érections spontanées conservées, de facteur déclenchant facilement curable, de bonne entente du couple, de survenue récente (< 1 an) ;

– défavorable en cas d'anérection totale et constante, de mauvaise entente dans le couple, de troubles psychologiques ou organiques sévères, de trouble primaire ou ancien (> 2 ans).

DÉBUTER UNE PREMIÈRE APPROCHE THÉRAPEUTIQUE

Conditionnée par les données cliniques ainsi que par les demandes et attentes du patient (et si possible du couple), la première approche thérapeutique ne consiste pas obligatoirement en la prescription d'un traitement pharmacologique par voie orale. En revanche, l'information et les simples conseils de bon sens font partie intégrante de la démarche clinique car ils ont l'intérêt de :
– rassurer le patient et, si possible, le couple en expliquant de façon simple le pourquoi de ces difficultés et le fait qu'il n'y a pas une sexualité mais des sexualités masculines, que la sexualité de l'homme ne doit pas être obligatoirement performante, que l'homme comme la femme peut avoir des « pannes », que la sexualité parfaite n'existe pas et enfin que la correction de la mécanique érectile n'est pas la réparation de la sexualité ;
– déculpabiliser le patient et la partenaire. L'homme n'accepte pas d'avoir des problèmes au niveau sexuel, à la différence de ce qui se passe dans la vie de tous les jours. Sa réaction devant un problème en ce domaine est souvent primaire en raison de la méconnaissance de la sexualité. La partenaire peut avoir une attitude très variable (proactive ou réactive ou parfois être satisfaite de la situation).

POUR EN SAVOIR PLUS

- Bondil P. Prise en charge d'une dysfonction érectile. *Panorama du Médecin* 2003 ; 4888 : 44-5.
- Debusk R, Drory Y, *et al.* Management of sexual dysfunction in patients with cardiovascular disease : recommendations of the Princeton Consensus Panel. *Am J Cardiol* 2002 ; 86 : 175-81.
- Meuleman E, Broderick G, Meng Tan H, Montorsi F, Sharlip I, Vardi Y. Clinical evaluation and the doctor-patient dialogue. In : Jardin A, Wagner G, Khoury S, Giuliano F, Padma-Nathan H, Rosen R, eds. *Erectile dysfunction.* First international consultation on erectile dysfunction co-sponsored by WHO and ICED. Oxford : Health Publication Ltd, 2000 : 117-38.

En résumé, pour la pratique

1. Les recommandations de l'ICED de 1999 sont toujours d'actualité. « La première étape de la prise en charge d'une dysfonction érectile vise à :

– aider le patient (et si possible le couple) ;

– bien comprendre la maladie, le processus diagnostique et thérapeutique ;

– identifier les besoins, les attentes, les priorités et les préférences du couple.

L'étape clinique indispensable doit inclure un interrogatoire analysant l'histoire médicale, sexuelle et psychosociale du patient, un examen clinique de médecine générale ainsi qu'un autoquestionnaire permettant d'évaluer et de suivre l'intensité et l'impact de la dysfonction érectile. »

2. L'étape clinique comprend plusieurs points clés :

– le diagnostic d'une dysfonction érectile est avant tout clinique, reposant sur les données subjectives fournies par l'interrogatoire et objectives fournies par l'examen physique à la recherche : a) d'érections de rigidité normale ou non, ce qui suffit dans la majorité des cas à orienter le diagnostic d'organicité ou non de la dysfonction érectile, b) d'anomalies organiques, psychologiques et environnementales, à toujours prendre en compte car elles peuvent être responsables de la dysfonction érectile ou l'aggraver ;

– la consultation pour une dysfonction érectile nécessite un fil conducteur, une bonne écoute (domaine de l'intimité) et être adaptée si possible à la personnalité comme à la demande du patient pour le mettre en confiance, tout en gardant une attitude rationnelle et économique.

3. La nouveauté réside dans la valeur de marqueur de l'état de santé de la dysfonction érectile susceptible de révéler une (ou des) pathologie(s) sous-jacente(s), d'où la nécessité d'un examen clinique et d'une enquête étiologique qui ne doivent plus être centrés sur l'organe et sa fonction mais sur une prise en charge globale de son état de santé. La distinction dysfonction érectile « symptôme » ou dysfonction érectile « maladie » est fondamentale car elle a des implications directes dans la prise en charge tant diagnostique que thérapeutique.

4. La dysfonction érectile a la particularité d'être ou de devenir en règle multifactorielle (notamment avec l'âge) à la fois dans ses étiologies, ses facteurs de risque, ses modalités d'expression et sa prise en charge.

ANNEXE 1

CANEVAS D'UNE CONSULTATION TYPE POUR DYSFONCTION ÉRECTILE

A) Interrogatoire

Contexte sociomarital →
- Âge
- État civil
- Profession
- Activité physique
- Mode de vie

Antécédents →
- Personnels : médicaux, chirurgicaux, traumatiques
- Familiaux
- Facteurs de risque : iatrogène, cardiovasculaire, métabolique, toxique, troubles de l'humeur
- Traitements en cours
- Sexuels

Description de la dysfonction érectile →
- Érections spontanées : fréquence, qualité
- Érections provoquées : relationnelles, visuelles, masturbation
- Difficultés d'obtention et/ou de maintien
- Courbure éventuelle
- Intermittente ou non
- Pénétration ou non
- Aide manuelle à pénétration
- Ancienneté
- Date du dernier rapport
- Date du dernier rapport satisfaisant

Troubles sexuels associés →
- Libido
- Éjaculation
- Orgasme
- Désir

Historique →
- Ancienneté
- Mode de début : progressif, rapide, facteurs déclenchants éventuels
- Sexualité antérieure
- Prise en charge antérieure

Retentissement sexuel →

1. Pour le patient :
vécu (satisfaction, souffrance, résignation, désintérêt...)
souhait de changement
activité sexuelle actuelle (évitement, angoisse...)

2. Pour la (les) partenaire(s) :
âge, état de santé
sexualité (troubles concomittants, retentissement)
entente globale, sexuelle
informée de la consultation

Avis du patient sur son problème

Recherche contre-indication cardiovasculaire, médicamenteuse, psychiatrique

B) Examen physique

- Urologique →
  - Organes génitaux externes : volume testiculaire, nodule pénien, extensibilité pénienne
  - Toucher rectal : prostate, réflexe bulbocaverneux et anal
- Endocrinologique → Hypoandrie, gynécomastie
- Neurologique → Périnée, membres inférieurs
- Cardiovasculaire → TA, pouls périphériques, varices...
- Général → Poids, hépatomégalie...

C) Conclusions

- 1. Diagnostic →
  - Du(es) symptôme(s) sexuel(s)
  - Étiologique
  - Facteur(s) étiologique(s)
  - Personnalité
  - Score IIEF
- 2. Ce qu'on dit au patient →
  - L'informer de son problème et le pourquoi
  - L'informer des options thérapeutiques
  - Lui demander son avis
  - Lui proposer un suivi
- 3. Ce qu'on prescrit →
  - Bilan(s) complémentaire(s) éventuels
  - Traitement (optimalisation du traitement +++)
  - Un rendez-vous (pour un contrôle et/ou un médecin généraliste ou spécialiste)

ANNEXE 2
QUESTIONNAIRE IIEF 15 (VERSION FRANÇAISE)[1]

1. Au cours des 4 dernières semaines, avec quelle fréquence avez-vous pu avoir une érection, au cours de vos activités sexuelles ?
0 Je n'ai eu aucune activité sexuelle
1 Presque tout le temps ou tout le temps
2 La plupart du temps (beaucoup plus que la moitié du temps)
3 Quelquefois (environ la moitié du temps)
4 Rarement (beaucoup moins que la moitié du temps)
5 Presque jamais ou jamais

2. Au cours des 4 dernières semaines, lorsque vous avez eu des érections à la suite de stimulations sexuelles, avec quelle fréquence votre pénis a-t-il été suffisamment rigide (dur) pour permettre la pénétration ?
0 Je n'ai pas été stimulé sexuellement
1 Presque tout le temps ou tout le temps
2 La plupart du temps (beaucoup plus que la moitié du temps)
3 Quelquefois (environ la moitié du temps)
4 Rarement (beaucoup moins que la moitié du temps)
5 Presque jamais ou jamais

3. Au cours des 4 dernières semaines, lorsque vous avez essayé d'avoir des rapports sexuels, avec quelle fréquence avez-vous pu pénétrer votre partenaire (introduction du pénis dans le vagin) ?
0 Je n'ai pas essayé d'avoir de rapports sexuels
1 Presque tout le temps ou tout le temps
2 La plupart du temps (beaucoup plus que la moitié du temps)
3 Quelquefois (environ la moitié du temps)
4 Rarement (beaucoup moins que la moitié du temps)
5 Presque jamais ou jamais

4. Au cours des 4 dernières semaines, pendant vos rapports sexuels, avec quelle fréquence avez-vous pu rester en érection après avoir pénétré votre partenaire (introduction du pénis dans le vagin) ?
0 Je n'ai pas essayé d'avoir de rapports sexuels
1 Presque tout le temps ou tout le temps
2 La plupart du temps (beaucoup plus que la moitié du temps)
3 Quelquefois (environ la moitié du temps)
4 Rarement (beaucoup moins que la moitié du temps)
5 Presque jamais ou jamais

1. Ce questionnaire concerne uniquement les hommes qui ont eu une vie sexuelle active et qui ont essayé d'avoir des rapports sexuels *lors des 3 derniers mois.* Pour ce qui concerne les hommes sexuellement inactifs, les questionnaire sera rempli par rapport à la dernière période d'activité sexuelle (3 mois ou plus).

5. Au cours des 4 dernières semaines, pendant vos rapports sexuels, **à quel point vous a-t-il été difficile** de rester en érection jusqu'à la fin de ces rapports ?

0 Je n'ai pas essayé d'avoir de rapports sexuels
1 Extrêmement difficile
2 Très difficile
3 Difficile
4 Un peu difficile
5 Pas difficile

6. Au cours des 4 dernières semaines, combien de fois avez-vous essayé d'avoir des rapports sexuels ?

0 Aucune fois
1 1 ou 2 fois
2 3 ou 4 fois
3 5 ou 6 fois
4 7 à 10 fois
5 11 fois et plus

7. Au cours des 4 dernières semaines, lorsque vous avez essayé d'avoir des rapports sexuels, avec quelle fréquence en avez-vous été satisfait ?

0 Je n'ai pas essayé d'avoir des rapports sexuels
1 Presque tout le temps ou tout le temps
2 La plupart du temps (beaucoup plus que la moitié du temps)
3 Quelquefois (environ la moitié du temps)
4 Rarement (beaucoup moins que la moitié du temps)
5 Presque jamais ou jamais

8. Au cours des 4 dernières semaines, à quel point avez-vous éprouvé du plaisir au cours de vos rapports sexuels ?

0 Je n'ai pas eu de rapports sexuels
1 J'ai éprouvé énormément de plaisir
2 J'ai éprouvé beaucoup de plaisir
3 J'ai éprouvé pas mal de plaisir
4 Je n'ai pas éprouvé beaucoup de plaisir
5 Je n'ai pas éprouvé de plaisir du tout

9. Au cours des 4 dernières semaines, lorsque vous étiez stimulé sexuellement – ou aviez des rapports sexuels – avec quelle fréquence avez-vous éjaculé ?

1 Je n'ai pas été stimulé sexuellement ou n'ai pas eu de rapports sexuels
2 Presque tout le temps ou tout le temps
3 La plupart du temps (beaucoup plus que la moitié du temps)
4 Quelquefois (environ la moitié du temps)
5 Rarement (beaucoup moins que la moitié du temps)
6 Presque jamais ou jamais

10. Au cours des 4 dernières semaines, lorsque vous étiez stimulé sexuellement – ou aviez des rapports sexuels – avec quelle fréquence avez-vous eu un orgasme avec ou sans éjaculation ?
0 Je n'ai pas été stimulé sexuellement ou n'ai pas eu de rapports sexuels
1 Presque tout le temps ou tout le temps
2 La plupart du temps (beaucoup plus que la moitié du temps)
3 Quelquefois (environ la moitié du temps)
4 Rarement (beaucoup moins que la moitié du temps)
5 Presque jamais ou jamais

11. Au cours des 4 dernières semaines, avec quelle fréquence avez-vous ressenti un **désir sexuel** ?
1 Presque tout le temps ou tout le temps
2 La plupart du temps (beaucoup plus que la moitié du temps)
3 Quelquefois (environ la moitié du temps)
4 Rarement (beaucoup moins que la moitié du temps)
5 Presque jamais ou jamais

12. Au cours des 4 dernières semaines, comment évalueriez-vous l'intensité de votre **désir sexuel** ?
1 Très forte
2 Forte
3 Moyenne
4 Faible
5 Très faible/nulle

13. Au cours des 4 dernières semaines, dans quelle mesure avez-vous été satisfait de votre vie sexuelle en général ?
1 Très satisfait
2 Moyennement satisfait
3 À peu près autant satisfait qu'insatisfait
4 Moyennement insatisfait
5 Très insatisfait

14. Au cours des 4 dernières semaines, dans quelle mesure avez-vous été satisfait de vos **relations sexuelles** avec votre partenaire ?
1 Très satisfait
2 Moyennement satisfait
3 À peu près autant satisfait qu'insatisfait
4 Moyennement insatisfait
5 Très insatisfait

15. Au cours des 4 dernières semaines, à quel point étiez-vous **sûr** de pouvoir tenir une érection et de la maintenir ?
1 Très sûr
2 Sûr
3 Moyennement sûr
4 Pas très sûr
5 Pas sûr du tout

ANNEXE 3

QUESTIONNAIRE IIEF 5 (VERSION FRANÇAISE)

Parmi les réponses à chaque question, veuillez choisir celle qui décrit le mieux votre situation (en entourant le chiffre correspondant). Prière de n'indiquer qu'une seule réponse par question.

AU COURS DES SIX DERNIERS MOIS :

À quel point étiez-vous **sûr** de pouvoir avoir une érection et de la maintenir ?		Pas sûr du tout 1	Pas très sûr 2	Moyennement sûr 3	Sûr 4	Très sûr 5
Lorsque vous avez eu des érections à la suite de stimulations sexuelles, **avec quelle fréquence** votre pénis a-t-il été suffisamment rigide (dur) pour permettre la pénétration ?	Je n'ai pas été stimulé sexuellement 0	Presque jamais ou jamais 1	Rarement (beaucoup moins que la moitié du temps) 2	Quelquefois (environ la moitié du temps) 3	La plupart du temps (beaucoup plus que la moitié du temps) 4	Presque tout le temps ou tout le temps 5
Pendant vos rapports sexuels, **avec quelle fréquence** avez-vous pu rester en érection après avoir pénétré votre partenaire (introduction du pénis dans le vagin) ?	Je n'ai pas essayé d'avoir de rapports sexuels 0	Presque jamais ou jamais 1	Rarement (beaucoup moins que la moitié du temps) 2	Quelquefois (environ la moitié du temps) 3	La plupart du temps (beaucoup plus que la moitié du temps) 4	Presque tout le temps ou tout le temps 5
Pendant vos rapports sexuels, **à quel point vous a-t-il été difficile** de rester en érection jusqu'à la fin de ces rapports ?	Je n'ai pas essayé d'avoir de rapports sexuels 0	Extrêmement difficile 1	Très difficile 2	Difficile 3	Un peu difficile 4	Pas difficile 5
Lorsque vous avez essayé d'avoir des rapports sexuels avec quelle fréquence en **avez-vous été** satisfait ?	Je n'ai pas essayé d'avoir de rapports sexuels 0	Presque jamais ou jamais 1	Rarement (beaucoup moins que la moitié du temps) 2	Quelquefois (environ la moitié du temps) 3	La plupart du temps (beaucoup plus que la moitié du temps) 4	Presque tout le temps ou tout le temps 5

SCORE : total des réponses aux 5 questions :
Instructions pour la notation : additionner les scores pour chaque item de 1 à 5 (score maximum = 25).
Classification de la sévérité de la dysfonction érectile en fonction du score : sévère, si 5-10 ; modérée, si 11-15 ; léger, si 16-20 ; normal, si 20-25.

Investigations

« Il est inutile de prescrire un examen s'il ne modifie pas la conduite diagnostique ou thérapeutique. »

LE BILAN EXHAUSTIF NAGUÈRE EN VIGUEUR

La dysfonction érectile, qu'elle soit maladie ou symptôme, peut nécessiter des investigations à visée diagnostique et/ou thérapeutique. Faut-il faire des investigations complémentaires ? Si oui, lesquelles ? Quand ? Par qui ? Un rappel des bilans pratiqués au cours de ces vingt dernières années permet de comprendre que les rares mises au point (Meuleman, Cuzin) n'ont fait que refléter des évolutions du concept de dysfonction érectile.

PREMIÈRE ÉTAPE : UN BILAN CENTRÉ SUR L'ORGANE EFFECTEUR

De 1980 à 1990, la tendance était de faire des bilans systématiques et coûteux pour deux raisons majeures :
– une méconnaissance de la physiopathologie de la dysfonction érectile ;
– la croyance que le fait de multiplier les investigations permettrait d'obtenir des diagnostics étiologiques précis.

Ainsi, la vogue de l'artériographie puis de la cavernométrie a justifié l'essor de la chirurgie vasculaire artérielle puis veineuse devenue l'exception de nos jours. La réalité est que le recul clinique a progressivement démontré que la dysfonction érectile se caractérisait par *(tableau I)* :
– un diagnostic étiologique précis souvent difficile car presque toujours multifactoriel ;
– un nombre réduit de traitements étiologiques spécifiques réellement efficaces (hormonal, iatrogène...).

La diffusion de nouveaux traitements pharmacologiques (injections intracaverneuses, sildénafil...) non spécifiques mais particulièrement efficaces (près de 80 % d'efficacité chez le patient tout venant) explique que la place des examens complémentaires (cliniques et paracliniques) a singulièrement diminué au profit de l'étape clinique afin de permettre une prescription plus raisonnée.

TABLEAU I. CARACTÉRISTIQUES DE LA PRISE EN CHARGE DE LA DYSFONCTION ÉRECTILE

La dysfonction érectile se caractérise par :
– un diagnostic étiologique précis souvent difficile à obtenir car en règle multifactoriel,
– un petit nombre de traitements étiologiques spécifiques réellement efficaces,
– des traitements pharmacologiques non spécifiques mais très efficaces,
– la prépondérance de la clinique pour une prescription plus raisonnée du bilan paraclinique et du traitement.

DEUXIÈME ÉTAPE : UN BILAN RAISONNABLE PRIVILÉGIANT LE PATIENT DANS SA GLOBALITÉ

Quoique la prescription d'examens complémentaires joue parfois un rôle thérapeutique (rassurer les sujets anxieux, perfectionnistes ou narcissiques), l'attitude consensuelle a été de :
– limiter cette prescription à ce qui était nécessaire, étant donné le manque d'intérêt ou de fiabilité d'un bon nombre d'examens ;
– évaluer le rôle des facteurs organiques mais aussi celui des facteurs sexologiques et environnementaux ;
– discuter systématiquement les indications en fonction de l'âge, des souhaits, des motivations et de l'environnement du patient.

La dernière mise au point internationale (recommandations de l'ICED, 1999) n'a ainsi retenu qu'un nombre réduit de bilans diagnostiques peu centrés sur l'organe effecteur :
– **recommandé**, par la prescription d'un bilan sanguin dosant la testostérone et recherchant un diabète et un trouble lipidique car leur « valeur a été démontrée dans l'évaluation de la plupart des patients souffrant de dysfonction érectile » ;

– **optionnel**, se limitant à une consultation d'un psychiatre ou d'un psychothérapeute et quelques autres examens de laboratoire en raison de leur « valeur démontrée dans l'évaluation de certains patients présentant un profil spécifique et dont l'utilisation est laissée à l'appréciation clinique du médecin traitant ».

TROISIÈME ÉTAPE : LE BILAN RAISONNÉ DE 2003 ET SES PERSPECTIVES

Le nouveau concept dysfonction érectile « symptôme » et dysfonction érectile « maladie » va bouleverser la place du bilan complémentaire dans la prise en charge. Le bilan reste toujours peu centré sur l'organe effecteur et recherche tous les facteurs de risque potentiels et les comorbidités associées, qu'ils soient déjà connus ou sous-jacents et révélés par la dysfonction érectile. Mais ce concept est en train de modifier les objectifs du bilan qui doivent désormais permettre :
– d'optimiser la prise en charge thérapeutique de la dysfonction érectile par la recherche d'arguments étiologiques et d'éventuelles contre-indications ;
– de traiter, dépister et prévenir les facteurs de risque et comorbidités faisant le lit ou accompagnant la dysfonction érectile.
Ainsi, devant tout patient consultant pour une dysfonction érectile, **il est devenu important de distinguer le bilan** :
– qui peut et doit être fait par tout médecin en premier contact, qu'il soit généraliste ou spécialiste ;
– qui relève d'un médecin spécialiste (de la dysfonction érectile ou d'un autre domaine) ;
– de première intention, pouvant être prescrits par tous les soignants ;
– de deuxième ou troisième intention, prescrit en règle par le médecin spécialiste de la dysfonction érectile ;
– qui relève d'un dépistage ou du bilan orienté par les données de l'étape clinique fondamentale, quelle que soit l'étiologie de la dysfonction érectile.

La dysfonction érectile, véritable problème de santé publique, demande une démarche de dépistage, de prévention et d'éducation, comme pour tout problème de santé publique.

Dans tous les cas, **ce bilan ne doit pas être uniquement orienté par la clinique**. Il n'a aucun intérêt si la conduite diagnostique ou thérapeutique n'est pas modifiée. La responsabilité du médecin est ainsi de discerner dans sa prescription ce qui est de l'ordre d'une démarche au sens « santé publique » du terme et ce qui relève d'une exploration au sens diagnostique. Quels que soient l'étiologie de la dysfonction érectile et le prescripteur, l'indication d'investigation complémentaire doit respecter certaines règles *(tableau II)*.

TABLEAU II. RÈGLES À RESPECTER LORS DE LA PRESCRIPTION D'UN BILAN COMPLÉMENTAIRE DEVANT UNE DYSFONCTION ÉRECTILE

La prescription doit être uniquement orientée par la clinique.
Il n'y a aucune indication si la conduite diagnostique/thérapeutique n'est pas modifiée.
L'évaluation des facteurs organiques est nécessaire en cas de dysfonction érectile « symptôme » tout comme l'évaluation sexopsychologique l'est en cas de dysfonction érectile « maladie ».
Les indications sont à discuter en fonction de l'âge, des souhaits et des motivations du patient.
Il faut distinguer le bilan de 1re intention qui concerne tous les soignants, du bilan plus spécialisé de 2e ou 3e intention qui relève du spécialiste de la dysfonction érectile.
Le bilan relevant d'un dépistage doit être différencié du bilan orienté par la clinique.
Il faut distinguer ce qui relève du domaine du 1er soignant et du médecin spécialiste de la dysfonction érectile ou d'une autre pathologie (cardiologue, endocrinologue...).

LA PRESCRIPTION RAISONNÉE ACTUELLE

BILAN DE PREMIÈRE INTENTION

BILAN BIOLOGIQUE

Les conclusions du groupe de travail sur « Les traitements de l'impuissance en France » en 1999 différaient peu des recommandations de l'ICED de la même année. L'importance actuelle du dépistage des facteurs de risque cardiovasculaires oblige à suivre les recommandations disponibles de l'ANAES (par exemple pour le dépistage du diabète, des troubles lipidiques), compromis entre une prise en charge excessive et une négligence coupable, relativement simples et bien adaptées à la pratique clinique avec un souci d'économie.

HORMONAL

L'attitude consensuelle actuelle est la suivante :

1. Le dosage systématique de la testostéronémie et de la prolactinémie est peu utile du fait de la relative rareté des hypotestostéronémies (< 10 %) et des hyperprolactinémies (< 1 %) chez les patients souffrant d'une dysfonction érectile.

2. Il est recommandé de ne doser la testostéronémie que chez les sujets de plus de 50 ans (bilan de dépistage d'une « andropause ») et/ou, quel que soit l'âge, chez les sujets ayant une baisse de libido et/ou des signes cliniques d'hypoandrie (bilan orienté).

3. Le dosage de prolactinémie d'emblée n'est justifié qu'en cas de suspicion clinique d'hyperprolactinémie et/ou de baisse certaine de la libido.

4. Le dosage de la testostéronémie totale suffit car il n'existe pas de preuve actuelle de la supériorité du dosage de la testostéronémie libre ou biodisponible. En revanche, ces dosages spécifiques sont très utiles en cas de premier résultat anormal ou douteux.

5. En cas de résultat anormal, il faut toujours s'assurer que le dosage a été fait dans de bonnes conditions techniques (prélèvement matinal pour la testostéronémie, en milieu de matinée ou d'après-midi avec trocard laissé en place 15 minutes au minimum pour la prolactinémie).

6. En cas d'hypotestostéronémie franche ou limite, un dosage de contrôle (au besoin associé à un dosage de prolactine et de LH) est nécessaire.

Remarque : il est rare qu'une hyperprolactinémie ne soit pas associée à une baisse de la testostéronémie. Une prolactinémie anormalement élevée doit toujours être recontrôlée.

FACTEURS BIOLOGIQUES DE RISQUE CARDIOVASCULAIRE

L'attitude consensuelle est que ce bilan ne doit pas être systématique mais fonction de la présence ou non de facteurs de risque cardiovasculaires décelés lors de l'étape clinique. Ses modalités de dépistage et de diagnostic biologique ont fait l'objet de recommandations par l'ANAES.

- **Diabète**

En cas d'antécédent personnel diabétique, une glycémie à jeun est utile en l'absence de contrôle récent. Il n'est pas nécessaire de faire un dépistage systématique du diabète devant toute dysfonction érectile. Néanmoins, un sujet de plus de 40 ans consultant pour une dysfonction érectile doit faire un test de glycémie à jeun s'il existe une obésité à tendance abdominale et/ou des antécédents familiaux de diabète de type II. Une glycémie supérieure ou égale à 1,26 mg/l (7 mmol/l) nécessite un bilan et une glycémie entre 1,10 et 1,26 mg/l, un contrôle par un test d'hyperglycémie par voie orale.

- **Dosage des lipides**

Un bilan de dépistage (cholestérol et triglycérides) peut être indiqué chez tout sujet à partir de 20-30 ans n'en ayant pas eu depuis cinq ans (avant 50 ans) ou trois ans (après 50 ans). S'il est anormal (> 2 g/l) et/ou en cas de prise de poids ou de traitement spécifique, il faut le répéter et le compléter par un dosage du HDL-cholestérol. Un bilan plus orienté (cholestérol, triglycérides, HDL/LDL, aspect du sérum) peut être demandé pour les cas suivants : chez les sujets à risque cardiovasculaire et/ou avec antécédents familiaux de troubles lipidiques, en prévention secondaire chez un sujet ayant des épisodes cardiovasculaires, notamment coronariens, ou en cas de bilan de dépistage anormal.

- **Protéine C réactive**

Ce marqueur inflammatoire apparaîtrait comme un nouveau marqueur biologique potentiel (facteur prédictif puissant de risque d'accidents cardiovasculaires aigus).

UROLOGIQUE

Un dosage de l'antigène spécifique de la prostate (PSA) est indiqué chez le sujet de plus de 50 ans dans le cadre du dépistage individuel du cancer de la prostate et/ou de principe à partir de 45 ans, en cas de terrain à risque (antécédent familial de cancer de la prostate, origine africaine ou antillaise) et/ou si une éventuelle androgénothérapie est envisagée et/ou *a fortiori* en présence d'anomalie clinique (toucher rectal, troubles mictionnels) souvent présente. Un dosage de créatininémie est recommandé après 50 ans ou avant en cas de comorbidités (source de néphropathie) souvent présentes (diabète, pathologie et/ou facteurs de risque cardiovasculaire...).

ÉVALUATIONS SPÉCIALISÉES COMPLÉMENTAIRES

Comme pour le bilan biologique, la demande d'avis ou de bilans spécialisés doit obligatoirement dépendre de l'étape clinique (Bondil). Ils peuvent être spécifiques à la dysfonction érectile, et/ou à la pathologie supposée responsable de la dysfonction érectile, et/ou dans le cadre d'une prise en charge globale de la santé du patient. Idéalement, ils doivent être demandés dès le bilan initial ou alors, en deuxième intention, notamment lors de la réévaluation diagnostique en cas d'échec thérapeutique. L'étiologie multifactorielle habituelle et la valeur de la dysfonction érectile comme marqueur ou révélateur de diverses pathologies méconnues ou insuffisamment traitées (dysfonction érectile « symptôme ») expliquent que ces évaluations complémentaires tendent à devenir la norme.

En pratique, tout dépend de la qualification (médecin généraliste ou spécialiste d'appareil : cardiologue, endocrinologue, urologue, neurologue, psychiatre...), de la formation ou de la sensibilisation à la prise en charge de la dysfonction érectile du premier soignant *(tableau III)*. Les bilans à visée cardiologique et sexopsychologique méritent d'être individualisés car ils sont le plus souvent demandés par le premier soignant de la dysfonction érectile ou par le spécialiste d'organe (reflet de la médiatisation des prétendus « dangers cardiovasculaires » du sildénafil).

TABLEAU III. NÉCESSITÉ D'UN AVIS COMPLÉMENTAIRE LIÉ À LA MISE EN ÉVIDENCE D'UNE PATHOLOGIE ASSOCIÉE OU AUX LIMITES DE COMPÉTENCE DU SOIGNANT

Savoir demander un avis
Lié à une pathologie associée • Diabète, pathologie cardiovasculaire, neuropathie... • Pathologie de couple • Suspicion de dépression/psychose
Lié à son niveau de compétence • Intérêt de travailler en réseau • Ne pas donner au patient une impression d'abandon

Remarque : si l'assurance de la normalité somatique conforte souvent le sujet anxieux ayant une dysfonction érectile « psychogène », l'évaluation et, si besoin, les traitements psychothérapiques sont souvent moins efficaces en cas d'anomalies organiques avérées, quoiqu'ils aident à mieux supporter la dysfonction érectile.

BILAN CARDIOLOGIQUE

La dysfonction érectile, au double titre de symptôme marqueur et potentiellement de symptôme sentinelle de gravité de pathologie cardiovasculaire, implique que tout sujet consultant pour ce trouble doit bénéficier d'une évaluation de principe de son statut cardiovasculaire *(figure 1)* avec trois objectifs (Debusk) :

1. Dépister

– une pathologie cardiovasculaire sous-jacente méconnue et révélée par la dysfonction érectile, car jusqu'à preuve du contraire, la survenue d'une dysfonction érectile reflète une pathologie vasculaire sous-jacente ;
– des facteurs de risque cardiovasculaires favorisant la survenue de la dysfonction érectile et des pathologies cardiovasculaires dans le cadre d'une politique de prévention secondaire ou primaire.

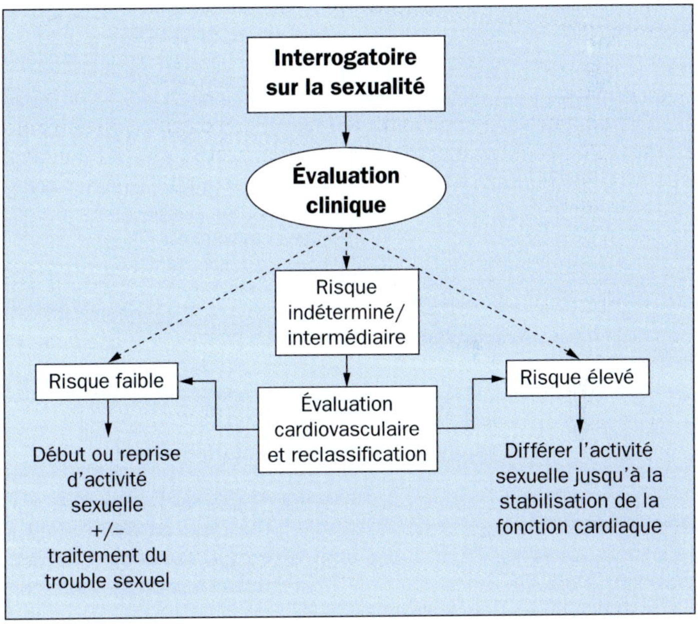

Figure 1. Algorithme de prise en charge des patients ayant une maladie cardiovasculaire, selon leur risque cardiaque lors d'une activité sexuelle (recommandations de Princeton).

2. Vérifier l'aptitude physique à la poursuite ou à la reprise d'une activité sexuelle

Un rapport sexuel (dans des conditions habituelles) correspond à un exercice physique modéré de l'ordre de monter deux étages à pied un peu rapidement *(figure 2)*. Selon les recommandations de la conférence de Princeton en 2000, seuls les patients à risque intermédiaire/indéterminé *(figure 3)* ou élevé *(figure 4)* nécessitent une évaluation cardiovasculaire, un avis cardiologique et un éventuel test d'effort avec une contre-indication temporaire à faire des efforts physiques relativement

Niveau d'activité (MET) Consommation d'O_2	Activités physiques
< 3 MET Très léger (Fin de palier de 25 W*)	• Marche (3-3,5 km/h) • Faire la vaisselle • Travail de bureau • Conduite automobile • Stimulation sexuelle
3-5 MET Léger (Fin de palier de 75 W*)	• Marche (4-6 km/h) • Laver des vitres • Tennis en double • Bicyclette sur le plat (10 km/h) • Poser du papier peint • Danse de société (rythme modéré) • Rapport sexuel
5-7 MET Modéré (Fin de palier de 125 W*)	• Marche rapide (6,5-8 km/h sur le plat) • Travaux du bâtiment • Tennis en simple (hors compétition) • Monter des escaliers • Laver la voiture • Ski de descente

Figure 2. Un rapport sexuel correspond habituellement en pratique à un effort physique léger.

Risque cardiaque indéterminé/intermédiaire

> trois facteurs de risques cardiovasculaires* (en dehors du sexe)

Hypertension artérielle contrôlée

Angor modéré et stable

Infarctus du myocarde récent (entre 2 et 6 semaines)

Dysfonction ventriculaire gauche, insuffisance cardiaque congestive (NYHA stade II)

Lésion arthérosclèreuse extracardiaque (par exemple accident vasculaire cérébral, arthériopathie des membres inférieurs)

↓

Chez ces patients, une évaluation complémentaire est nécessaire pour reclassifier dans le groupe à risque faible ou dans celui à risque élevé

Figure 3. Critères d'évaluation des patients à risque cardiaque indéterminé ou intermédiaires selon les recommandations du Consensus de Princeton.

Risque cardiaque élevé

- Angor instable ou résistant
- Hypertension artérielle non contrôlée
- Dysfonction ventriculaire gauche, insuffisance cardiaque congestive (NYHA stade III/IV)
- Infarctus du myocarde très récent (< 2 semaines)
- Troubles du rythme à haut risque
- Cardiomyopathie obstructive ou autre cardiomyopathie
- Pathologie valvulaire modérée à sévère

↓

Chez ces patients, l'activité sexuelle doit être différée jusqu'à la stabilisation de l'état cardiaque

Figure 4. Critères d'évaluation des patients à risque cardiaque élevé, selon les recommandations du Consensus de Princeton.

Risque cardiaque faible

- Patients asymptomatiques, < à trois facteurs de risques cardiovasculaire (en dehors du sexe)
- Hypertension artérielle contrôlée
- Angor léger et stable
- Revascularisation coronarienne réussie
- Antécédent d'infarctus du myocarde non compliqué (> 6-8 semaines)
- Pathologie valvulaire légère
- Dysfonction ventriculaire gauche, insuffisance cardiaque congestive (NYHA stade I)

↓

Chez ces patients, aucun test ou évaluation cardiaque spécifique n'est requis avant de débuter ou de reprendre une activité sexuelle et/ou recevoir un traitement pour leurs troubles sexuels

Figure 5. Critères d'évaluation des patients à risque cardiaque faible, selon les recommandations du Consensus de Princeton.

importants. En pratique, la majorité des patients se situe dans le groupe à faible risque cardiaque *(figure 5)*.

Remarque : les mises en garde dans les données d'AMM des médicaments de la dysfonction érectile sont très claires, d'où la nécessité de les respecter et donc de les rechercher d'un point de vue éthique, scientifique et... médico-légal.

3. Éviter les situations à risque d'interactions médicamenteuses

Si tous les médicaments de la dysfonction érectile ont en commun d'obliger à évaluer le risque cardiaque lié à l'effort physique d'un rapport sexuel, seuls les inhibiteurs de la phosphodiestérase ont une contre-indication formelle de prise concomitante avec les donneurs de NO et les dérivés nitrés souvent prescrits en cas de pathologie cardiaque ou coronarienne. Un avis cardiologique est nécessaire pour modifier le traitement, ce qui est, en pratique, souvent possible. Les patients prenant des inhibiteurs de la phosphodiestérase doivent impérativement le signaler en cas de troubles cardiaques éventuels.

ÉVALUATION SEXOLOGIQUE, PSYCHOLOGIQUE OU PSYCHIATRIQUE

L'information et les conseils de bon sens sur la sexualité doivent faire partie intégrante de la prise en charge sexologique de tout patient consultant pour dysfonction érectile au titre d'une simple psychothérapie de soutien. Le rôle du sexologue consiste à atténuer les souffrances et les dysfonctions sexuelles et, s'il le peut, à les guérir. Le recours à un sexologue, un psychologue ou un psychiatre est classé comme « optionnel » dans les recommandations de l'ICED, c'est-à-dire « laissé à l'appréciation clinique du médecin qui traite la dysfonction érectile ». En pratique, une évaluation sexologique, psychologique ou psychiatrique (selon la gravité apparente) est :

– **recommandée d'emblée** en cas de dysfonction érectile « maladie », de troubles sexuels primaires, d'antécédents de traumatismes ou de violences sexuelles, de maladies et de traitements psychiatriques, si le sujet est jeune ou s'il existe des facteurs de risques psychologiques, environnementaux et relationnels manifestes lors de la première consultation ou secondairement en cas d'échec ou d'insuffisance du premier traitement ;

– **indispensable avant toute prescription médicamenteuse** en cas de doute sur une éventuelle déviance sexuelle, notamment une perversion (bilan psychiatrique). Toutefois le risque de favoriser l'activité sexuelle lors d'une telle pathologie, quoique régulièrement évoqué, n'a pas été évalué.

BILAN DE DEUXIÈME INTENTION

Une récente enquête sur un échantillon représentatif de 507 urologues américains s'occupant presque tous de dysfonction érectile est une bonne illustration de cette évolution des pratiques depuis 1995 marquée par :

– la baisse des investigations paracliniques (2 % demandent une cavernométrie-graphie, 10 % un échodoppler pulsé et 13 % une rigidimétrie nocturne) ;

– la place toujours non négligeable du pharmacotest encore utilisé comme test diagnostique par 23 % ;

– l'utilisation croissante du sildénafil comme premier test diagnostique (80 % l'utilisent avant de demander un test diagnostique) (O'Leary).

En pratique, ce bilan n'est indiqué qu'en cas d'échec de la première prise en charge consistant de plus en plus souvent en un traitement pharmacologique oral et/ou une prise en charge sexologique. Il comprend deux axes.

LA RECHERCHE D'ANOMALIES SOUS-JACENTES MÉCONNUES

Il faut vérifier de principe si des facteurs favorisants et/ou responsables (qu'ils soient organiques, psychologiques, environnementaux...) n'ont pas été méconnus ou seulement apparus lors du suivi. Un avis spécialisé complémentaire est alors nécessaire.

LE PHARMACOTEST INTRACAVERNEUX

L'injection intracaverneuse (IIC) de médicaments érectogènes retrouve toute la place d'orientation diagnostique (et aussi pronostique et thérapeutique) qu'elle avait avant l'arrivée du sildénafil. Son but est d'analyser la réactivité des tissus érectiles à une puissante stimulation pharmacologique.

- **Intérêt diagnostique**

L'IIC de 5 à 20 µg de prostaglandine E1 (à adapter aux données de l'étape clinique) est régulièrement utilisée comme traitement de deuxième intention mais aussi comme test diagnostique. Sa facilité de réalisation en consultation et son faible coût lui confèrent une valeur d'examen paraclinique (parfois associé à un examen échodoppler pulsé). Schématiquement, une réponse est dite :
– **positive** en cas de survenue d'une érection rigide, c'est-à-dire sans possibilité de plier la verge, dans les 10 minutes et perdurant 30 minutes (EAU) ; elle élimine l'existence de lésions vasculo-tissulaires sévères et oriente vers une étiologie neurogène ou psychogène ;
– **négative** en cas d'érection non ou peu rigide (malgré plusieurs IIC de molécules vasoactives à doses croissantes) ; elle oriente vers des anomalies organiques vasculaires et/ou tissulaires sévères. L'absence totale ou quasi totale d'érection a une valeur pronostique péjorative.

- **Limites diagnostiques**

Ce test doit toujours être corrélé aux données de la clinique du fait de l'existence de faux négatifs (rôle du stress) et de faux positifs (étiologie neurologique ou hormonale, par exemple). Pour ces raisons, les IIC sont à réserver aux médecins familiarisés avec la dysfonction érectile.

Remarque : en fait le « pharmacotest » est encore largement utilisé à la différence près que le sildénafil a supplanté l'IIC en étant souvent utilisé comme premier « test diagnostique » par une majorité de médecins (O'Leary).

BILAN DE TROISIÈME INTENTION

Ce bilan ne concerne que des explorations hyper-spécialisées de l'organe effecteur et/ou de ses commandes. La majorité de ces tests souvent invasifs restent d'interprétation difficile par un manque de données chez des sujets sains, une fiabilité insuffisante et une reproductibilité aléatoire. En pratique, ils sont peu prescrits car leurs indications et leur réalisation relèvent strictement du domaine du médecin spécialiste de la dysfonction érectile (Bondil, Cuzin, Meuleman).

VASCULAIRE

Trois examens explorent la composante vasculaire de l'érection : le pharmaco-échodoppler pulsé pénien (apport artériel et drainage veineux), la pharmaco-artériographie honteuse sélective (lit artériel pré- et intrapénien) et la pharmaco-cavernométrie-cavernographie (corps caverneux et verrouillage veino-caverneux). Sans valeur en l'absence de stimulation pharmacologique, leur fiabilité est très controversée par manque de standardisation, de reproductibilité et de références notamment pour la normalité des valeurs seuils (séries témoins insuffisantes). Leur aspect trop souvent opérateur-dépendant est une limite majeure (expérience de plus en plus difficile à acquérir). Ils ne doivent jamais être indiqués en première intention. L'échodoppler peut être un test de deuxième intention (en complément du test pharmacologique intracaverneux) ; l'artériographie et/ou la cavernométrie ne sont faites qu'à la double condition d'un pharmaco-doppler anormal et d'une éventuelle indication chirurgicale, c'est-à-dire dans le cas rare d'un sujet jeune ayant un antécédent de traumatisme du bassin.

L'échodoppler pulsé avec pharmacotest (emploi de PGE1 à la dose de 10 µg ou parfois 20 µg) est actuellement l'examen vasculaire « recommandé ». Il explore la vitesse du pic systolique (le seuil admis pour le diagnostic d'artériopathie entre 25 et 35 cm/s ne fait pas l'objet d'un consensus), la vitesse du flux diastolique, le diamètre artériel, l'index de résistance (RI normal < 1 en réponse érectile maximale). Les données de la littérature montrent d'importantes variations relativisant sa valeur diagnostique (risque de faux positifs liés à une myorelaxation insuffisante des artères et/ou de l'éponge musculaire lisse caverneuse notamment en cas de stress). En pratique, ces examens sont peu prescrits car leur intérêt demeure plus scientifique pour la recherche clinique et fondamentale que pour la pratique quotidienne où ils ne modifient que très rarement la conduite thérapeutique à tenir.

Remarque : l'échodoppler des vaisseaux périphériques garde, en revanche, tout son intérêt dans l'exploration d'une éventuelle pathologie artérielle associée.

RIGIDIMÉTRIE NOCTURNE

La mesure des érections physiologiques nocturnes apparaît en théorie comme un moyen simple de distinguer les étiologies psychogènes et organiques. Ce test enregistre la durée et la rigidité des érections nocturnes en l'exprimant en pourcentage avec l'appareil de référence, le Rigiscan® *(figure 6)*. Les pics de pression des

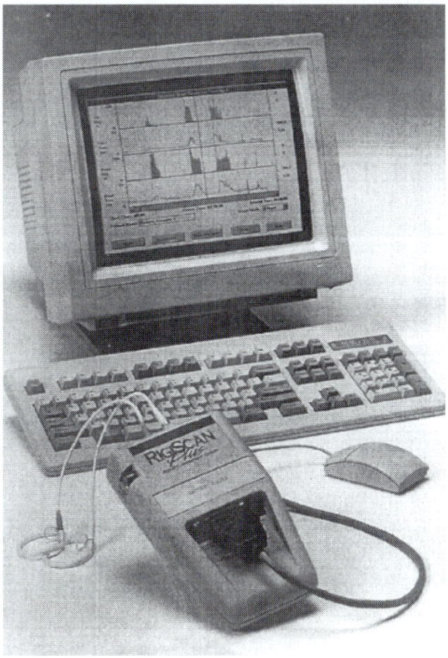

Figure 6. Le Rigiscan®.

érections nocturnes sont enregistrés par ce rigidimètre informatisé, idéalement couplé à un enregistrement du sommeil (les érections survenant lors de phases de sommeil paradoxal).

L'exploration est considérée comme normale si le patient présente au moins une érection supérieure ou égale à 60 % pendant au moins 10 minutes *(figure 7)*. Malheureusement, l'expérience clinique a montré plusieurs limites à cet examen : lourdeur méthodologique, coût de l'investissement et fiabilité limitée du fait de l'existence de faux négatifs (liés aux troubles du sommeil) et de faux positifs (certaines étiologies hormonales ou neurologiques). En conséquence, la présence d'érections nocturnes normales permet simplement d'affirmer l'intégrité des mécanismes vasculo-tissulaires locaux de l'érection. En pratique, les indications de ce test sont très spécifiques et rares. Il n'est actuellement utilisé que dans quelques centres pour les problèmes médico-légaux, pour la recherche, ou pour les rares cas avec doute diagnostique et si une chirurgie est envisagée notamment chez des sujets jeunes.

EXPLORATIONS NEUROPHYSIOLOGIQUES

Diverses explorations électrophysiologiques (mesure du temps de latence du réflexe bulbocaverneux, mesure de la vitesse de conduction du nerf dorsal de la verge, potentiels évoqués somesthésiques ou cutanés sympathiques) ont été proposées. Leur but est de confirmer une participation neurogène et d'en préciser le niveau.

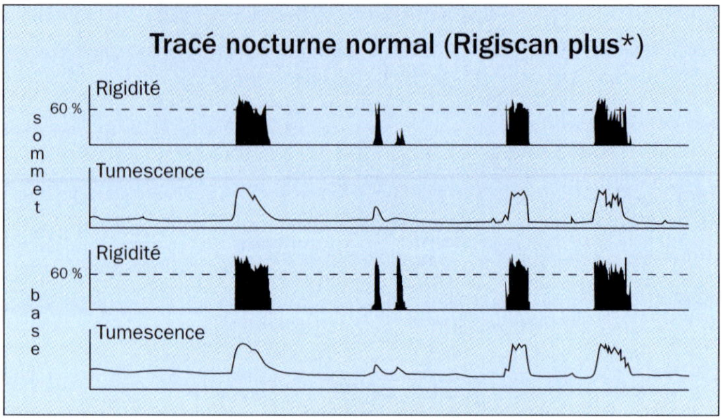

Figure 7. Rigidimétrie normale.

Toutefois, comme pour les examens vasculaires, la validation de ces tests n'est pas suffisante. La composante neurovégétative (la plus importante) n'est pas encore explorée de manière satisfaisante et l'EMG des corps caverneux demeure un examen très controversé. En pratique, ces examens n'ont pas d'indications en dehors de protocoles de recherche clinique.

DIVERS

La rigidimétrie faite lors d'une stimulation pharmacologique par IIC ou d'une stimulation érotique visuelle a été abandonnée. La biopsie des corps caverneux, la mesure de la tension en oxygène ou l'imagerie nucléaire des corps caverneux restent toujours du domaine de la recherche sans application clinique.

En résumé, pour la pratique

La place des investigations complémentaires, qu'elles soient cliniques et/ou paracliniques dans la prise en charge d'une dysfonction érectile a connu la même révolution que son traitement. L'exigence d'une démarche scientifique de qualité (médecine fondée sur les preuves) et de service rendu au patient sont à l'origine des indications raisonnées et raisonnables actuelles, c'est-à-dire obligatoirement orientées par les données de l'étape clinique *(figure 8)*.

1. Faut-il faire des investigations complémentaires ?

– Tout homme ayant une dysfonction érectile doit bénéficier d'un bilan à visée « organique » minimum après la quarantaine ou avant en cas d'ano-

malie(s) décelée(s) à l'étape clinique car la dysfonction érectile doit être considérée, de principe, comme un signe d'anomalie vasculaire et une fenêtre ouvrant sur de multiples pathologies chroniques aussi fréquentes que le diabète, les troubles de l'humeur, la iatrogénie...

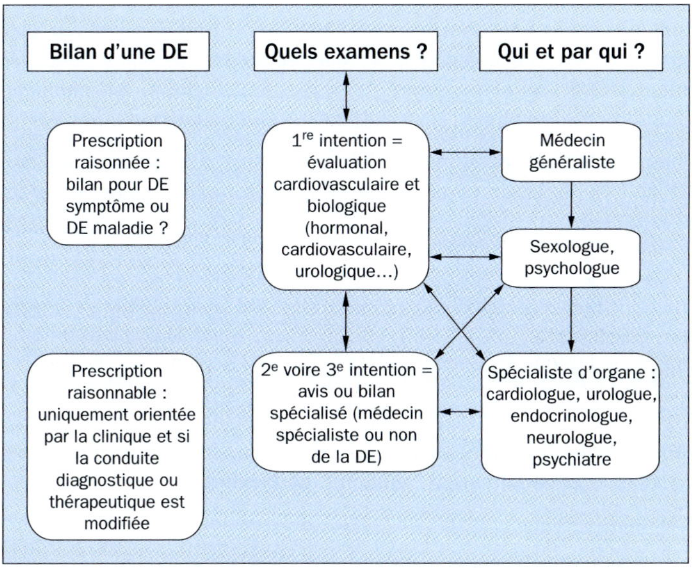

Figure 8. Synthèse de la place du bilan complémentaire dans la prise en charge d'une dysfonction érectile.

– Selon la valeur de symptôme et/ou de souffrance de la dysfonction érectile, il faut distinguer ce qui relève du domaine du bilan orienté par les données de l'étape clinique ou d'un bilan de dépistage de l'ordre d'une prévention au sens santé publique (dépistage des facteurs de risque cardiovasculaires notamment).

– Le bilan d'une dysfonction érectile peut et doit actuellement s'inscrire dans une démarche de dépistage, de prévention et d'éducation dans la mesure où la prévention n'est pas une spécialité mais plus une manière de travailler visant à une promotion de la santé comme un état de bien-être sans se limiter à la seule absence de la maladie.

2. Dans l'affirmative, lesquelles ?

Le consensus actuel consiste à réduire considérablement la place des investigations centrées sur l'organe effecteur pénien pour cibler le bilan sur une prise en charge globale évaluant les multiples facteurs responsables ou aggravants susceptibles d'affecter la « bonne santé » sexuelle

et générale du patient. En pratique quotidienne, les évaluations le plus souvent demandées sont :

– biologiques surtout avec la recherche des facteurs de risques cardiovasculaires (bilan lipidique, glycémie) et d'anomalies hormonales (testostérone) ;

– cliniques avec une priorité pour l'évaluation cardiovasculaire obligatoire puis en fonction des données cliniques, une (des) évaluation(s) complémentaire(s), qu'elles soient à visée sexologique, psychologique, psychiatrique, urologique, neurologique, endocrinologique...

– pharmacologique avec le test intracaverneux à la prostaglandine qui reste de loin l'examen paraclinique spécifique de la dysfonction érectile le plus utilisé.

3. Pour qui ?

La prescription d'un bilan complémentaire doit être raisonnée et raisonnable, c'est-à-dire :

– s'intégrer dans une prise en charge de l'état de santé global d'un patient qui a une dysfonction érectile « symptôme » et/ou « maladie » ;

– tenir compte des données biomédicales (âge, profil de risque...) et psychosociales (environnement, souhaits, partenaire...).

Schématiquement :

– S'il s'agit d'un homme jeune (< 40 ans) avec des troubles épisodiques et/ou sélectifs, en bonne santé apparente, sans antécédent ni facteur de risque particulier (personnels ou familiaux cardiovasculaires, diabétiques...) et régulièrement suivi par son médecin généraliste, le bilan « organique » est en règle inutile à la différence du bilan sexologique. S'il s'agit d'un sujet non ou mal suivi, le bilan et la prise en charge d'éventuels facteurs de risque cardiovasculaires sont nécessaires ainsi qu'un suivi.

– À partir de la quarantaine, qu'il s'agisse d'une dysfonction érectile « symptôme » ou « maladie », la recherche des facteurs biologiques de risque cardiovasculaires (bilan lipidique, glycémie) est nécessaire d'autant plus qu'il existe des facteurs de risque (antécédents personnels ou familiaux, environnementaux, liés à l'âge) ainsi que le bilan clinique et/ou biologique des multiples pathologies chroniques (notamment urogénitale, neuropsychiatrique, endocrinienne...) connues, ou non, très souvent associées à la dysfonction érectile à l'origine du concept de profil de risque et de la multifactorialité habituelle étiologique.

– À partir de la cinquantaine, un bilan urologique et hormonal androgène est également indiqué.

4. Quand ?

Il faut distinguer les examens à demander :

– de première intention, de fait les seuls de pratique quotidienne, c'est-à-dire un bilan biologique minimum et des évaluations spécialisées complémentaires obligatoires (cardiovasculaires) et orientées par l'étape clinique ;

– de 2e et 3e intention à ne demander que lors du suivi en cas d'échec de l'approche thérapeutique initiale associant habituellement une sexothérapie (explications/informations/conseils) et un traitement pharmacologique oral.

5. Par qui ?

Devant tout patient consultant pour une dysfonction érectile, il faut différencier les examens :

– de première intention, qui peuvent (et doivent) être faits ou prescrits par tout soignant en premier contact quelle que soit sa qualification. Ils ne nécessitent en aucun cas d'être faits ou prescrits par un spécialiste de la dysfonction érectile ;

– de deuxième intention, qui relèvent du soignant bien familiarisé à la prise en charge de la dysfonction érectile (test intracaverneux, sexothérapies) et/ou d'une autre spécialité d'organe ;

– de troisième intention, en fait peu prescrits, qui sont uniquement du domaine de l'« hyperspécialiste » de la dysfonction érectile.

POUR EN SAVOIR PLUS

• Bondil P. Quelles investigations faut-il demander ? *Impact Médecin Hebdo* 1999 ; 471 : IX-X.

• Cuzin B. Intérêt des examens complémentaires dans le bilan d'une insuffisance érectile. In : Giami A, Pietri L, eds. *Les traitements de l'impuissance.* Paris : La Documentation française, 1999 : 105.

• Debusk R, Drory Y, *et al.* Management of sexual dysfunction in patients with cardiovascular disease : recommendations of the Princeton Consensus Panel. *Am J Cardiol* 2002 ; 86 : 175-81.

• European Association of Urology (EAU). *Guidelines on erectile dysfunction*, 2002.

• ICED, 1999.

• Meuleman E, Broderick G, Meng Tan H, Montrosi F, Sharlip I, Vardi Y. Clinical evaluation and the doctor-patient dialogue. In : Jardin A, Wagner G, Khoury S, Giuliano F, Padma-Nathan H, Rosen R, eds. *Erectile dysfunction.* First international consultation on erectile dysfunction co-sponsored by WHO and ICED. Oxford : Health Publication Ltd, 2000 : 117-38.

• O'Leary MP, Baum NH, *et al.* American urological association gallup survey : changes in physician practice patterns, satisfaction with urology, and treatment of prostate cancer and erectile dysfunction. *J Urol* 2002 ; 168 : 649-52.

Les traitements pharmacologiques

« Si vous ne trouvez pas la solution,
il faut l'inventer. »
(Hannibal)

Le traitement pharmacologique de la dysfonction érectile est devenu une réalité avec la découverte des injections intracaverneuses (IIC) de médicaments érectogènes au début des années 1980. La possibilité jusque-là « incroyable » d'avoir une érection à la demande a entraîné un fantastique bond en avant dans la connaissance de la pharmacologie et de la physiologie de l'érection. Pendant près de 20 ans, ces IIC ont été le seul traitement pharmacologique actif de la dysfonction érectile *(tableau I)*. Mais, malgré un taux d'efficacité impressionnant (> 80 % toutes étiologies confondues), leur diffusion est restée limitée à un cercle restreint de spécialistes du fait de leur aspect invasif et de leur morbidité potentielle, d'où la recherche de produits aussi efficaces mais plus faciles d'emploi. La mise sur le marché du sildénafil en 1998, inhibiteur de la phosphodiestérase de type 5 (PDE5), a été une deuxième révolution. Pour la première fois, un traitement oral réellement efficace pris à la demande était disponible. D'autres produits ont suivi par voie orale ou intraurétrale *(tableau I)*. L'hypermédiatisation ajoutée à la facilité d'emploi du sildénafil a mis en évidence la forte demande des patients qui souffraient de dysfonction érectile, trop souvent méconnue ou cachée. La sexualité et ses troubles ont ainsi fait irruption dans la pratique quotidienne médicale. La sollicitation croissante des médecins, notamment généralistes, par leurs patients (75 % des prescriptions étant à la demande des patients) ajoutée à la médiatisation des troubles sexuels explique la médicalisation croissante de la dysfonction érectile et plus largement de la sexualité (Jardin).

TABLEAU I. LES GRANDES ÉTAPES DU TRAITEMENT PHARMACOLOGIQUE DE LA DYSFONCTION ÉRECTILE EN FRANCE

1944 :	Yohimbine, premier médicament ayant une AMM pour la dysfonction érectile
1982 :	Chlorhydrate de papavérine par voie intracaverneuse (emploi hors AMM)
1992 :	Moxisylyte, 1re AMM pour la voie intracaverneuse
1994 :	AMM pour la prostaglandine E1 par voie intracaverneuse
1998 :	AMM pour le sildénafil, inhibiteur de la phosphodiestérase, 1er traitement oral « à la demande » à action périphérique
2001 :	– Remboursement pour la PGE1 en intracaverneux comme médicament d'exception – AMM pour l'apomorphine, 1er traitement à « la demande » d'action centrale par voie sublinguale – AMM pour la prostaglandine E1 par voie intraurétrale
2003 :	AMM pour le tadalafil et le vardénafil, nouveaux inhibiteurs de la phosphodiestérase oraux

AMM : autorisation de mise sur le marché.

PRINCIPES GÉNÉRAUX

Si les traitements pharmacologiques de la dysfonction érectile sont basés sur l'utilisation des réserves de capacité érectile, **leurs caractéristiques pharmacologiques ne sont pas univoques**, d'où la nécessité, avant toute prescription, de bien connaître les particularités de chaque médicament *(tableaux II et III)*.

TABLEAU II. RÉCAPITULATIF DES PARTICULARITÉS DES DIVERS MÉDICAMENTS

Selon la voie d'administration	Selon la cible et le mode d'action	Selon l'effet
• Orale : yohimbine, inhibiteurs PDE5, apomorphine • Intracaverneuse : moxisylyte, PGE1 • Intraurétrale : PGE1 • Percutanée : PGE1	• Périphérique (caverneux) : inhibiteurs PDE5, moxisylyte, PGE1 intracaverneuse • Central (cérébral) : yohimbine, apomorphine	• Facilitateur (stimulation sexuelle nécessaire) : inhibiteurs PDE5, apomorphine, moxisylyte intracaverneuse, PGE1 (intraurétrale et percutanée) • Inducteur (érection possible sans stimulation sexuelle) : PGE1 intracaverneuse

PARTICULARITÉS PHARMACOLOGIQUES

Pour optimiser la prescription et son efficacité, il faut connaître :
– **la(es) cible(s) pharmacologique(s) :** l'action périphérique ou centrale a des implications pratiques à l'exemple des dysfonctions érectiles post-prostatectomie radi-

TABLEAU III. COMPARAISON SYNTHÉTIQUE DES TRAITEMENTS PHARMACOLOGIQUES NON SPÉCIFIQUES DE LA DYSFONCTION ÉRECTILE

	Inhibiteurs PDE5			Yohimbine	Apomorphine	Prostaglandine E1	Moxisylyte
	Sildénafil	Tadalafil	Vardénafil				
PHARMACOLOGIE							
Site action	Périphérique			Central	Central	Périphérique	
Traitement à la demande	Oui			Non	Oui	Oui	
Stimulation sexuelle	Oui			Non	Oui	Non	Oui
Mécanisme action	Facilitateur			Facilitateur	Facilitateur	Inducteur en IIC Facilitateur en intraurétral	Facilitateur
Absorption	Orale			Orale	Orale	IIC ou intraurétrale	IIC
Demi-vie plasmatique	4 heures	17,5 heures	4-5 heures	na	3 heures	na	na
Tmax (temps pour pic maximum plasmatique)	60 mn (médiane)	120 mn (moyenne)	60 mn (médiane)	na	30 mn	na	na
Début érection	12 à 37 mn	à partir de 16 mn	à partir de 15 mn	na	18-19 mn	na	na
POSOLOGIE							
Dose/jour	25-100 mg	10-20 mg	5-20 mg	20 mg	2-3 mg	5-40 µg en IIC 250-1 000 µg en intraurétral	10-20 mg
Interaction avec aliments	Oui	Non	Oui	Oui	Non	Non	

TABLEAU III (suite). COMPARAISON SYNTHÉTIQUE DES TRAITEMENTS PHARMACOLOGIQUES NON SPÉCIFIQUES DE LA DYSFONCTION ÉRECTILE

	Inhibiteurs PDE5			Yohimbine	Apomorphine	Prostaglandine E1	Moxisylyte
	Sildénafil	Tadalafil*	Vardénafil				
Prise maxi/jour	1/24 h	1/24 h	1/24 h	3/24 h	1/8 h	1/48 h	
Ajustement dose		Oui		Oui	Non	Oui	
Précautions avec âge	Oui	Non	Non	Non	Non	Non	
EFFICACITÉ							
Érectogène		Forte		Légère	Modérée	Forte en IIC Légère en intraurétrale	Modérée en IIC
Groupe cible dysfonction érectile		Sévère, modérée, légère		Légère	Modérée, légère	IIC = sévère, modérée, légère Intraurétrale = légère	Légère
Effets secondaires		Oui		Oui	Oui	Oui	
Interactions avec antihypertenseurs		Prudence avec alphabloquants		Prudence	Prudence	Non	Prudence avec alphabloquants
Contre-indications		Oui		Oui	Oui	Oui	
Interactions nitrates/NO		Oui		Non	Prudence	Non	
REMBOURSEMENT		Non		Non	Non	Parfois pour IIC uniquement	Non

Na : non applicable.
* L'utilisation quotidienne du médicament est vivement déconseillée, la tolérance à long terme après une administration quotidienne prolongée n'ayant pas été établie.

cale où les traitements locaux et non centraux sont plus logiquement préconisés du fait des lésions des nerfs érecteurs ;

– **le(s) mécanisme(s) d'action inducteur** (sans stimulation sexuelle) ou **facilitateur** (stimulation sexuelle nécessaire) pour l'activation physiologique de la commande nerveuse pro-érectile centrale et/ou périphérique ;

– **la voie d'administration** orale ou locale (intracaverneuse, intraurétrale, percutanée) ;

– **l'efficacité :** le recul clinique et l'analyse comparative des données publiées démontrent que les médicaments de très loin **les plus efficaces sont les inhibiteurs de la PDE5 par voie orale et la prostaglandine E1 en IIC**. Leur remarquable efficacité (chez pratiquement trois patients sur quatre « tout venant » consultant pour une dysfonction érectile) explique que les recherches pharmacologiques actuelles se concentrent autant sur des améliorations pharmacochimiques que sur la découverte de nouvelles molécules.

Remarque : la comparaison *(tableau III)* de l'efficacité réelle entre les différents produits ne pourra être faite que par des études cliniques comparant chaque molécule avec un bras placebo, non disponibles à ce jour.

PARTICULARITÉS PHARMACO-CLINIQUES

À l'exception de la yohimbine, l'autorisation de mise sur le marché (AMM) actuelle des traitements pharmacologiques est un **traitement à la demande**, c'est-à-dire avant chaque souhait de rapport sexuel (d'où l'intérêt de bien connaître leur durée de vie et de mise en action notamment). Cette indication « à la demande » explique que ces médicaments sexoactifs ne sont **pas à visée étiologique mais uniquement symptomatique**, d'où l'aspect très pragmatique de la démarche thérapeutique (Giuliano). Ces traitements ne sont en aucun cas des aphrodisiaques et n'augmentent pas la libido.

Remarque : les essais cliniques ont plus que démontré **l'importance de l'effet placebo** dans cette pathologie fonctionnelle. Cet effet placebo varie de 30 % à 40 % à l'exception notable des étiologies organiques les plus sévères (diabète, blessure médullaire, post-prostatectomie radicale). Il explique « l'efficacité » des produits « naturels » vendus sans ordonnance en cas de dysfonctions érectiles légères ou modérées.

PARTICULARITÉS DE LA PRESCRIPTION

L'efficacité et la simplicité d'administration sont loin de résoudre tous les problèmes posés par la dysfonction érectile, pathologie fonctionnelle très dépendante du contexte psycho-environnemental dans lequel s'exprime la sexualité. Pour améliorer l'observance et l'efficacité, cette complexité impose le respect de certaines règles (Bondil) :

– associer au traitement pharmacologique une information et des conseils tant en matière sexuelle que d'hygiène de vie dans le cadre de l'« aide médicalisée à la sexualité » ;

– adapter le traitement aux données de l'évaluation clinique du patient (étiologies, comorbidités, traitements en cours, coût, environnement, choix) et, si possible, du couple (attentes, craintes, choix) ;

– insister sur l'accompagnement de la prescription, notamment sur l'importance : a) de la stimulation sexuelle car si l'érection est involontaire, sa stimulation est volontaire ; b) de faire plusieurs essais car il y a une courbe d'apprentissage avec tous les produits ;

– assurer un suivi pour vérifier la bonne prise, la satisfaction du sujet (et du couple) et l'absence de problèmes pour, si besoin, réadapter le traitement.

Remarques : a) il n'y a jamais d'urgence à prescrire un médicament car la dysfonction érectile affecte souvent la qualité de vie mais jamais le pronostic vital, quelle que soit l'insistance du patient ; b) à l'exception de la PGE1 en IIC pour certaines indications, ces médicaments ne sont pas pris en charge par l'Assurance Maladie, ce qui entraîne des difficultés chez un bon nombre de sujets.

TRAITEMENT ORAL : TRAITEMENT DE PREMIÈRE INTENTION

En l'absence de particularités décelées lors de l'étape clinique, le traitement actuel de première intention consiste en un traitement pharmacologique oral à la demande associé à des conseils à visée sexologique. En 2003, cinq médicaments ont l'AMM pour cette indication : la yohimbine, l'apomorphine et trois inhibiteurs de la PDE5 (sildénafil, tadalafil et vardénafil). Si l'androgénothérapie a un effet proérectile facilitateur, elle n'est pas actuellement indiquée en l'absence d'hypogonadisme confirmé.

LA YOHIMBINE

MÉCANISME D'ACTION

Cet antagoniste alpha 2 adrénergique agit principalement au niveau du système nerveux central. Il peut aussi interagir avec la neurotransmission cholinergique, dopaminergique et VIPergique.

EFFICACITÉ ET INDICATION

Alors que la yohimbine a longtemps été considérée comme un aphrodisiaque, une méta-analyse de 1998 (Ernst) a montré une efficacité modérément supérieure au placebo avec des taux de réponse très variables (de 34 % à 73 %). En pratique, son efficacité, soit réelle soit placebo, ne concerne que les sujets ayant une dysfonction érectile non significative.

EFFETS SECONDAIRES ET CONTRE-INDICATIONS SPÉCIFIQUES

Bien tolérée, sa morbidité est faible à type de céphalées, palpitations, insomnie, nausées ou diarrhée. Elle est contre-indiquée en cas d'insuffisance hépatique ou rénale sévère et avec certains antihypertenseurs à action centrale.

PRÉSENTATION ET DOSAGE

Sous forme de comprimés avec des dosages différents, 2 mg pour la Yohimbine Houdé® et 5 mg pour le Yocoral®, la yohimbine est prescrite uniquement en continu à une posologie variant entre 12 et 20 mg par jour en trois prises, de préférence à distance des repas.

INDICATIONS

Son AMM l'indique comme « **traitement d'appoint de l'insuffisance érectile et elle n'est pas recommandée dans les insuffisance érectiles sévères** ». La durée du traitement n'a pas fait l'objet d'études spécifiques. Son AMM signale qu'« **un délai de deux à trois semaines peut être nécessaire pour noter les premiers effets** », expliquant une prescription empirique habituelle de un à deux mois de traitement.

EN PRATIQUE

En France, malgré son efficacité modérée, la yohimbine représentait encore près de 10 % des ventes de médicaments pour dysfonction érectile en 2001. Son récent déremboursement en 2002 va certainement réduire davantage ce pourcentage du fait de sa trop modeste efficacité.

LE CHLORHYDRATE D'APOMORPHINE

Disponible en France depuis juin 2001 sous le nom commercial d'Uprima® et Ixense®, son originalité a été son action centrale et son absorption sub-linguale.

MODE D'ACTION

Cet agoniste non sélectif des récepteurs dopaminergiques D1, D2 et D4 agit au niveau central par l'activation de neurones ocytocinergiques issus notamment du noyau paraventriculaire de l'hypothalamus. Comme les inhibiteurs de la PDE5, il nécessite une stimulation sexuelle.

PROPRIÉTÉS PHARMACOLOGIQUES

La voie sublinguale facilite la biodisponibilité et la rapidité d'absorption. La survenue de l'érection varie de 16 à 21 minutes (délai médian de 18 à 19 minutes) et sa demi-vie est d'environ 3 heures sans interférence avec la prise d'aliments.

EFFICACITÉ ET INDICATION

Les études de phase III à des doses de 2 et 3 mg ont montré une efficacité statistiquement supérieure au placebo mais les données RCP montrent :

– une différence **modeste** à 2 mg (45 %/35 %) et à 3 mg (50 %/30 %) ;

– le critère de jugement principal retenu a été le pourcentage de tentatives de rapports sexuels conduisant à des érections suffisamment fermes pour permettre un rapport ;

– les principaux essais ont exclu les patients ayant une cause organique prédominante. Son efficacité en cas de dysfonction érectile due au diabète ou à une post-prostatectomie n'a ainsi montré qu'une action minime ou absente par rapport au placebo.

L'indication d'AMM est théoriquement la même que celle des inhibiteurs de la PDE5 mais son efficacité modeste la fait **réserver aux dysfonctions érectiles légères et modérées**. Ce manque d'efficacité s'explique en partie par un manque de sélectivité, d'où la recherche actuelle d'apomorphines plus spécifiques au niveau des centres dopaminergiques car la cible pharmacologique est pertinente.

EFFETS SECONDAIRES ET CONTRE-INDICATIONS

L'apomorphine est assez bien tolérée malgré quelques effets secondaires (< 10 % des cas) dose-dépendants, habituellement légers et transitoires. Les plus fréquents sont les céphalées et les nausées (7 %), un état vertigineux (4 %) et, plus rarement (< 2 %), des vomissements, bâillements, toux, somnolence, bouffées de chaleur, dysgeusie, hypotension, sudations. Un syndrome vago-vagal transitoire avec risque de syncope peut survenir exceptionnellement (0,2 %) à la posologie de 3 mg surtout (d'où la nécessité médico-légale de débuter par 2 mg). Précédée de prodromes (à type de nausées, vomissements, pâleurs, vertiges, sudation), il nécessite simplement un allongement les pieds surélevés. Ses contre-indications spécifiques sont les patients prenant des agonistes ou antagonistes dopaminergiques centraux ou une autre médication de la dysfonction érectile. Elle doit être utilisée avec prudence chez les patients : a) ayant une hypertension non contrôlée, une hypotension artérielle ou orthostatique ; b) prenant des traitements antihypertenseurs, des dérivés nitrés, en raison du risque d'hypotension, des antiémétiques ou des médications du SNC ou une prise d'alcool concomitante. Pour ces raisons, la conduite de véhicules et l'emploi de machines sont contre-indiqués dans les deux heures qui suivent la prise d'apomorphine.

PRÉSENTATION ET DOSAGE

Elle se présente sous forme de boîtes de quatre comprimés de 2 mg ou 3 mg non remboursés en France. L'AMM recommande de débuter à 2 mg puis d'augmenter si besoin à 3 mg. Un intervalle minimum de 8 heures entre deux prises doit être respecté. Aucun ajustement de la posologie n'est nécessaire chez le sujet âgé. En cas d'insuffisance rénale ou hépatique sévère, il est recommandé de n'utiliser que 2 mg.

CONSIGNES D'UTILISATION

Ce traitement « à la demande » et facilitateur de l'érection nécessite aussi un accompagnement de la prescription sur le besoin d'une stimulation sexuelle (parfois gênant si l'on a un comprimé sous la langue, et malgré la rapidité du délai d'action) et sur sa prise (boire un peu d'eau est utile pour faciliter la dissolution du médicament placé sous la langue). Dans la majorité des cas, le comprimé se dissout complètement dans les 10 minutes ; et s'il reste une fraction après 20 minutes, elle peut être avalée.

EN PRATIQUE

L'apomorphine n'a pas connu un développement important (environ 10 % de prescription d'apomorphine contre 90 % de sildénafil en Europe) avant tout pour son **efficacité relative qui limite ses indications aux dysfonctions érectiles d'intensité légère ou modérée**. L'existence ou non d'érections spontanées satisfaisantes est un bon indicateur pour prescrire ou non de l'apomorphine en première intention. L'absence ou une qualité insuffisante des érections spontanées et relationnelles ne sont pas favorables. Néanmoins, elle garde un **intérêt incontestable** en cas de contre-indications ou d'effets secondaires des inhibiteurs de la PDE5 ou de préférence du patient.

LE CITRATE DE SILDÉNAFIL, PREMIER INHIBITEUR DE LA PDE5

Le sildénafil (Viagra®) commercialisé en France en octobre 1998 est apparu d'emblée comme une avancée thérapeutique majeure. Compte tenu du domaine concerné, la sexualité, il a entraîné des débats éthiques, économiques et socioculturels qui ont dépassé très largement le cadre de la médecine et des soins. Il a également été victime de la recherche du sensationnel par les médias au détriment de l'information scientifique, notamment en ce qui concerne les effets secondaires cardiaques.

MÉCANISME D'ACTION

Uniquement périphérique, cet inhibiteur compétitif et réversible spécifique des phosphodiestérases de type 5 bloque la dégradation du GMPc, second messager intracellulaire du monoxyde d'azote (NO) neuromédiateur proérectile *(figure 1)*. Il accentue ainsi la myorelaxation du tissu érectile et l'afflux de sang artériel dans les corps caverneux (Padma-Nathan). Pour libérer le NO, une stimulation sexuelle est nécessaire, d'où son classement en médicament facilitateur de l'érection *(tableau III)*.

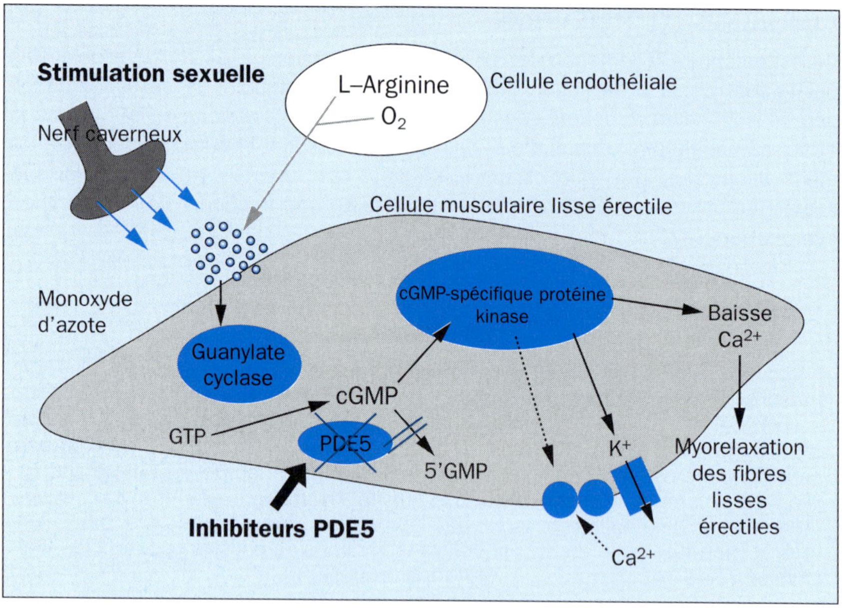

Figure 1. Mécanismes d'action des inhibiteurs de la PDE5 (d'après Lue).

PROPRIÉTÉS PHARMACOLOGIQUES

Sa demi-vie effective est d'environ 4 heures. Sa concentration plasmatique maximale est atteinte en moyenne en une heure (variant de 30 à 120 minutes) après la prise à jeun, d'où un délai d'action d'environ 25 minutes *(figure 2)*. Les enregistrements de la rigidité pénienne chez le volontaire sain ont montré qu'après stimulation visuelle sexuelle, sa prise entraîne une obtention rapide de l'érection (délai médian de 25 minutes avec un **intervalle de 12 à 37 minutes** à jeun) et sa persistance après 4 à 5 heures (RCP). Rapidement absorbé, sa biodisponibilité orale absolue est de 40 % en moyenne. Elle diminue en cas de repas riche en graisses, d'où l'intérêt de le prendre en dehors des repas. Son métabolisme est essentiellement hépatique.

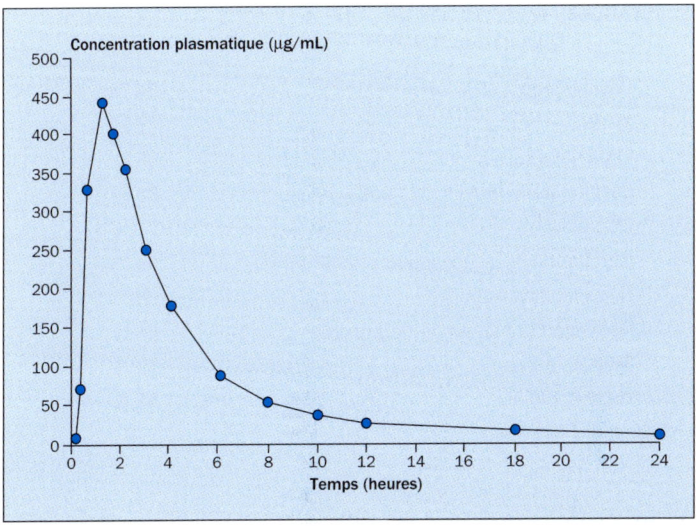

Figure 2. Pharmacocinétique du sildénafil chez le volontaire sain (RCP Viagra®).

En réalité, le délai de survenue de l'érection est plus court que l'heure supposée nécessaire. En pratique quotidienne, un délai de survenue dans les 14 à 20 minutes suffit pour la moitié des patients avec un délai médian de 36 minutes (comparé au 140 minutes pour le groupe placebo) (Padma-Nathan).

EFFICACITÉ ET INDICATIONS

Son AMM concerne « le traitement des troubles de l'érection (incapacité d'obtenir ou de maintenir une érection suffisante pour une activité sexuelle satisfaisante) ». De très nombreuses études randomisées en double aveugle contre placebo réalisées dans le monde ont montré les résultats suivants :

– une **efficacité démontrée d'environ 70 % toutes étiologies confondues** très significativement supérieure au placebo *(tableau IV)* ;

– **aucune caractéristique étiologique ne permet de prédire** un échec du sildénafil, notamment l'organicité n'est pas un paramètre fiable d'efficacité (elle varie de près de 50 % pour les dysfonctions érectiles post-prostatectomie radicale dues au diabète à 75 % ou 90 % pour les blessés médullaires ou les hommes atteints de sclérose en plaques) ;

– une efficacité **dose-dépendante**, l'action pro-érectile maximale étant obtenue à 100 mg ;

– ce traitement **non spécifique** s'adresse à tous les types de dysfonction érectile avec des résultats variant selon son origine (84 % pour celles classées « psychogènes », 77 % pour les « mixtes » et 68 % pour les « organiques ») (RCP Viagra®).

TABLEAU IV. LE SILDÉNAFIL, UNE EFFICACITÉ INCONTESTABLE, QUELLE QUE SOIT L'ÉTIOLOGIE DE LA DYSFONCTION ÉRECTILE

Psychogène	84 %
Mixte	77 %
Organiques	68 %
Lésions de la moelle épinière	83 %
Dépression	75 %
Cardiopathies ischémiques	69 %
Hypertension artérielle	68 %
Résection transurétrale de prostate	61 %
Diabète sucré	59 %
Prostatectomie	53 %

Données RCP Viagra®.

Des études en double aveugle ont ensuite démontré son efficacité dans la majorité des situations cliniques habituellement rencontrées en pratique quotidienne, qu'elles soient à forte composante psychologique avec dépression notamment, ou organique concernant des pathologies diabétiques, cardiovasculaires, neurologiques (lésions médullaires traumatiques, sclérose en plaques, Parkinson, spina bifida), uro-néphrologiques (insuffisance rénale sévère et iatrogène du traitement du cancer de prostate, qu'il s'agisse de radiothérapie, de curiethérapie, post-prostatectomie notamment en cas de préservation des bandelettes nerveuses, traitement hormonal) (Sadovsky). De nouveaux essais cliniques et/ou le recul clinique ont ensuite montré (Padma-Nathan) :

– un **faible taux d'abandon** (< 5 %) sur des périodes de traitement dépassant une année, du moins pour les patients inclus dans des essais cliniques ;

– un **faible taux de guérison** (retour d'une fonction érectile satisfaisante sans recours à un traitement) < 10 % des patients traités ;

– une **corrélation logique entre la sévérité de la dysfonction érectile et l'indice de satisfaction des patients** (41 % si la dysfonction érectile est sévère, 78 % si modérée, 100 % si légère) ;

– l'âge n'était pas un facteur spécifiquement limitant de son efficacité.

Récemment, plusieurs faits importants ont été mis en évidence concernant l'efficacité du sildénafil (Padma-Nathan) :

– le **maintien avec le temps d'une efficacité** *(figure 3)*, **d'une tolérance et d'un taux de satisfaction très élevé** (> 90 %) chez les patients qui l'utilisent depuis 5,5 ans avec un faible taux d'abandon (< 2,2 %/an en raison d'une perte d'efficacité) (McMurray) ;

– l'analyse rétrospective des essais cliniques a montré que son efficacité augmentait de 50 % à la première prise, à 64 % à la deuxième pour atteindre 80 % à la 8e prise, confirmant, si besoin était, **toute l'influence du contexte psycho-**

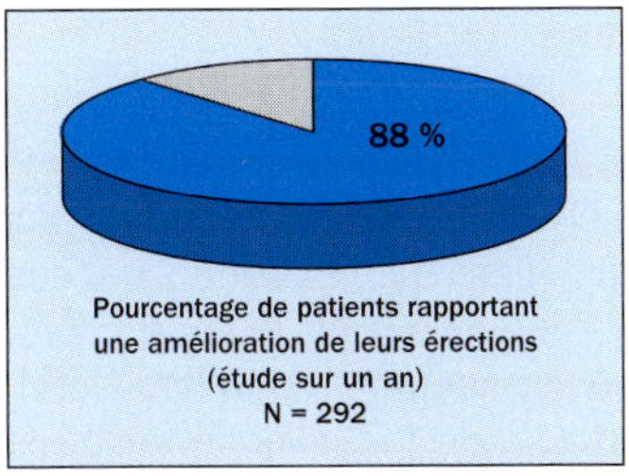

Figure 3. Maintien de l'efficacité à long terme du sildénafil (RCP Viagra®).

environnemental, notamment du stress, et la nécessité d'accompagner la prescription ;

– il améliore les **autres fonctions sexuelles du patient** *(figure 4)*, et plus globalement, la **satisfaction de la vie sexuelle des deux partenaires** mais aussi la **qualité de vie globale** des patients répondeurs (notamment la relation avec la partenaire, la situation professionnelle, la vie sociale) ;

– il **améliore les érections nocturnes des sujets ayant une dysfonction érectile organique**, c'est-à-dire en dehors de toute stimulation sexuelle, ce qui ouvre de nouvelles perspectives, notamment celle d'améliorer l'oxygénation des tissus érectiles (Terradas ; Sommer), concept conforté par la démonstration récente de l'intérêt potentiel d'une prise régulière et non plus « à la demande » pour favoriser la récupération des érections après prostatectomie radicale.

Remarque : schématiquement, la dose de PGE1 en IIC qui correspond aux patients répondeurs au sildénafil est de 13 µg et de 27 µg pour les non-répondeurs.

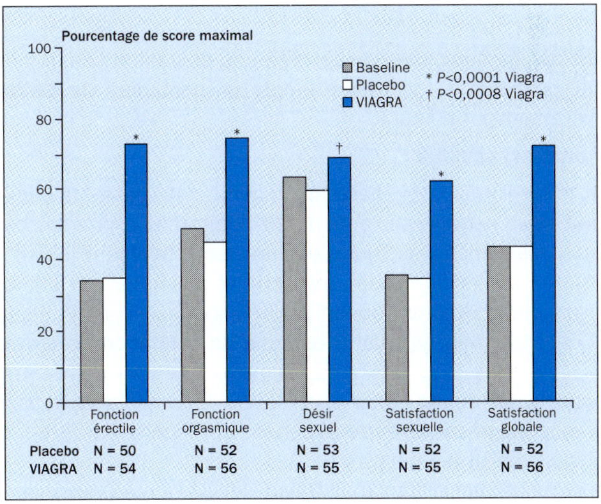

Figure 4. Effets bénéfiques du sildénafil sur les différents paramètres sexuels de l'homme (RCP Viagra®).

MORBIDITÉ ET TOLÉRANCE

• Tolérance globale

Sa **tolérance est très satisfaisante**, malgré quelques effets secondaires *(tableau V)* le plus souvent d'intensité légère à modérée qui varient de 10 % à 20 % des cas dans des études récentes (Sadovsky, Padma-Nathan). Les plus fréquents sont des céphalées et une rougeur du visage avec bouffées de chaleur et, plus rarement, des douleurs épigastriques, des troubles visuels (éblouissements à la lumière ou vision bleutée), une obstruction nasale ou des vertiges. En fait, avec le temps et l'adaptation de la dose, ces effets diminuent, expliquant que moins de 10 % (Sadovsky) des patients arrêtent le traitement en raison d'effets secondaires d'ailleurs réversibles à son arrêt. Les données de pharmacovigilance et le recul clinique n'ont d'ailleurs pas montré de différences de morbidité dans la population générale par rapport à la population sélectionnée des essais cliniques, confirmant ainsi la bonne tolérance globale du sildénafil.

TABLEAU V. EFFETS INDÉSIRABLES > 1 % SELON LE RCP VIAGRA®

Céphalées	12,8
Rougeur de la face	10,4
Dyspepsie	4,6
Troubles de la vision	1,9
Sensations vertigineuses	1,2
Congestion nasale	1,1

Remarque : en cas de survenue de céphalées ou de gastralgies, la prise concomittante de traitement spécifique (par exemple un comprimé de Doliprane® ou de Mopral®) s'avère souvent efficace.

• Tolérance cardiovasculaire

Surmédiatisé, le sildénafil est probablement un des médicaments dont la morbidité, tout particulièrement cardiovasculaire, a fait l'objet d'une pharmacovigilance très attentive. Cette mise en cause, qui s'est révélée totalement injustifiée, a eu au moins le mérite de déclencher toute une série d'études qui ont fait le point sur le risque cardiovasculaire lié à un rapport sexuel (consensus de Princeton en 2000) et à la prise de sildénafil. La **réalité est que sa tolérance cardiovasculaire est excellente** :

– une revue de la littérature publiée en 2000 (53 essais cliniques) n'a trouvé aucune différence significative entre sildénafil et placebo en ce qui concerne les infarctus du myocarde et les décès ;

– une étude de pharmacovigilance anglaise de 2001 n'a également pas montré d'incidence accrue d'infarctus du myocarde ou de cardiopathies ischémiques d'évolution mortelle (Shakir) ;

– en France plus de 150 000 patients ayant une pathologie cardiovasculaire ont déjà pris du sildénafil ;
– chez le coronarien stabilisé, le test d'effort a clairement montré l'absence de tout danger et plutôt un effet bénéfique. En fait, ce n'est pas étonnant car les inhibiteurs de la PDE5 se comportent comme des dérivés nitrés à action modeste, d'où la baisse discrète de la pression artérielle systémique et la contre-indication des dérivés nitrés.

Remarque : l'information sur les effets secondaires du traitement, notamment cardiovasculaires, et l'absence de danger cardiaque sont encore indispensables avant toute prescription car la crainte injustifiée des complications cardiaques reste fortement ancrée dans l'esprit du grand public.

CONTRE-INDICATIONS ET PRÉCAUTIONS D'EMPLOI

Elles sont communes aux traitements pharmacologiques de la dysfonction érectile ou plus spécifiques, telle la rétinite pigmentaire. Comme pour les autres inhibiteurs de la PDE5, l'association avec certains médicaments *(tableau VI)* est :
– **contre-indiquée** avec les dérivés nitrés et les donneurs de monoxyde d'azote dans les 24 heures qui suivent sa prise (risque majeur d'hypotension par potentialisation de leur effet hypotenseur) ;
– **déconseillée** avec le ritonavir, les autres traitements pharmacologiques de la dysfonction érectile et si l'activité sexuelle est également déconseillée ;
– **prudente, nécessitant une dose initiale de 25 mg** avec les inhibiteurs non spécifiques du cytochrome P450 (érythromycine, kétoconazole, nitraconazole, cimétidine, jus de pamplemousse).

TABLEAU VI. ASSOCIATIONS MÉDICAMENTEUSES CONTRE-INDIQUÉES (SEPTEMBRE 2002)

Produits contenant des dérivés nitrés • Trinitrine : Cordipatch®, Diafusor®, Discotrine®, Lénitral®, Natispray®, Nitridem®, Trinitrine simple Laleuf®, Trinipatch® • Isosorbide dinitrate : Isocard®, Langoran®, Risordan® • Isosorbide montitrate : Monicor® • Nitroprussiate de sodium : Nitriate®
Produits donneurs de monoxyde d'azote (NO) • Linsidomine : Corvasal® injectable • Molsidomine : Corvasal® comprimés, Molsidorex® Gé
Produits ayant une action de type nitré • Nicorandil : Adancor®, Ikorel®
Autres substances contenant des nitrites « Poppers » ou substances volatiles utilisées à des fins toxicomanes ou aphrodisiaques

Remarque : pour éviter tout problème, notamment médico-légal, **deux précautions sont recommandées** : a) vérifier l'ordonnance d'un patient traité pour une pathologie cardiovasculaire ; b) donner de principe au patient une photocopie de la liste des médicaments contre-indiqués.

PRÉSENTATION ET DOSAGE

Le sildénafil est disponible en boîtes de 4 ou 8 comprimés non sécables dosés à 25, 50 et 100 mg, non remboursés. Les doses les plus efficaces sont 50 et 100 mg, d'où la recommandation de débuter le traitement **habituellement par 50 mg** avec, si besoin, un ajustement après quelques essais en fonction du degré de satisfaction du patient (efficacité ou tolérance). Si le résultat est insuffisant, la posologie doit augmenter à 100 mg avec plusieurs essais. Une visite de suivi est fortement recommandée. Dans certains cas, **25 mg sont recommandés en première intention** : patient de plus de 65 ans, insuffisance rénale sévère, insuffisance hépatique légère à modérée, association à certains traitements inhibiteurs du cytochrome P450.

CONSIGNES D'UTILISATION

Ce traitement symptomatique doit être pris « **à la demande** » **avec un délai d'action médian de 25 minutes et une plage d'efficacité de 4 à 5 heures** avant le rapport sexuel sans dépasser une prise quotidienne et la dose de 100 mg. L'accompagnement de la prescription est important, d'où l'intérêt de donner la fiche d'information éditée par le laboratoire.

EN PRATIQUE

Depuis son lancement, le sildénafil a été prescrit à plus de 15 millions de personnes dont 600 000 en France, prouvant son efficacité et sa bonne tolérance sur **un très large éventail d'étiologies de dysfonction érectile (psychogènes et/ou organiques) et de comorbidités**. Son dossier d'évaluation clinique particulièrement étoffé et quatre ans de recul sur des populations non sélectionnées l'ont confirmé. Deux tiers des patients se disent satisfaits du sildénafil et 80 % choisissent de le poursuivre comme traitement (Sadovsky, Padma-Nathan). Quoique non spécifique et encore uniquement symptomatique, le sildénafil s'est imposé et restera comme le **traitement pharmacologique oral de référence** de la prise en charge de la dysfonction érectile. Il est habituellement prescrit de première intention accompagné de conseils sexologiques et d'instructions précises sans être trop strictes quant à l'utilisation du traitement (notamment l'importance de la stimulation sexuelle).

LE TADALAFIL ET LE VARDÉNAFIL, NOUVEAUX INHIBITEURS DE LA PDE5

La réussite du sildénafil et les perspectives prometteuses liées au monoxyde d'azote ont stimulé la recherche de nouveaux inhibiteurs de la PDE5 portant surtout sur des améliorations pharmacocinétiques (délai et durée d'action) et de morbidité, étant donné l'efficacité du sildénafil. Deux nouveaux inhibiteurs de la PDE5 ont été commercialisés en 2003 : le vardénafil (Levitra® de la firme Bayer) et le tadalafil (Cialis® de la firme Lilly Icos). Si leur mécanisme d'action est le même (inhibiteurs compétitifs et réversibles de la PDE5 se fixant à la place du GMP cyclique), leurs propriétés spécifiques résultent d'une différence de structure chimique, nette pour le tadalafil, moindre pour le vardénafil et le sildénafil. Actuellement, **les seules comparaisons réellement possibles sont pharmacologiques** avec des différences de :

– **sélectivité** sur la PDE5 et sur chacun des 11 types de PDE *(figure 5)*, d'où des effets indésirables variables selon les produits (par exemple, moins d'effets visuels liés à la PDE6 avec les nouvelles molécules). En pratique quotidienne, les conséquences cliniques de ces différences biochimiques sont encore imprécises mais seront très probablement peu importantes en termes d'efficacité et de morbidité ;

– **profils pharmacocinétiques :** si le vardénafil se rapproche du sildénafil, les particularités du tadalafil avec une demi-vie de 17,5 heures soulèvent des problèmes très différents (mode d'utilisation, indication, tolérance) en cours d'étude *(tableau VII)*. À la 24e heure, 60 % des patients ayant pris du tadalafil signalent pouvoir avoir un rapport sexuel.

Phosphodiestérase		Ratio de sélectivité pour la PDE5		
		Tadalafil	Sildenafil	Vardenafil
PDE1	a	20,000	290	630
	b	21,000	1100	5 000
	c	11,000	110	460
PDE2	a	49,000	19,000	72,000
PDE3	a	38,000	12,000	7700
	b	18,000	17,000	15,000
PDE4	a	30,000	6000	46,000
	b	22,000	5800	33,000
	c	23,000	5200	34,000
	d	13,000	3600	16,000
PDE6		780	6.8	2.9
Phosphodiestérase		**Ratio de sélectivité pour la PDE5**		
		Tadalafil	**Sildenafil**	**Vardenafil**
PDE7	a	47,000	22,000	200,000
PDE8	a	30,000	19,000	310,000
PDE9	a	19,000	540	3600
PDE10	a	9000	3100	12,000
PDE11	a	14	1500	640

Figure 5. Différence de sélectivité selon les principaux inhibiteurs de la PDE5 (Data on file Lilly Icos).

Ces différences de sélectivité (plus un inhibiteur est spécifique, moins fréquents sont les effets secondaires) et de « puissance » (IC 50 plus ou moins élevé) pharmacologiques sont, actuellement du moins, des arguments plus marketing que cliniques pour trois raisons :

a) les posologies recommandées pour l'AMM *(tableau III)* ne correspondent pas aux données biochimiques ;

b) les effets secondaires rapportés dans les essais cliniques sont très proches (RCP des trois médicaments) ;

c) l'analyse des études cliniques référencées concernant la population générale et certaines étiologies montre une efficacité également très proche (*Prescrire Rédaction*, RCP 2003 des trois médicaments).

TABLEAU VII. PARTICULARITÉS PHARMACOLOGIQUES DES PRINCIPAUX INHIBITEURS DE LA PDE5 TRAITANT LA DYSFONCTION ÉRECTILE

	Sildénafil	Tadalafil	Vardénafil
IC_{50}*	0,9-8,5 nM	0,9-6,7 nM	0,4-0,7 nM
T_{max}**	1 h	2 h	0,7 h
1/2 vie d'élimination	3 à 5 h	17,5 h	4,4 à 4,8 h

* IC_{50} : concentration d'inhibiteur qui réduit de 50 % l'activité enzymatique.
** T_{max} : temps de concentration maximal.

EN PRATIQUE

Ces deux nouvelles molécules sont, comme le sildénafil, très sélectives pour la PDE5, ce qui explique leur profil de tolérance et d'efficacité *a priori* peu différent. Actuellement, leur efficacité respective ne peut pas être objectivement comparée. Chaque produit présente des avantages et des inconvénients. Le tadalafil se différencie par sa durée d'action plus longue qui autorise plusieurs essais de rapports sexuels pour un même coût tout en apportant plus de spontanéité chez les sujets hyperanxieux et stressés. Mais il soulève aussi des problèmes non négligeables : a) d'interactions médicamenteuses (notamment en cas de prise de nitrates) car les hommes ayant une dysfonction érectile prennent souvent plusieurs médicaments ; b) d'effets secondaires possibles dus à cette longue durée d'action encore en cours d'évaluation. Étant donné que la majorité des utilisateurs actuels de sildénafil n'ont en moyenne qu'un ou deux rapports sexuels hebdomadaires, le seul argument d'une plus longue durée d'action et/ou d'une survenue plus courte et/ou plus forte de l'érection ne semble pas actuellement décisif, notamment chez les couples âgés. En attendant les prochaines études cliniques comparant l'efficacité respective des molécules pour des groupes homogènes de patients (étiologie ou échec d'un premier traitement), il est ainsi très probable que les patients : a) choisiront en fonction de préférences personnelles ; b) réagiront différemment selon les médicaments avec des patients non répondeurs à un produit qui répondront à un autre à l'exemple d'autres classes thérapeutiques, du fait d'une sensibilité propre spécifique à chaque individu.

PERSPECTIVES THÉRAPEUTIQUES

En réalité, la pharmacologie de la dysfonction érectile n'en est encore qu'à ses débuts. De nombreux laboratoires investissent le domaine de la dysfonction érectile (et des troubles sexuels) avec une recherche très diversifiée concernant la mise au point :

- **De nouveaux produits** (plus d'une soixantaine de brevets d'inhibiteurs de la PDE5 ont été déposés) ou de **nouvelles cibles pharmacologiques**, notamment au niveau du contrôle exercé par le système nerveux central sur les mécanismes locaux de l'érection (et aussi de l'éjaculation et du plaisir). Les différentes pistes pharmacologiques en cours d'exploration aujourd'hui sont des agonistes dopaminergiques D2, des agonistes de la mélatonine, des activateurs plus spécifiques de la guanylate cyclase, des agonistes de la Rhokinase, des modulateurs du système anti-érectile orthosympathique...

- **De nouveaux types de traitement** avec la thérapie génique (déjà en cours d'expérimentation avec des résultats prometteurs sur modèles animaux mais dont l'application à l'homme paraît encore éloignée en raison de problèmes éthiques et du risque inconnu de diffusion en dehors des tissus érectiles) et la thérapie cellulaire (très prometteuse à l'exemple de l'efficacité spectaculaire démontrée des cellules souches médullaires injectées directement dans les tissus musculaires de patients présentant des lésions sévères d'artérite des membres inférieurs).

- **Des meilleures associations de produits** visant à agir de façon complémentaire sur les différentes cibles (centrales et/ou périphériques). Divers essais commencent à être rapportés car cette voie est théoriquement très séduisante. Néanmoins, leur place reste encore à déterminer notamment pour les dysfonctions érectiles les plus sévères (diabète, post-prostatectomie radicale, origine vasculaire...) où les associations de produits injectés en intracaverneux ont déjà prouvé leur plus grande efficacité. Ainsi, l'administration de testostérone semble augmenter l'efficacité du sildénafil.

- **La recherche d'un traitement curateur, voire préventif, de la dysfonction érectile :** par le biais d'un traitement pharmacologique de principe au long cours par une amélioration de la dysfonction endothéliale (érectile ou non !) grâce à l'emploi d'inhibiteurs de la PDE5 au long cours, parallèlement à la correction des facteurs de risque. Le recul actuel a montré l'absence de tachyphylaxie (aucune accoutumance nécessitant d'augmenter la posologie) et le maintien au long cours de l'efficacité du sildénafil (Padma-Nathan). De récents résultats semblent conforter ces hypothèses tant au niveau érectile que général. Ainsi, la prise quotidienne de sildénafil au coucher entraînerait une récupération significativement plus importante que la prise à la demande ou l'évolution spontanée avec une amélioration des flux vasculaires en échodoppler (Sommer).

- **De nouvelles indications pour les inhibiteurs de la PDE5 :** l'ubiquité de cette enzyme a ouvert la voie à des indications potentielles dans d'autres domaines que les troubles érectiles et fait l'objet de recherches à l'exemple des dysfonctions sexuelles de la femme et de l'hypertension artérielle pulmonaire essentielle. De formidables et insoupçonnées perspectives sont en train de s'ouvrir pour cette nouvelle classe de médicaments que sont les inhibiteurs de la PDE5. Ainsi, l'amélioration de l'hypertension artérielle pulmonaire (Ghofrani) a conduit à des essais du sildénafil en traitement et en prévention du mal des montagnes au sommet du Mont-Blanc (*Express* n° 2713).

CONCLUSIONS

En à peine quatre ans, le traitement pharmacologique oral de la dysfonction érectile est passé du quasi-placebo au médicament moderne grâce au sildénafil, premier inhibiteur de la PDE5, qui est et restera **LE traitement pharmacologique de référence de la dysfonction érectile tous traitements confondus**. Avec 15 millions de personnes traitées, il a mis la barre très haut du fait d'une efficacité remarquable (deux tiers des patients tout venant) qui reste inchangée à moyen terme (80 % des patients choisissent de poursuivre le traitement). Il améliore parallèlement les autres paramètres sexuels et la satisfaction du patient (et de la partenaire) avec un effet bénéfique sur le bien-être psychologique et la qualité de vie. L'évaluation parfaitement documentée de sa tolérance, notamment la démonstration de son innocuité cardiovasculaire (à condition de respecter les contre-indications), a provoqué un virage complet ; le sildénafil ferait au contraire plutôt « du bien au cœur » dans tous les sens du terme. Pour toutes ces raisons, le sildénafil est sans conteste le **traitement oral de première intention**, notamment en cas de pathologies organiques associées à la dysfonction érectile et/ou de dysfonction érectile sévère. Ce traitement oral doit systématiquement être accompagné de conseils sexologiques et d'informations, essentiellement pour optimiser la prescription dans le cadre de l'aide médicalisée aux troubles sexuels.

Deux nouveaux inhibiteurs de la PDE5 (vardénafil et tadalafil) ont été commercialisés en 2003. Si l'efficacité et la morbidité de ces trois produits semblent assez similaires, le proche avenir va permettre de reconnaître leur place et leurs indications respectives compte tenu de leurs particularités pharmacologiques (durée de vie, sélectivité).

Deux autres médicaments différents, la yohimbine et l'apomorphine, peuvent être prescrits en première intention mais uniquement en cas de dysfonction érectile légère et modérée sans facteurs de gravité et de contre-indications ou d'effets secondaires de la PDE5 car leur efficacité est modeste. À l'exception de la yohimbine (traitement d'appoint), l'AMM actuelle des médicaments oraux est pour un traitement « à la demande » de la dysfonction érectile. Néanmoins, les potentialités actuelles des inhibiteurs de la PDE5 ont ouvert de nouvelles perspectives, notamment la possibilité d'un traitement en continu à visée curatrice et d'une possible prévention de la dysfonction érectile *via* une amélioration de la fonction endothéliale.

Tous ces progrès du traitement médical de la dysfonction érectile vont aider des hommes et des couples à retrouver une sexualité qui avait été compromise et qui est une partie intégrante de la santé, sauvegardant le plus longtemps possible un élément essentiel de la qualité de vie. Il faut cependant garder à l'esprit que :

– dans tous les cas, la prescription d'un traitement pharmacologique de la dysfonction érectile obéit à des règles communes ;

– la stratégie thérapeutique pour la dysfonction érectile est pragmatique. Le soutien psychologique, les encouragements ainsi que l'écoute sont autant d'éléments qui, associés à l'aide pharmacologique, aideront le patient dans la récupération d'une sexualité plus satisfaisante. Ce suivi et ce soutien en tant qu'aide médicalisée aux troubles sexuels sont des facteurs clefs de succès d'un traitement pharmacologique bien conduit ;

– l'utilisation d'un médicament par voie orale (ou locale) ne représente qu'une partie de l'arsenal thérapeutique des dysfonctions érectiles ;

– les traitements pharmacologiques proposés aujourd'hui demeurent pour le moment symptomatiques avec une place préférentielle de première intention pour les traitements oraux et de deuxième intention pour les traitements locaux, essentiellement en cas d'échec.

POUR EN SAVOIR PLUS

- Bondil P, Blachere P. Le traitement de l'insuffisance érectile : quels sont les objectifs et les méthodes ? *Prog Urol* 1998 ; 8 : 17-31.
- Cialis RCP 2003.
- Comité Consultatif National d'Éthique, Rapport n° 62 : Médicalisation de la sexualité : le cas du sildénafil. Réponse au secrétaire d'État à la santé.
- Ghofrani *et al.* Sildenafil for long-term treatment of nonoperable chronic thromboembolic pulmonary hypertension. *Am J Respir Crit Care Med* 2003 ; 167 : 1139-41.
- Giuliano F. Les traitements pharmacologiques de l'insuffisance érectile. *Andrologie* 2002 ; 12 : 84-90.
- Jackson G, Giuliano F, Drory Y, Varanese L, Emmick JT, Stuewe SR, Mitchell M. Cardiovascular implications of PDE5 inhibition in men with erectile dysfunction. *Eur Heart J Suppl* 2002 ; 4 (Suppl. H) : H1-H47.
- Jardin A, Wagner G, Khoury S, Giuliano F, Padma-Nathan H, Rosen R. *Erectile dysfunction. First International Consultation on Erectile Dysfunction co-sponsored by WHO and ICED.* Oxford : Health Publication Ltd, 2000.
- Levitra RCP 2003.
- Lue TF. Erectile dysfunction. *N Engl J Med* 2000 ; 342 : 1802-13.
- Padma-Nathan H. Sildenafil citrate (Viagra®) and erectile dysfunction : a comprehensive four year update on efficacy, safety and management approaches. *Urology* 2002 ; 60 (2B) : 1-90.
- Prescrire Rédaction : Tadalafil (Cialis®) : un peu plus commode d'emploi mais peu évalué dans les troubles organiques. *Revue Prescrire* 2003 ; 23 : 325-8.
- Sommer E, Engelmann U. Sildenafil taken at bed time – a tool for curing erectile dysfunction. *Eur Urol* 2003 (Suppl. 2) LB8 : 217.
- Terradas C, Levalle O, Nagelberg A, Mormandi E. Sildenafil improves nocturnal penile erections in organic impotence. *Int J Impotence Res* 2001 ; 13 : 125-9.
- Viagra RCP 2003.

Les traitements locaux : traitements de deuxième intention

Le pénis est une cible « évidente » pour un traitement local des dysfonctions érectiles. Ainsi, le traitement local probablement le plus ancien de la dysfonction érectile consiste en un système mécanique, le vacuum ou érecteur à dépression dont le premier brevet d'invention date de 1917 et qui reste peu utilisé. La découverte de l'effet érectogène de l'injection intracaverneuse (IIC) de papavérine en 1982 par un Français (R. Virag) puis de phénoxybenzamine, un alphabloquant, en 1983 par un Anglais (J. Brindley) a été une étape fondamentale dans la prise en charge de la dysfonction érectile. Si, au début, son efficacité la faisait apparaître comme LA solution miracle, le recul clinique a tempéré l'enthousiasme initial. Cependant, la preuve était faite qu'un médicament érectogène délivré dans du tissu érectile ou à proximité pouvait déclencher une érection, d'où la recherche d'autres voies d'administration locale car il est vite apparu que le caractère invasif de l'IIC (crainte de la piqûre) constituait un facteur limitant. Deux nouvelles voies d'administration locale (transurétrale et percutanée balanique) ont été mises au point avec des résultats mitigés. En effet, quel que soit le conditionnement utilisé (solution, gel, pommade), leur relatif manque d'efficacité s'explique avant tout pour des raisons anatomiques :

– seule l'administration intracaverneuse semble garantir une myorelaxation de l'éponge musculaire lisse érectile par une action locale directe car le riche réseau veineux spongieux diffuse préférentiellement les substances dans la circulation générale et non vers les corps caverneux ;

– l'albuginée caverneuse, membrane épaisse et « imperméable », ne facilite pas l'accès dans les corps caverneux. L'action érectogène constatée pour la voie percutanée et transurétrale résulterait d'anastomoses artérielles cavernospongieuses encore mal connues.

Cinq ans après la mise sur le marché du sildénafil, le recul clinique est suffisant pour savoir si la demande croissante de prise en charge de la dysfonction érectile a bénéficié aux traitements locaux et pour redéfinir la place ainsi que les indications respectives de ces différents traitements locaux dans la prise en charge de la dysfonction érectile.

INJECTION INTRACAVERNEUSE

OBJECTIF

Le but est de déclencher une érection « à la demande » à l'aide d'un médicament érectogène directement injecté dans les corps caverneux et qui agit localement en relâchant la musculature lisse des corps caverneux par un mécanisme « en cascade » agissant à différents niveaux de la myorelaxation. Ce traitement est uniquement à visée symptomatique. L'IIC est parfois utilisée à visée diagnostique (*voir chapitre* « Investigations »).

EFFICACITÉ

Reconnue et validée depuis vingt ans, l'IIC est un des traitements les plus efficaces, qu'ils soient pharmacologiques ou non. Selon le médicament, l'érection survient habituellement en 5 à 15 minutes et dure de 30 à 60 minutes si la dose est bien adaptée. À la différence des traitements pharmacologiques oraux, l'effet érectogène est en général suffisamment puissant pour ne pas nécessiter obligatoirement une stimulation sexuelle préalable (néanmoins très conseillée pour conserver un aspect naturel au rapport, faciliter l'érection et optimiser la satisfaction du couple). Toutefois la réponse érectile à l'injection de médicament n'est pas univoque car elle dépend de paramètres :

– **pharmacologiques :** la réponse érectile est médicament- et dose-dépendante, d'où la possibilité de déterminer la dose adéquate minimisant le risque de priapisme ;

– **étiologiques :** en théorie, ce sont les étiologies dites psychogènes et neurologiques qui répondent le mieux du fait de l'absence d'anomalies organiques vasculo-tissulaires associées. En réalité, comme pour tous les traitements pharmacologiques, le psychisme et l'environnement peuvent modifier considérablement la réponse érectile. L'injection de placebo peut même entraîner une érection rigide ! À l'inverse, certains sujets ayant une dysfonction érectile d'origine manifestement psychogène peuvent ne pas répondre en raison d'une hypertonie orthosympathique inhibitrice due au stress, à l'anxiété et à la peur de cette « piqûre dans la verge ». Comme pour les traitements oraux, le patient doit être informé que plusieurs essais peuvent être nécessaires avant de conclure à l'inefficacité des IIC. En cas d'efficacité partielle, l'association de plusieurs médicaments peut être essayée sous strict contrôle médical. La partenaire joue un rôle non négligeable.

L'efficacité érectogène permet de distinguer les différents médicaments entre inducteur et facilitateur de l'érection en fonction de la nécessité ou non d'une stimulation sexuelle pour agir (toujours conseillée pour optimiser l'érection et la satisfaction sexuelle) et du délai d'obtention de l'érection, et de les comparer aux autres traitements locaux *(tableau I)*.

TABLEAU I. DIFFÉRENCE ENTRE TRAITEMENT INDUCTEUR OU FACILITATEUR

Traitement	Inducteur	Facilitateur
Stimulation sexuelle	Non nécessaire mais conseillée	Nécessaire
Délai obtention	Bref	Plus long
	– Chlorhydrate de papavérine – Alprostadil (PGE1) – Vacuum	– Moxisylyte – Alprostadil intraurétrale et percutanée

Remarque : avec le temps, le recul clinique a montré que l'efficacité des IIC avait tendance à diminuer, nécessitant d'augmenter les doses ou de faire des associations.

TECHNIQUE DE L'INJECTION INTRACAVERNEUSE

L'IIC est une technique invasive qui nécessite un apprentissage du patient et un ajustement de la dose par le médecin. Pour cette raison, ce type de traitement reste surtout prescrit par les médecins spécialistes de la dysfonction érectile, notamment par les urologues. Néanmoins, les progrès dans le matériel, sa présentation et son conditionnement (cartouche prête à l'emploi) ont considérablement minimisé les problèmes techniques initiaux. L'IIC se fait avec une seringue de 1 ml munie d'une très fine aiguille. L'injection doit être faite perpendiculairement à l'axe de la verge latéralement dans l'un ou l'autre des corps caverneux au niveau du bord externe de la racine dorsale de la verge. La position semi-assise est idéale. Si l'aiguille est bien positionnée, il n'y a pas de résistance lors de l'injection. Sinon,

il convient de modifier légèrement sa position. L'injection est très peu sensible dans la grande majorité des cas. La première injection doit être faite en milieu médical car la phase d'apprentissage est indispensable et médico-légalement obligatoire avec trois buts :
– vérifier si le patient répond aux IIC ;
– déterminer la dose optimale pour chaque patient en sachant qu'il est inutile et même dangereux que l'érection dure plus d'une heure ;
– faire l'apprentissage de la technique de l'IIC et des précautions à suivre *(tableau II)*.

TABLEAU II. PRÉCAUTIONS À SUIVRE EN CAS D'AUTO-INJECTION INTRACAVERNEUSE

• Respecter les règles d'asepsie comme pour toute injection
• Ne pas faire plus de deux injections par semaine
• Ne jamais réinjecter mais attendre 24 heures en cas d'échec
• Ne jamais augmenter la dose sans avis médical
• Contacter un urologue ou le médecin prescripteur en cas d'érection > 3 heures ou douloureuse.
• Ne pas utiliser le même site d'injection
• Ne pas réutiliser la seringue et les aiguilles
• Respecter les consultations de contrôle

Remarques :
– Chez les sujets très anxieux, l'emploi d'une crème anesthésiante de contact et d'un injecteur automatique est souvent utile.
– Une information adaptée en s'aidant des livrets fournis par les laboratoires pharmaceutiques dédramatise très souvent l'IIC en montrant la simplicité de la technique.
– L'IIC peut être faite par la partenaire en cas de problème de dextérité manuelle insuffisante, de troubles visuels, d'obésité abdominale importante ou d'appréhension excessive.

MÉDICAMENTS UTILISÉS

Les mécanismes d'action des médicaments érectogènes ont été bien précisés. Leur efficacité érectogène distingue les médicaments inducteurs (prostaglandine E1 ou PGE1 sous le nom d'alprostadil) ou facilitateurs (moxisylyte) de l'érection. Les médicaments inducteurs ne nécessitent pas de stimulation sexuelle pour agir (toujours conseillée de principe pour optimiser l'érection et la satisfaction sexuelle). Le délai d'obtention de l'érection est court, le plus souvent dans les minutes qui suivent la délivrance locale du médicament. En France, seuls le moxisylyte (Icavex®) et l'alprostadil (Caverject®, Edex®) ont une AMM. L'alprostadil est actuellement le produit de référence, le moxisylyte n'étant indiqué qu'en cas d'effets secondaires à l'alprostadil (douleur et érection prolongée notamment) ou de terrain à haut risque de priapisme (paraplégique jeune).

- **Moxisylyte** (Icavex® 10 et 20 mg). Cet antagoniste des récepteurs alpha-1 adrénergiques, facilitateur de l'érection, est utilisé à une dose variant entre 5 et 20 mg.
- **Alprostadil** (Edex®, Caverject® 10 ou 20 µg). Cette forme synthétique de la prostaglandine E1 ou PGE1 stimule l'adénylcyclase, ce qui accroît la concentration en AMPc. Quelle que soit l'étiologie de la dysfonction érectile, son efficacité est comparable à la papavérine provoquant, dans 70 % à 80 % des cas, une érection suffisamment rigide sans stimulation sexuelle. En pratique clinique, la quasi-totalité (86 %) des patients utilisent des doses inférieures à 20 µg (variant de 2,5 à 20 µg avec une moyenne de 10 µg). Le recours à des doses plus élevées est rare et il est inutile d'injecter plus de 40 µg.

Remarque : en cas d'efficacité insuffisante, une association de deux ou trois médicaments, voire plus, est possible sous strict contrôle médical car elle a prouvé sa plus grande efficacité, qui s'expliquerait par la diversité de site d'action de chaque médicament. La commercialisation de produits ayant l'AMM a fait disparaître presque totalement ces associations *(tableau III)*. Dans certains pays d'Europe comme le Danemark, d'autres médicaments sont disponibles comme par exemple un mélange de VIP et de phentolamine.

TABLEAU III. POSOLOGIES USUELLES DES PRINCIPAUX MÉDICAMENTS UTILISÉS EN INJECTION INTRACAVERNEUSE.

Médicament	Doses mini et maxi usuelles	Posologie moyenne
PGE1 (alprostadil)	1-40 µg	15 µg
Chlorhydrate de papavérine	5-80 mg	40 mg
Trimix (papavérine/PGE1/phentolamine)	8-16 mg/10-20 µg/ 0,2-0,4 mg	10 mg/7 µg/0,5 mg
Moxisylyte	5-20 mg	10 mg

NB : seuls la PGE1 et le moxisylyte ont l'AMM.

Depuis janvier 2001, l'alprostadil peut être remboursé à titre de médicament d'exception (à 35 % ou à 100 % en cas d'ALD) par les caisses d'assurance maladie et la plupart des mutuelles, uniquement en cas de dysfonction érectile liée de manière causale à une atteinte organique définie et grave regroupant diverses étiologies plus ou moins fréquentes de dysfonction érectile *(tableau IV)*.

La prescription doit être faite sur une ordonnance de médicament d'exception disponible auprès des caisses d'assurance maladie (formulaire Cerfa n° 60-3976) sans nécessité d'entente préalable.

TABLEAU IV. INDICATIONS DE REMBOURSEMENT À TITRE DE MÉDICAMENT D'EXCEPTION DE L'ALPROSTADIL (EDEX®, CAVERJECT®)

Si les troubles de l'érection sont liés de manière causale à une atteinte organique définie et grave
• Neuropathie diabétique avérée
• Paraplégie et tétraplégie quelle qu'en soit l'origine
• Séquelles de la radiothérapie abdominopelvienne
• Séquelles de priapisme
• Séquelles de la chirurgie (anévrysme de l'aorte, prostatectomie radicale, cystectomie totale et exérèse colorectale)
• Traumatismes du bassin compliqués de troubles urinaires
• Sclérose en plaques

INDICATIONS

Le consensus actuel est de les réserver aux échecs ou en cas d'intolérance d'un premier traitement pharmacologique oral correctement prescrit et suivi *(tableau V)*. Elles ne sont prescrites de première intention que pour des indications particulières :

– **contre-indications** des traitements oraux ;

– **patients souhaitant une érection plus rigide et de survenue rapide**. Une étude européenne récente (Denis) a comparé l'efficacité du sildénafil à celle des IIC chez des patients traités régulièrement à la prostaglandine E1. Si une large majorité (70 %) se sont déclarés satisfaits par le sildénafil (avec une dose moyenne de 84 mg), certains préfèrent continuer les IIC ou les alternent avec la prise de sildénafil, notamment parce que la rigidité est souvent perçue comme plus intense par les patients (peut-être par le fait d'une forte concentration locale d'agents pharmacologiques) ;

– **coût réduit :** certains patients pouvant bénéficier d'un remboursement de l'alprostadil en tant que médicament d'exception optent d'emblée pour l'IIC, tout particulièrement les sujets diabétiques insulinodépendants déjà habitués aux auto-injections d'insuline ;

– « **rééducation** » **du tissu érectile** pour prévenir ou traiter certaines dysfonctions érectiles iatrogènes post-chirurgicales (prostatectomie radicale surtout ou, parfois, maladie de La Peyronie). L'emploi d'injections systématiquement répétées viserait à améliorer, d'une part, le retentissement psychologique négatif de la dysfonction érectile et, d'autre part, la réponse vasculaire et/ou la biochimie tissulaire caverneuse par une meilleure oxygénation des tissus érectiles pour éviter et/ou réduire les séquelles érectiles.

TABLEAU V. INDICATIONS ACTUELLES DU TRAITEMENT PAR IIC

Traitement de deuxième intention	Traitement de première intention
Échec du traitement pharmacologique oral	Souhait d'une plus grande rigidité et/ou d'un début rapide
Effets secondaires mal supportés du traitement oral	Possibilité de remboursement (médicament d'exception)
Contre-indications relatives ou formelles du traitement oral	« Rééducation » du tissu érectile après certaines chirurgies (prostatectomie radicale...)*

* Hors AMM.

Les rares contre-indications sont d'ordre :
– technique : handicap physique (manuel, visuel, pondéral...) empêchant la pratique d'injection ;
– psychiatrique : psychose, addiction, sexualité perverse ;
– comportemental : sujets peu fiables quant au respect des précautions et du suivi ou obnubilés par la recherche de « performance ».

Il existe un risque de morbidité accrue en cas de terrain prédisposé au risque de priapisme (drépanocytose, myélome multiple, leucémie...) ou d'allergie au produit injecté. La fibrose caverneuse et les troubles de la coagulation sont des contre-indications relatives.

L'efficacité globale des inhibiteurs de la PDE5 se situant entre 60 % et 85 %, cela signifie que les IIC peuvent concerner les 15 % à 40 % des sujets non répondeurs, chiffres non négligeables !

UTILISATION THÉRAPEUTIQUE

Si dans la majorité des cas, l'IIC déclenche une érection pharmacologique, le plus important réside dans ce que le médecin en fait pour traiter de manière causale la dysfonction érectile. Si les IIC ne sont que symptomatiques, elles sont vouées, à terme, à l'échec (une IIC d'emblée chez un patient ayant une souffrance psychogène risque de lui « couper la parole »), d'où l'intérêt de faire des IIC dans le cadre d'une prise en charge sexothérapique. Cette approche plus globale permet une meilleure acceptabilité, chaque patient étant un cas particulier. Avant l'arrivée du sildénafil en 1998, la pratique clinique avait consacré deux indications thérapeutiques différentes mais complémentaires (Bondil, Virag).

INJECTIONS INTRACAVERNEUSES EN COMPLÉMENT D'UNE PRISE EN CHARGE SEXOTHÉRAPIQUE

Le simple fait d'avoir une érection rigide rassure souvent les sujets anxieux ou stressés. L'IIC était ainsi utilisée temporairement, comme une « béquille » aidant à la « rééducation du muscle érectile », puis, si nécessaire, comme « roue de secours », messages facilement compréhensibles pour les patients. La réalisation

de quelques IIC par le médecin dans le cadre de l'apprentissage de l'auto-injection puis, si besoin, à domicile par le patient, permettait souvent de récupérer une activité sexuelle satisfaisante à une double condition :
– l'absence d'anomalies organiques sévères ;
– d'être associée à une prise en charge sexothérapique.

Remarque : l'IIC aidait aussi à la restauration narcissique du patient et à la prise de conscience qu'une érection rigide ne résolvait pas toutes ses difficultés, d'où une meilleure acceptation des problèmes psychoaffectifs sous-jacents volontiers niés ou minimisés dans un premier temps.

MÉTHODE PAR AUTO-INJECTION

Son objectif était différent, l'IIC étant utilisée à long terme systématiquement avant chaque rapport, le meilleur exemple étant le sujet paraplégique. L'expérience clinique avait démontré que l'auto-IIC était mieux acceptée en cas de dysfonction érectile à prédominance organique, de partenaire stable et d'échec de la sexothérapie et/ou des autres traitements pharmacologiques (ce qui concernait environ 10 % à 20 % des patients tout venant) avec des résultats satisfaisants. Des études de qualité de vie réalisées en Europe ont montré avec un recul jusqu'à 18 mois une amélioration de la fonction érectile et aussi de la satisfaction sexuelle et globale. L'arrivée du sildénafil a considérablement réduit la place des IIC sans les supprimer totalement. En pratique quotidienne, si l'IIC en complément d'une prise en charge sexothérapique a été supplantée par le sildénafil en gardant les mêmes objectifs, la méthode par auto-injection est encore régulièrement utilisée, essentiellement en deuxième intention *(tableau V)*. À la condition d'une sélection appropriée, elle est une alternative thérapeutique efficace et peu dangereuse au long cours pour un nombre limité mais non négligeable de sujets. La pratique quotidienne montre que les patients peuvent utiliser l'IIC de façon très diversifiée avec des variations inter- et intra-individuelles (avec ou sans auto-injecteur, régulièrement ou non, systématiquement ou non) *(figure 1)*.

ACCEPTABILITÉ

Malgré leur indéniable efficacité, les IIC sont restées un traitement confidentiel car un grand nombre d'individus refusaient de les utiliser comme traitement à moyen et long terme. D'ailleurs, plus de deux tiers des sujets qui utilisaient les IIC régulièrement ont opté ensuite pour la prise de sildénafil (Giuliano). Cette réticence s'explique essentiellement pour des problèmes :
– d'acceptabilité relative de la part des soignants par crainte des effets secondaires (priapisme surtout) et par la mise en œuvre qui nécessite du temps et des praticiens motivés et entraînés ;
– de confort médiocre pour les patients, ce qui explique que près de deux tiers d'entre eux arrêtent les IIC durant les deux premières années. Les principaux motifs

Emploi auto-injecteur	Oui	Non	Les deux	
	31 %	**62 %**	**7 %**	
Emploi IIC	Chaque fois	Très souvent	Parfois	Rarement
	35 %	**35 %**	**25 %**	**5 %**
Fréquence des auto IIC/semaine	1	2	> 2	
	84 %	**34 %**	**5 %**	
Durée de l'érection	< 30 min	30-60 min	60-90 min	> 90 min
	6 %	**30 %**	**62 %**	**4 %**

Figure 1. Résultats de l'enquête internationale ICED 1999 (277 centres pour 100 000 patients dont 50 % nord-américains et 20 % européens).

évoqués *(tableau VI)* sont le refus de la méthode (jugée trop artificielle ou trop compliquée par le patient et/ou sa partenaire), une manipulation difficile, la peur de la piqûre, le coût, le choix d'un autre traitement, une efficacité insuffisante, la douleur ou le risque de complications. D'autres facteurs (culturels, formation du thérapeute, arrêt de toute activité sexuelle pour différentes causes) peuvent intervenir également.

TABLEAU VI. PRINCIPALES RAISONS DE REFUS DE LA MÉTHODE PAR AUTO-INJECTION INTRACAVERNEUSE (ET DU VACUUM)

• Méthode jugée trop artificielle ou compliquée par le patient et/ou le thérapeute
• Problème de manipulation
• Efficacité insuffisante
• Crainte des complications
• Problème de coût
• Sélection et apprentissage insuffisants
• Refus de la partenaire

Pour limiter le risque d'abandon, les IIC comme les autres traitements de la dysfonction érectile doivent être adaptés à chaque patient, selon une prescription « à la carte ». Le confort est un facteur déterminant du choix par le patient. L'information initiale, la qualité de la sélection et de l'apprentissage sont des facteurs clés pour optimiser l'acceptabilité et le succès de ce traitement.

MORBIDITÉ

• Immédiate

La principale complication immédiate est l'érection prolongée, dangereuse au-delà de 3 heures avec un risque potentiel de priapisme à partir de la 6e heure et de séquelles érectiles à partir de la 24e heure. Ce danger est minime depuis l'emploi de l'alprostadil (1 % à 2 %) et du moxisylyte (0,1 %). Sa meilleure prévention passe par une sélection appropriée du patient et de la dose en évitant toute érection pharmacologique de plus d'une heure avec l'obligation de consulter en cas d'érection supérieure à 3 heures. Les autres complications immédiates sont :

– une douleur pénienne (10 % à 20 %), essentiellement avec l'alprostadil qui survient pendant ou après l'injection par irritation des terminaisons sensitives caverneuses. Habituellement modérée et diminuant avec le temps, elle peut être invalidante, empêchant tout rapport sexuel. L'adjonction d'anesthésiants locaux ou de solution bicarbonatée minimise cette douleur ;

– un saignement, une ecchymose ou un hématome (5 % à 10 %) sont des incidents sans gravité tout comme l'injection dans le canal urinaire, lesquels diminuent avec la maîtrise technique de l'injection ;

– une hypotension artérielle, complication rare (0,5 %) et spécifique à l'IIC de moxisylyte.

• À moyen et long termes

Le risque de priapisme est toujours possible mais la principale complication est la survenue d'une fibrose caverneuse localisée ou non, surtout notée avec les auto-IIC de papavérine. Une surveillance des tissus péniens tous les 6 mois est ainsi recommandée pour son dépistage. Cette fibrose peut être diffuse ou localisée, rarement précoce ou surtout secondaire, prenant le plus souvent la forme de nodules péniens sans conséquences mais pouvant entraîner une courbure de la verge dans 5 % à 10 % des cas. L'arrêt temporaire des IIC provoque leur régression spontanée dans un tiers des cas.

Remarques :

– Certaines étiologies exigent plus de précautions comme les paraplégies en raison d'un risque plus grand de priapisme (plus grande sensibilité aux médicaments injectés et absence de sensation de la douleur du priapisme surtout la nuit) et de fibrose à long terme (surtout si le sujet est jeune).

– La meilleure prévention de tous ces risques consiste en une bonne sélection du patient et des indications, un bon apprentissage de la technique, une information appropriée et un respect des recommandations *(figure 2)*.

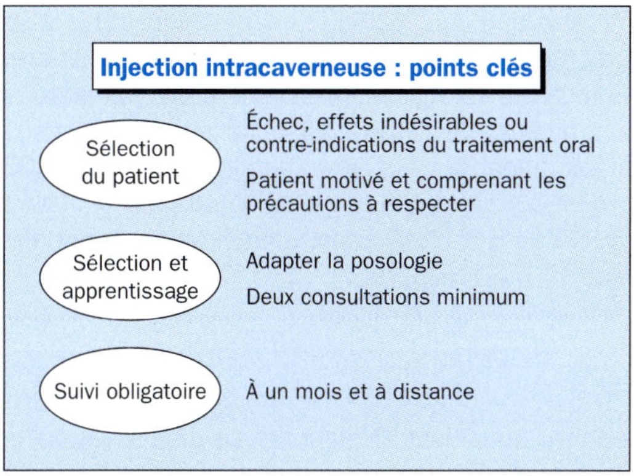

Figure 2. Points clés pour optimiser le succès du traitement par injection intracaverneuse (IIC).

CONCLUSIONS

Quoique traitement symptomatique et non curatif de la dysfonction érectile, les IIC conservent une place de choix dans l'arsenal thérapeutique de la dysfonction érectile en raison de ses avantages intrinsèques : début rapide de l'érection, efficacité comparable au sildénafil, morbidité limitée et absence d'effets systémiques. Ses effets secondaires sont locaux (douleurs, priapisme, survenue d'une fibrose cicatricielle caverneuse) et peuvent être minimisés par une sélection et un apprentissage adaptés. À ces conditions, les IIC améliorent la qualité de vie par leur impact positif tant chez le patient que chez sa partenaire (ICED, 1999). Malgré ces points forts, les IIC ont été et restent peu prescrites, essentiellement pour des problèmes d'acceptabilité partagés par les soignants et les patients. La commercialisation du sildénafil a permis de mieux cerner ses indications actuelles et futures. Actuellement, l'IIC est avant tout indiquée en deuxième intention en cas d'échec, d'effets indésirables ou de contre-indications des traitements oraux, d'où une baisse globale de ses indications. Cependant, la possibilité récente de remboursement pour certaines indications est en train d'accroître son emploi. Ses nouvelles indications potentielles actuelles (prévention des dysfonctions érectiles post-chirurgicales pelviennes) et futures (délivrance locale de la thérapie génique, réanimation de la fonction vasculaire en cas de dysfonction érectile d'origine vasculaire, association avec d'autres traitements oraux et/ou locaux) restent à confirmer.

ADMINISTRATION INTRAURÉTRALE

Pour pallier l'aspect invasif de l'IIC, cette voie a été plus récemment développée (agrément de la FDA en novembre 1996 ; commercialisée sous le nom de système MUSE® *(Medicated Urethral System for Erection)* aux États-Unis depuis 1997, en France depuis septembre 2001. À l'aide d'un applicateur à usage unique, une dose d'alprostadil est déposée dans la portion distale de l'urètre. Une fois dans l'urètre, 80 % du produit sont absorbés par le corps spongieux, une partie passerait ensuite vers les corps caverneux *via* des anastomoses artérielles cavernospongieuses encore mal connues. L'alprostadil est disponible à quatre dosages (125, 250, 500 ou 1 000 µg) avec un conditionnement permettant la diffusion du principe actif vers le tissu érectile. Son délai d'action est de 5 à 10 minutes. L'érection survient dans les 20 minutes et persiste pendant 30 à 60 minutes.

EFFICACITÉ

Quoique les études initiales rapportent deux tiers de patients se disant satisfaits ou très satisfaits, son efficacité en pratique quotidienne est nettement inférieure à celle des IIC puisqu'elle n'entraîne une érection que chez 30 % à 40 % des patients, toutes étiologies de dysfonction érectile confondues. Cette efficacité relative explique son taux d'abandon élevé et ses indications limitées.

TECHNIQUE

Comme pour les IIC, un apprentissage et une médicalisation des premiers tests sont nécessaires pour fixer la dose et l'apprentissage des manipulations. Le dispositif à conserver au frais doit être appliqué en position debout après avoir uriné. L'urètre doit être humidifié (miction préalable) pour que le produit se dissolve. Il faut masser la verge pendant 10 à 60 secondes. Une bande élastique ou un anneau temporairement placé à la racine de la verge peut améliorer la rigidité.

INDICATIONS

La voie transurétrale est très peu utilisée car elle a été supplantée par l'efficacité incomparable du sildénafil et des IIC. En pratique, elle garde une place minime comme traitement de deuxième intention en cas de :
– contre-indications ou effets indésirables des autres traitement pharmacologiques ;
– refus des IIC (notamment après dysfonction érectile iatrogène post-prostatectomie radicale).

Remarques :

– Elle peut être couplée à un test d'exploration vasculaire pour améliorer sa sensibilité (500 µg de MUSE® correspondant à 10 µg de PGE1 en IIC).

– Ses contre-indications sont communes avec les autres traitements pharmacologiques de la dysfonction érectile (risque cardiaque et de priapisme, hypersensibilité au produit) et spécifiques (sténose urétrale distale, certaines anomalies péniennes distales anatomiques ou infectieuses).

AVANTAGES ET INCONVÉNIENTS

Cette voie offre l'avantage d'être moins invasive que l'IIC, de ne pas nécessiter de stimulation sexuelle, ni de présenter de contre-indication en association avec des dérivés nitrés. À la différence des IIC et du sildénafil, il est possible de prendre 2 doses par jour sans dépasser plus de 7 doses par semaine. Ses effets indésirables les plus fréquents sont des douleurs (32 %) ou des brûlures urétrales (12 %). Des hypotensions responsables de malaises (3 %) peuvent survenir au début du traitement dans l'heure qui suit, déconseillant de conduire ou d'utiliser des machines. Une irritation vaginale chez la partenaire (6 %) peut survenir. Cette méthode ne doit pas être utilisée si la partenaire est enceinte ou susceptible de l'être, sauf si l'homme met un préservatif (non altéré par le produit).

CONCLUSIONS

L'application intraurétrale d'alprostadil est un traitement de deuxième intention comme les IIC. Sa place est minime, ne concernant qu'un petit nombre de patients du fait de sa relative efficacité qui ne compense pas sa meilleure acceptabilité. Néanmoins, le MUSE® garde une place dans l'arsenal thérapeutique de la dysfonction érectile car il reste une alternative possible aux IIC en cas de refus, de contre-indications ou d'effets secondaires des autres traitements pharmacologiques.

ADMINISTRATION PERCUTANÉE

Depuis une vingtaine d'années, divers médicaments myorelaxants (nitroglycérine, minoxidil, papavérine, yohimbine) ont été testés par voie percutanée au niveau du fourreau de la verge ou du gland avec divers conditionnements (solution, gel, pommade). Leur faible efficacité a annulé l'avantage indiscutable de leur meilleure acceptabilité. Récemment, l'alprostadil a été proposé sous forme de gel aux États-Unis et de crème en Asie, chacune contenant de l'alprostadil et un absorbeur spécifique. L'alprostadil apparaît comme une excellente molécule pour le traitement local (rapidement métabolisée dans les tissus érectiles, durée de demi-vie courte, efficacité et innocuité déjà prouvées en IIC et intraurétrale). Les effets secondaires sont similaires à la voie intraurétrale (brûlures et douleurs péniennes ; érythème génital). Les nouveaux médicaments locaux font actuellement l'objet d'études complémentaires pharmacologiques et cliniques.

TRAITEMENT MÉCANIQUE : L'ÉRECTEUR À DÉPRESSION OU LE VACUUM

L'érecteur à dépression *(vacuum erection device)* est un système mécanique de pompe à vide développé aux États-Unis dans les années 1980 (Delavierre). Son emploi est resté limité car trop souvent mal accepté par le milieu médical. En 1996, il a été classé comme une option thérapeutique (au même titre que les IIC et les prothèses péniennes) selon les recommandations de l'AUA *(American Urological Association)*.

PRINCIPES ET FONCTIONNEMENT

L'érecteur à dépression comporte trois parties : un cylindre en plastique transparent, une pompe à vide (manuelle ou électrique), des anneaux constricteurs élastiques *(figure 3)*. Le cylindre placé autour de la verge flaccide s'applique contre la région pubienne où un lubrifiant hydrosoluble étanchéifie le système *(figure 4)*. La pompe crée une dépression dans le cylindre (ne devant pas dépasser 100 mm Hg) jusqu'à l'obtention d'une « érection » par afflux de sang (2 à 7 minutes).

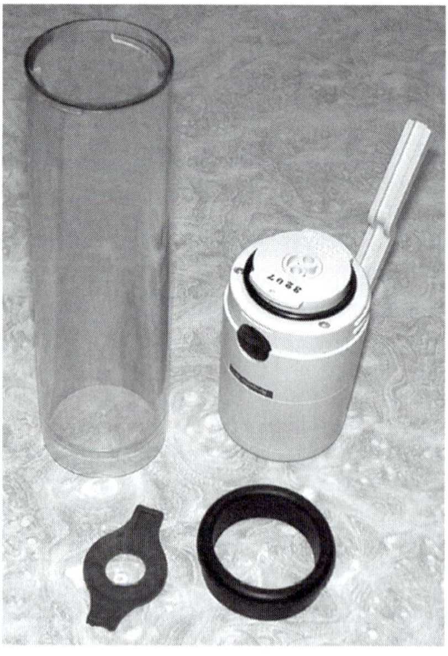

Figure 3. Éléments du vacuum.

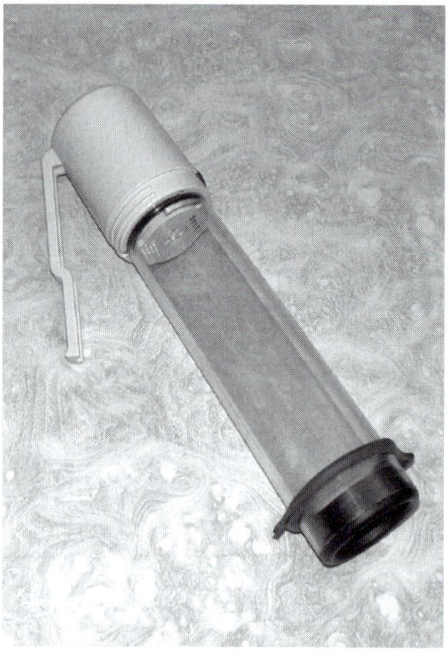

Figure 4. Vacuum monté.

Un anneau élastique de taille adéquate (ou si besoin plusieurs) glissé à la racine de la verge bloque alors le retour veineux créant un garrot à ne pas garder plus de 30 minutes. Cette « érection » n'est pas physiologique :

– absence de relaxation active des fibres musculaires lisses et de libération de neurotransmetteurs ;

– maintien artificiel grâce à un anneau constricteur placé autour de la base du pénis.

Remarque : l'anneau pénien peut être utilisé seul en cas d'érection instable, de rigidité insuffisante ou d'éjaculation prématurée associée.

EFFICACITÉ

Dans l'immédiat, l'obtention d'une « érection » varie dans la littérature de 40 % à 80 %, en fonction de l'expérience du thérapeute. À court ou moyen terme, 20 % à 40 % des patients en Europe l'abandonnent pour divers motifs : récupération des érections spontanées, inefficacité ou rejet du système, effets secondaires, problèmes techniques, refus de la partenaire, problèmes conjugaux... En revanche, la minorité de patients qui l'utilisent à long terme en sont très satisfaits avec un impact positif (également retrouvé chez la partenaire) sur leur sexualité et leur bien-être conjugal et personnel. En réalité, il est possible d'obtenir une « érection » dans une grande majorité des cas à la condition d'être patient et attentif aux détails techniques. Plus que pour les autres traitements locaux, l'emploi du vacuum nécessite un apprentissage de la part du patient mais aussi du thérapeute. Ce dernier doit savoir qu'une rigidité :

– **incomplète** peut avoir plusieurs causes : impossibilité de créer une chambre étanche autour de la verge (une lubrification abondante, voire le rasage des poils pubiens y remédient), dépression insuffisante ou trop brève (une attente de quelques minutes est souvent nécessaire), pénis trop gros ou ayant une courbure par rapport au cylindre ;

– **fugace** est secondaire à une constriction veineuse insuffisante et nécessite d'utiliser un anneau plus serré.

Remarque : en cas d'efficacité partielle de l'IIC lors de l'apprentissage, il est opportun d'utiliser le vacuum lors de la consultation dans le double but de faciliter un choix plus objectif du patient (montrer une IIC et le vacuum) et la mise en place de l'appareil (grâce à la tumescence déclenchée par l'IIC).

INDICATIONS

Au même titre que les IIC, le vacuum, traitement mécanique palliatif non spécifique, peut être proposé en théorie à tous les patients ayant une dysfonction érectile quelle que soit l'étiologie. En réalité, le vacuum n'est actuellement recommandé qu'en traitement de deuxième (voire de troisième) intention en cas d'échec, d'effets indésirables ou de contre-indications des traitements pharmacologiques oraux ou locaux, seul ou parfois en association avec un autre traitement local et/ou oral. Il garde une indication particulière comme traitement préventif de la fibrose post-chirurgicale après greffe pour courbure de verge (la distension répétée et temporaire améliorerait la compliance des tissus érectiles). Le recul clinique a montré que le vacuum ne concerne qu'une minorité de patients (globalement moins de 5 %) qui peuvent être très satisfaits de ce type de traitement. Les « meilleurs » candidats sont les sujets de plus de 50 ans ayant une dysfonction érectile à prédominance organique, une partenaire stable après échec et/ou refus des autres traitements médicaux (oraux ou locaux) ou de la chirurgie. Le vacuum est rarement accepté en cas de dysfonction érectile psychogène, notamment chez le sujet jeune ou sans partenaire stable.

Remarque : les rares études comparatives de patients ayant utilisé avec un recul suffisant les auto-IIC et le vacuum montrent que la principale raison d'abandon dans les deux groupes est l'efficacité insuffisante des érections (et non les possibles effets secondaires ni le côté trop « technique » du prélude amoureux).

ACCEPTABILITÉ

Elle a été longtemps un sujet de controverse en raison des discordances entre les données américaines (de 70 % à 80 % d'acceptabilité), et européennes. Si des facteurs culturels peuvent l'expliquer en partie, l'implication et les habitudes des soignants jouent un rôle important car le principal obstacle résulte d'une acceptabilité médiocre partagée par les patients et les soignants. En France, le vacuum reste très peu proposé pour divers motifs : refus de la méthode (jugée trop artificielle, encombrante ou compliquée par le patient et/ou sa partenaire), manipulation parfois difficile, efficacité insuffisante, douleur ou sensation de verge froide, coût immédiat non négligeable (de l'ordre de 100 à 300 euros non remboursés par les caisses d'assurance maladie). Ainsi, si l'acceptabilité dépend beaucoup du choix du patient (et de sa partenaire), la qualité de l'information, la conviction et l'adhésion du thérapeute vis-à-vis de cette méthode sont des paramètres importants. Une information objective et la bonne connaissance du maniement du vacuum sont essentielles pour un apprentissage optimal, d'où l'intérêt d'une période d'essai (souvent prévue par les vendeurs de vacuum).

AVANTAGES ET INCONVÉNIENTS

Ses avantages sont une utilisation à la demande, un aspect non invasif puisque sans emploi de substances pharmacologiques, la quasi-absence de contre-indications et un coût modéré (à moyen et long termes). Ses inconvénients peuvent résulter :

– **du concept lui-même :** aspect congestif de la verge, sensation d'engourdissement et de refroidissement de la verge (baisse de la température cutanée due à la baisse du flux sanguin pénien) ; gêne mécanique avec une possible bascule de la verge (résultant d'une différence de rigidité pénienne entre l'aval et l'amont de l'anneau). Il faut espérer que les futurs modèles amélioreront certains des défauts actuels (encombrement, maniement, esthétique...) ;
– **de particularités anatomiques :** une courbure de verge ou une verge trop volumineuse peuvent affecter le fonctionnement.

INCIDENTS ET COMPLICATIONS

Les fréquents engourdissement et refroidissement de la verge sont habituellement des incidents mineurs tout comme la survenue de pétéchies, de contusions cutanées et d'ecchymoses (jusqu'à 30 % des patients). La dyscrasie n'est pas une contre-indication formelle mais doit rendre prudent l'emploi du vacuum. En pratique, la morbidité est réduite puisque les principales complications sont :
– des douleurs fréquentes (10 % à 30 %) et variables, pendant et après l'obtention de l'érection, dues à la dépression et/ou à l'anneau, minimisées par la création lente de la dépression et une bonne mesure du diamètre pénien pour choisir l'anneau ;
– un blocage de l'éjaculation (20 % à 40 %) avec parfois des douleurs par distension de l'urètre bulbaire.

CONCLUSIONS

Le vacuum ou érecteur à dépression, traitement mécanique non spécifique de la dysfonction érectile, fait partie de l'arsenal thérapeutique de la dysfonction érectile. En créant une pression négative sur la verge flaccide, il provoque un afflux de sang qui est retenu par un anneau élastique (faisant office de garrot veineux) à la racine de la verge. Ce traitement local déjà ancien a fait la preuve de son efficacité, de son innocuité et de son intérêt. Ses principaux avantages sont d'être réutilisable à volonté, son absence de contre-indications, sa faible morbidité et l'absence de danger (si le garrot est maintenu moins de 30 minutes). Il s'apparente aux IIC du fait d'une érection non naturelle « à la demande » et d'un taux d'abandon élevé à court et moyen terme. Il reste peu utilisé du fait d'une acceptabilité médiocre. Si l'aspect trop artificiel ou compliqué est certainement un motif important de refus, l'adhésion du thérapeute (et de la partenaire) influence beaucoup le choix du patient, d'où la nécessité d'une information objective et d'un apprentissage de qualité. À ces conditions, il est une alternative thérapeutique efficace au long cours concernant un nombre limité (mais à ne pas négliger) de sujets qui en sont satisfaits. L'expérience clinique démontre qu'actuellement, le meilleur candidat au vacuum est le sujet ayant une dysfonction érectile à prédominance organique, après 50 ans, avec une partenaire stable et consentante, ne souhaitant pas les IIC et bien informé.

Ses indications actuelles sont : a) rarement de première intention en cas de refus des traitements pharmacologiques ou de choix personnel du patient, b) parfois de deuxième intention en cas d'échec ou de contre-indications des traitements pharmacologiques oraux ou locaux, c) habituellement de troisième intention en cas d'échec ou de contre-indications des autres traitements pharmacologiques locaux et de la chirurgie.

En résumé, pour la pratique

1. Les traitements locaux conservent une place de choix dans l'arsenal thérapeutique de la dysfonction érectile comme traitement de deuxième intention.

Le consensus actuel est de ne les proposer de principe qu'en deuxième intention (néanmoins un patient peut opter d'emblée pour un traitement local) à des patients chez lesquels les traitements pharmacologiques par voie orale ont échoué, sont contre-indiqués ou entraînent des effets indésirables. Étant donné qu'on estime les échecs du traitement oral à environ un tiers (de 15 % à 40 %) des patients, ces simples données statistiques suffisent à montrer la place potentiellement importante des traitements locaux.

2. L'injection intracaverneuse reste de loin le traitement local le plus utilisé.

Malgré un recul de 5 ans, la voie transurétrale ne s'est pas imposée, tout comme la voie transdermique qui pourrait connaître un regain d'intérêt. La voie intracaverneuse par injection directe dans les corps caverneux d'alprostadil, molécule de référence, est de très loin la plus utilisée. Son efficacité et sa relative innocuité ont été bien établies par un recul de vingt ans avec comme avantages : un plus large spectre d'efficacité que les traitements oraux, une relative innocuité et une plus grande rapidité d'action ; comme inconvénients : la nécessité médico-légale d'un apprentissage et d'une surveillance, une acceptabilité médiocre et un coût relativement élevé (minimisé par la possibilité récente de remboursement comme médicament d'exception).

3. Le vacuum reste une option tout à fait valable pour un nombre réduit mais non négligeable de patients.

Comme les IIC, ce traitement mécanique non spécifique a prouvé son efficacité, son innocuité et son intérêt. Il est indiqué en deuxième intention ou parfois en troisième, en cas d'échec ou de contre-indications des autres traitements pharmacologiques locaux en alternative à la chirurgie. Il reste peu utilisé du fait d'une acceptabilité médiocre des patients et

aussi des soignants, réticence non justifiée. Le vacuum doit être proposé de principe et de façon neutre comme une option thérapeutique de deuxième ou troisième intention, notamment chez les sujets plus âgés avec une partenaire stable. À ces conditions, il est une alternative thérapeutique efficace au long cours concernant un nombre limité (mais à ne pas négliger) de sujets qui en sont satisfaits.

4. La qualité de l'information, de la sélection et de l'apprentissage sont des facteurs essentiels pour le succès des traitements locaux.

Malgré leurs avantages indiscutables, les traitements locaux restent encore trop peu utilisés. Pour réduire les taux élevés d'abandon et d'échec, le recul clinique a souligné l'importance d'une information et d'une sélection appropriée des patients, de la qualité de l'apprentissage et de l'adhésion de la partenaire.

5. Les traitements locaux peuvent être inducteurs ou facilitateurs de l'érection.

Les IIC d'alprostadil et le vacuum sont les traitements locaux inducteurs de l'érection à la différence de l'IIC de moxisylyte et de l'alprostadil percutané ou intraurétral qui sont des facilitateurs de l'érection. Ces spécificités des traitements locaux doivent être prises en compte car elles peuvent être perçues comme un avantage ou un inconvénient selon les patients qui peuvent souhaiter la survenue rapide de l'érection et une rigidité plus forte (la rigidité est souvent perçue comme plus intense par les patients probablement du fait d'une forte concentration locale d'agents pharmacologiques).

6. Les traitements locaux ont encore des perspectives d'avenir indiscutables.

L'arrivée des nouveaux traitements oraux ne modifiera probablement pas beaucoup la place des traitements locaux. Si les recherches en cours de nouvelles molécules agissant localement sans injection aboutissent, cette voie d'administration pourrait concurrencer les traitements oraux comme prescription de première intention. Le concept de « réanimation » des tissus érectiles par injection répétée de produits érectogènes est une voie de recherche prometteuse. Il commence à s'appliquer aux dysfonctions érectiles post-chirurgie radicale pelvienne et pourrait s'étendre à d'autres étiologies (notamment en cas d'anomalies vasculaires ou tissulaires prédominantes). Il semble probable qu'un bon nombre de patients bénéficieront d'association pharmacologique (traitement oral et/ou intraurétral et/ou percutané et/ou intracaverneux) si les essais futurs le confirment. Enfin, pour les futures thérapies géniques, la voie intracaverneuse sera vraisemblablement le mode d'administration locale par IIC.

POUR EN SAVOIR PLUS

- Bondil P, Blachere P. Le traitement de l'insuffisance érectile : quels sont les objectifs et les méthodes ? *Prog Urol* 1998 ; 8 : 17-31.
- Delavierre D. Érecteur à dépression *(vacuum erection device)* : mise au point. *Andrologie* 1999 ; 9 : 53-9.
- Giuliano F, Montrosi F, Mirone V, Rossi D, Sweeny M, *et al.* Switching from intracavernous prostaglandin E1 injections to oral sildenafil citrate in patients with erectile dysfunction : results of a multicenter European study. *J Urol* 2000 ; 164 : 708-11.
- Jonas U, Evans C, Krishnamurti S, Montague D, *et al.* Surgical treatment and mechanical devices. In : Jardin A, Wagner G, Khoury S, Padma-Nathan H, Rosen R, eds. *Erectile dysfunction.* 1st International Consultation on Erectile Dysfunction, Paris, juillet 1999. Health Publication Ltd, 2000.
- Leungwattanakij S, Flynn V, Hellstrom WCJ. Intracavernosal injection and intraurethral therapy for erectile dysfunction. In : Lue TF, ed. *Erectile dysfunction. Urol Clin North Am* 2001 ; 28 : 343-54.
- Virag R, Becher E, Carrier S, *et al.* Local pharmacological treatment modalities. In : Jardin A, Wagner G, Khoury S, Padma-Nathan H, Rosen R, eds. *Erectile dysfunction.* 1st International Consultation on Erectile Dysfunction, Paris, juillet 1999. Health Publication Ltd, 2000.

Les différentes prises en charge psychothérapiques et sexothérapiques

La prise en charge de problèmes sexuels de certains sujets nécessite un suivi psychothérapique ou une thérapie de couple. Ces prises en charge sont indiquées quand l'homme a une très mauvaise image de lui-même, est dans une relation de couple pathologique et qu'il attend le « miracle » de la thérapeutique, à savoir retrouver sa puissance, son pouvoir de séduction grâce à sa seule érection. De la même manière, un patient inhibé et évitant toute intimité sexuelle depuis des mois devrait bénéficier seul ou en couple de quelques séances pour pouvoir rétablir un climat de confiance. Des préjugés nombreux persistent sur l'incapacité des patients à faire ce type de démarche. Cependant, si l'information donnée par les médecins était explicative sur tous les facteurs psychologiques personnels et relationnels entraînés par le symptôme, beaucoup d'hommes seraient encouragés. Si les différents facteurs psychologiques favorisant le symptôme puis l'entretien de celui-ci, ainsi que la possibilité de rencontrer un praticien spécialisé, étaient expliqués dès la première consultation, les hommes oseraient plus facilement faire cette démarche souvent nécessaire.

QUI SONT LES PRATICIENS SEXOLOGUES ?

• **Des psychiatres** formés en sexologie et ayant validé un diplôme interuniversitaire de sexologie clinique (DIU). Les études sanctionnées par un examen national se font sur 3 ans avec 180 heures de formation sur les différentes approches de la sexualité, ses troubles, les traitements et thérapeutiques que l'on peut utiliser avec les patients, dans un contrat définissant les objectifs visés, les moyens utilisés et l'éthique de cette thérapie.

• **Des médecins** (généralistes, endocrinologues, gynécologues, dermatologues) titulaires de ce DIU de sexologie clinique.

• **Des psychologues cliniciens** ayant validé un DESS de psychologie clinique ou de psychopathologie et suivi la même formation de sexologie en faculté de médecine, nommée DU de sexualité humaine. Cette formation leur permet toutes les psychothérapies ou sexothérapies, mais ils doivent collaborer avec des médecins car ils ne sont pas habilités à pratiquer des examens cliniques ni à prescrire.

• **Des kinésithérapeutes, des sages-femmes** ayant aussi une formation complémentaire en rééducation périnéale ainsi que le DU de sexualité humaine. Ainsi, ils peuvent prendre en charge des thérapies corporelles en parallèle avec le suivi par un somaticien.

Tous ces thérapeutes peuvent aussi avoir suivi des formations spécifiques pour différentes techniques thérapeutiques (DU de thérapie cognitive et comportementale, formation d'hypnose ericksonnienne ou de relaxation, etc.).

Le terme de « psychothérapeute » seul est flou et ne fait référence à aucune formation, comme le terme de sexothérapeute ou de sexologue sans référence au diplôme premier (médecin, psychologue, sage-femme, etc.).

• **Les psychanalystes** ont souvent une formation préalable médicale ou psychologique mais certains le sont par leur seule formation de psychanalyste. Cela nécessite pour tous ceux qui pratique la cure psychanalytique d'avoir fait une psychanalyse eux-mêmes, et ensuite d'être contrôlés pour un certain nombre de cures. Ce sont les différentes écoles de psychanalyse qui donnent les listes de leurs élèves formés.

QUELLES SONT LES DIFFÉRENTES APPROCHES THÉRAPEUTIQUES PROPOSÉES ?

PSYCHOTHÉRAPIES ET PSYCHANALYSE

Tandis que les psychothérapies en général cherchent à corriger les symptômes, la visée thérapeutique n'est pas le but immédiat de la psychanalyse, où l'on cherche avant tout, grâce à un aménagement technique très codifié, à faire prendre conscience à un sujet de ses conflits inconscients. Ainsi, un des buts du travail analytique est d'arriver à ce que le « moi » puisse, en tenant compte des exigences du « surmoi » (l'interdit) et de la réalité, parvenir à une conquête progressive du « ça » (le désir), en reconnaissant l'existence de ses désirs, et en choisissant de leur accorder ou non satisfaction, au lieu de les fuir par le refoulement (Denis, Gillieron).

Les patients souffrant de troubles de l'identité sexuelle, d'inhibitions importantes, d'impuissances primaires, et ceux dont les troubles de l'érection sont accompagnés d'autres symptômes sexuels comme une anéjaculation (totale ou relationnelle) ou une éjaculation très précoce devraient rencontrer un psychothérapeute.

THÉRAPIES COGNITIVO-COMPORTEMENTALES

Dans une vision comportementale, un trouble sexuel peut être la conséquence de difficultés au moment de l'apprentissage. Les premières expériences ont créé un conditionnement qu'il est nécessaire de déconditionner. Des techniques de désensibilisation sont utilisées pour traiter la dimension phobique de la peur et l'anticipation de l'échec.

Pour les cognitivistes, le dialogue interne de chacun donne une interprétation de l'environnement et de ses propres actes. Ces cognitions faussées provoquent des pathologies. Dans le cas des troubles érectiles, les questions que le patient peut se poser sur sa capacité sexuelle, ses interrogations sur le vécu de sa partenaire vont être source de l'échec sexuel. La thérapie consistera à modifier ce dialogue interne dévalorisant pour le patient.

Parfois, il est nécessaire de proposer une thérapie d'affirmation de soi pour que l'homme ne reste pas dans des relations de co-dépendance pathologique dans le couple.

LES THÉRAPIES DITES CORPORELLES ET LES ÉTATS DE CONSCIENCE MODIFIÉE

Les différentes approches corporelles sont nombreuses et assez différentes les unes des autres.

LES TECHNIQUES DE RELAXATION

Nombreuses, leur but est de permettre une prise de conscience du corps au sens large et de ses sensations par la décontraction musculaire et la détente de l'esprit. La recherche paradoxale de maîtrise du corps et de l'esprit se traduit en fait par un abandon de cette maîtrise pour permettre une focalisation sur les sensations remplaçant l'attitude de spectateur-juge de son érection et de sa performance.

Ces techniques s'appellent « training autogène de Schultz », « relaxation à inductions variables de Sapir », la « sophrologie » (Brenot).

RÉÉDUCATION PÉRINÉALE

Des kinésithérapeutes formés peuvent permettre à de nombreux hommes résistant à l'idée de relaxation et de détente d'accepter une prise en charge ayant les mêmes objectifs mais utilisant des exercices de respiration abdominale, et de contraction-relâchement des muscles périnéaux. Les techniques utilisent souvent le *biofeed-back* (Brenot).

HYPNOTHÉRAPIE

C'est Milton Erickson qui reprend et réactualise dans l'après-guerre les travaux formalisés par Charcot. On parle souvent d'hypnose ericksonnienne.

La sexualité est une forme d'état de conscience modifiée nécessitant à la fois un « lâcher prise » et une présence à la relation. Cet état a de nombreux points de comparaison avec celui de la « transe hypnotique ». L'utilisation de cet état de « transe hypnotique » a pour but de reprogrammer un certain nombre de points de blocage pour les dépasser. La thérapie, outre des séances d'hypnose, comme la définit Petiot, s'accompagne aussi d'un travail sur l'imaginaire du patient et sur ses représentations de la sexualité à travers l'utilisation de métaphores.

LES THÉRAPIES DE COUPLE

ANALYTIQUES

Les postulats généraux de la thérapie psychanalytique du couple sont fondés sur un cadre stable et régulier (rythme des séances), l'utilisation de l'interprétation visant la prise de conscience, le centrage sur le transfert et le travail sur les résistances (Lemaire).

Les objectifs vont être de permettre l'atténuation de la part de narcissisme de chacun, qui dans les conflits est au service du sadomasochisme, et de diminuer la violence et la souffrance des conjoints. La thérapie va permettre la prise de conscience sur leurs choix et l'histoire de leur lien, ainsi que l'analyse des mythes et légendes familiales et conjugales. Les règles des thérapeutes sont de toujours rééquilibrer (ne pas rentrer dans le jeu d'un des conjoints), de proposer des interprétations au couple, et de rester dans une neutralité bienveillante (Eiguer).

SYSTÉMIQUES

Née des travaux de l'école de Paolo Alto à la suite des recherches en cybernétique, cette approche est centrée sur la communication.

C'est en pointant les dysfonctionnements de la communication entre les partenaires et en modifiant les interactions entre eux que l'on va pouvoir traiter le contexte dans lequel s'est développée la pathologie sexuelle. Comprendre les enjeux relationnels sous-jacents et les faire évoluer vont faire disparaître les tensions qui ont induit le symptôme.

La pathologie sexuelle est considérée comme une pathologie de la relation à l'autre mais aussi à soi à travers les transmissions familiales. Il sera donc aussi nécessaire de faire évoluer dans l'esprit de chacun les mythes et représentations familiales (Brenot).

INTÉGRATIVES OU ÉCLECTIQUES

Toutes les thérapies sexologiques de couple peuvent être dites intégratives et éclectiques dans la mesure où elles utilisent la combinaison d'au moins deux courants, soit théorique, soit thérapeutique. Depuis les années 1980 aux États-Unis et 1990 en France, des débats sur la complémentarité des approches, très souvent utilisée par les thérapeutes, sont apparus. Il est significatif de voir que ces confrontations et articulations entre les grands courants théoriques comme le cognitivisme et la psychanalyse permettent une stimulation créative (Singer-Kaplan, Chevret).

SPÉCIFICITÉS DES APPROCHES SEXOTHÉRAPIQUES

Partant du principe simple que l'anxiété survenant au moment des rapports interrompt la séquence sexuelle, la stratégie consiste à diminuer cette anxiété ou à prévenir sa survenue pour redonner confiance au patient.

Toutes ces approches nécessitent une motivation personnelle, des attentes réalistes, une atténuation de la culpabilité personnelle et de la culpabilisation de l'autre.

Elles sont issues du modèle de Masters et Johnson qui ont montré l'importance de la relation des deux partenaires dans la dynamique d'un symptôme. L'habitude de parler du « couple-unité malade donc couple-unité thérapeutique » s'est transformée en systématisation et de nombreux sexologues, il y a vingt ans, demandaient à des individus seuls de revenir avec une partenaire. L'homme se sentait rejeté et abandonné car souvent son symptôme l'empêchait d'oser avoir une partenaire. Depuis une quinzaine d'années, cette généralisation n'a plus cours et des individus sont souvent pris en charge seuls.

Masters et Johnson avaient codifié un traitement standard avec quinze séances sur deux semaines et des prescriptions précises à chaque stade. Les thérapeutes étaient un couple homme-femme. Les propositions comportent une interdiction d'essais de rapports avec pénétration puis des expériences sensuelles. Ces exercices sont nommés *Sensate Focus* 1 (caresses non génitales) et *Sensate Focus* 2 (incluant des caresses génitales) ou *Sensibilisation Mastérienne* 1 et 2.

Singer-Kaplan a combiné les acquis comportementaux et l'*insight* des psychothérapies analytiques.

Les thérapies sexuelles brèves de Pasini ont montré que les techniques peuvent être nombreuses mais que c'est l'interprétation du transfert qui reste le facteur principal du changement thérapeutique.

Il est clair que dans tous les cas où le couple est dans une communication conflictuelle ou en crise, les difficultés sexuelles ne seront réellement prises en compte qu'après avoir réglé des problèmes de violence verbale en lien avec le pouvoir, la jalousie, le manque de maturité et d'autonomie de l'un ou l'autre des membres du couple, par une thérapie de couple.

POUR EN SAVOIR PLUS

- Abraham G, Pasini W. *Introduction à la sexologie médicale*. Paris : Payot, 1974.
- Brenot P. *La relaxation*. Paris : PUF, 1998.
- Brenot P. *La sexologie*. Paris : PUF, 1994.
- Chevret M, Ribes G. Cothérapies modèle complexe pour système complexe. In : *Psychothérapies : l'approche intégrative et éclectique*. Toulouse : Le Coudrier, 1994.
- Denis P. *Psychanalyse et sexualité : questions aux sciences humaines*. Paris : Dunod, 1996.
- Eiguer A, *et al. La thérapie psychanalytique du couple*. Paris : Dunod, 1984.
- Gillieron E. *Les psychothérapies brèves*. Paris : PUF, 1983.
- Lemaire JG. Réflexions méthodologiques sur les thérapies de couple. *Dialogue* 71 : 2-24.
- Masters et Johnson WC. *Des mésententes sexuelles et leur traitements*. Paris : Laffont, 1971.
- Norcross JC, Goldfried MR. *Psychothérapie intégrative*. Paris : Desclée de Brouwer, 1998.
- Petiot JM. L'hypnose ericksonnienne : mythes et réalités. *Act Med Int Psychiatrie* 2001 ; 1.
- Singer-Kaplan H. *La nouvelle thérapie sexuelle*. Paris : Buchet et Chastel, 1979.

Place du traitement chirurgical

La chirurgie pour dysfonction érectile a deux grandes orientations :
- **palliative** avec mise en place de différents types de prothèse pénienne ;
- **réparatrice** surtout avec la correction de deux étiologies de dysfonction érectile fréquentes mais très différentes, les anomalies vasculaires et les déformations de la verge en érection.

Jusqu'au début des années 1990, la chirurgie était couramment utilisée pour une raison concrète. En cas d'étiologie organique, elle était une des deux alternatives thérapeutiques (avec le vacuum) à la résignation en cas d'échecs des traitements médicaux et, aussi, un recours éventuel aux refus et/ou aux échec des traitements (sexologiques, pharmacologiques) en cas d'étiologie psychogène. Puis, la découverte des injections intracaverneuses avait déjà réduit la place de la chirurgie. La mise sur le marché du sildénafil en 1998 a fait penser qu'elle diminuerait encore plus, voire qu'elle disparaîtrait. Les années 1998 et 1999 ont ainsi coïncidé avec une chute importante du nombre de prothèses péniennes implantées (12 000 en 2000 contre 29 000 en 1991). Avec un recul actuellement suffisant, la réalité est que les changements ont été avant tout qualitatifs, marqués par une quasi-disparition de la chirurgie à visée vasculaire, ainsi que par le maintien de la chirurgie correctrice pour courbures de verge et, dans une moindre mesure, de la chirurgie palliative avec les implants péniens. Ces modifications reflètent simplement l'augmentation du nombre de sujets traités pour dysfonction érectile. La chirurgie n'a ainsi plus qu'une place restreinte mais indiscutable dans l'arsenal thérapeutique de cette dysfonction (estimée à moins de 1 % des patients qui en souffrent). En pratique, sauf exceptions, elle n'est actuellement indiquée qu'en cas d'échec ou d'inutilité des traitements médicaux, quelle que soit l'étiologie incriminée (courbure de verge, anomalies vasculaires, fibrose étendue...).

PRINCIPES DE BASE

EXPERTISE CHIRURGICALE NÉCESSAIRE

Cette rareté des indications explique la nécessité d'une expertise chirurgicale, le meilleur garant :
- d'un diagnostic et d'une indication conformes aux données actuelles de la science ;
- d'une rigueur et d'une qualité d'exécution du geste chirurgical ;
- d'une compétence pour le suivi (prise en charge d'éventuelles complications et évaluation des résultats) ;
- d'un bon résultat pour le patient et... le chirurgien !

Néanmoins, même pour des chirurgiens familiarisés à cette chirurgie, le choix de l'indication et celui de la technique chirurgicale peuvent être difficiles. Au problème purement chirurgical se surajoute la difficulté de la prise en charge spécifique de ces patients. Comme pour toute chirurgie fonctionnelle (et encore plus du fait de sa valeur symbolique), toute aggravation et/ou non-amélioration de la situation préopératoire est très souvent délicate à gérer chez ces patients souvent fragilisés et déçus par l'absence ou le manque d'efficacité de plusieurs traitements préalables. Quoique les facteurs organiques prédominent en règle en cas d'indication chirurgicale, la multifactorialité habituelle des dysfonctions érectiles exige de la part du chirurgien une bonne connaissance des particularités de la prise en charge des patients, d'où un biais de sélection actuel avec un effet centre. Dans la pratique, les patients susceptibles de bénéficier d'une chirurgie de la dysfonction érectile sont habituellement adressés à des chirurgiens experts, en vue d'une sélection appropriée du patient et des détails opératoires grâce à :
- l'évaluation soigneuse de la capacité érectile (présente et future), de l'environnement et des souhaits du patient (et si possible de la partenaire) ;
- la correction si possible de tous les facteurs étiologiques et favorisants de la dysfonction érectile ;
- la prise en compte des paramètres spécifiques à certaines étiologies de dysfonction érectile (par exemple : fibrose étendue des corps caverneux modifiant le choix de la prothèse pénienne et de la technique d'implantation ; une attente de six mois en cas de maladie de La Peyronie après la phase inflammatoire pour éviter le risque de récidive par reprise évolutive).

CONSENTEMENT ÉCLAIRÉ DU PATIENT

Comme pour toute intervention, la bonne pratique et les droits du patient exigent une information et un consentement éclairés. Étant donné le caractère fonctionnel et non vital de cette chirurgie, il est indispensable de n'opérer que des patient motivés et bien informés, d'où le besoin de :

– faire participer le patient (et toujours si possible, la partenaire) au choix thérapeutique, à adapter à chaque cas particulier en fonction de la gêne ressentie (intérêt des autoquestionnaires) ;

– énoncer clairement les résultats attendus de l'intervention, ses éventuels effets secondaires et complications, d'où l'importance de l'évaluation soigneuse de la capacité et du pronostic érectiles.

Cette qualité de l'information préopératoire est d'autant plus importante que :

– les patients ont souvent des espoirs et des attentes irréalistes, la chirurgie leur apparaissant comme le dernier recours ;

– elle conditionne en bonne partie la perception des résultats par le patient et l'évaluation des résultats.

EXIGENCE D'UNE ÉVALUATION OBJECTIVE

Un problème majeur de la chirurgie de la dysfonction érectile a été un manque de fiabilité dû à des résultats trop variables selon les techniques utilisées et surtout les critères de « succès » retenus. Les recommandations actuelles sont de ne prendre en compte que les séries comportant un nombre de cas suffisants avec une méthodologie appropriée, notamment pour le suivi et les critères de succès. L'analyse rigoureuse des résultats implique actuellement de prendre en compte tous les critères pertinents :

– d'une part, tous les paramètres intervenant pour l'obtention d'une sexualité épanouie : conservation ou récupération de la capacité érectile (sans autres dysfonctions sexuelles associées), satisfaction sexuelle et amélioration de la qualité de vie globale ;

– d'autre part, tous les facteurs de risque ou aggravants comme l'histoire naturelle de la dysfonction érectile, l'âge, l'existence de comorbidités à risque, la qualité de la sélection et de l'information préopératoire...

POINTS COMMUNS À LA CHIRURGIE PÉNIENNE

TECHNIQUE

L'anesthésie peut être générale, loco-régionale, voire éventuellement locale. Le choix de la voie d'abord (balano-préputiale, infrapubienne, latéro-pénienne ou péno-scrotale) dépend des habitudes du chirurgien et du choix de la technique utilisée (réparatrice, prothétique). En postopératoire, il faut informer le patient de ne pas reprendre une activité sexuelle avant un minimum d'un mois.

DIAGNOSTIC

Sauf exceptions, la chirurgie n'est jamais indiquée de première intention. En cas d'indication chirurgicale, l'étape préopératoire nécessite en règle la réalisation d'investigations non spécifiques (enregistrement des érections nocturnes) ou spécifiques (explorations vasculaires) selon les données de l'étape clinique et du bilan de première intention. Ce bilan réalisé dans le cadre du bilan de deuxième et surtout de troisième intention doit s'assurer de l'organicité prépondérante de la dysfonction érectile, rechercher de façon plus précise le facteur étiologique responsable et éliminer une éventuelle pathologie associée, notamment génito-urinaire, susceptible de se décompenser.

CHIRURGIE RÉPARATRICE

COURBURES DE VERGE

Que la courbure soit congénitale ou acquise (maladie de La Peyronie), elle représente de loin l'indication majeure de la chirurgie pour dysfonction érectile. L'indication chirurgicale dépend avant tout de la gêne mécanique induite par la déformation avec parfois impossibilité totale de pénétration. La courbure doit être toujours objectivée par une IIC-test lors d'une consultation ou, mieux, par une autophotographie (polaroïd ou numérique). Cette chirurgie réparatrice a deux objectifs :

- corriger la déformation en rétablissant une anatomie des corps caverneux compatible avec la pénétration ;
- préserver une capacité érectile et une fonction sexuelle satisfaisantes.

MÉTHODES ADAPTÉES À LA SÉVÉRITÉ DE LA DÉFORMATION

Les techniques employées doivent être adaptées à la sévérité de la déformation qui joue un rôle déterminant pour le choix technique. En cas de déformation simple et inférieure à 60°, un geste de plastie suffit dans la majorité des cas. Si elle est complexe et/ou supérieure à 60°, une chirurgie plus complexe est nécessaire demandant une expertise chirurgicale. En fait, dans la grande majorité des cas, un geste simple suffit à corriger la courbure en agissant surtout sur la convexité de la déformation. En fonction des habitudes du chirurgien et de l'âge du patient, des gestes de plicature, d'excision ou d'incision de l'albuginée sont utilisés. Les inconvénients sont un risque de raccourcissement de la verge et de récidive par lâchage de la plastie. La correction des déformations complexes est plus difficile, notamment en cas de maladie de La Peyronie. Des gestes d'incision ou d'excision de la plaque suivie ou non d'une greffe de couverture peuvent être nécessaires. Un avis spécialisé est alors souhaitable si l'on n'a pas l'expérience de ce type de chirurgie en raison d'une morbidité accrue avec récidive précoce de la déformation et risque de séquelles érectiles par altération de la rigidité et/ou de la sensibilité du gland.

INDICATIONS MULTIFACTORIELLES

Le choix de l'indication et de la technique doit prendre en compte plusieurs paramètres :

– morphologiques, liés à la verge (longueur, déformation), à la plaque (nombre, étendue) ;

– fonctionnels, tout particulièrement liés à la capacité érectile actuelle et future (comorbidités, âge...) ;

– environnementaux, liés aux habitudes et à l'expérience du chirurgien, au consentement éclairé du patient (risque de raccourcissement, de dysfonction érectile séquellaire...).

En pratique, les indications chirurgicales pour courbures de verge sont rares. Schématiquement, la chirurgie réparatrice est indiquée si le problème prédominant est la gêne mécanique due à la déformation sans trouble de la rigidité érectile. Si la dysfonction érectile relève plutôt d'un manque de rigidité (globale ou partielle) associée, une prothèse pénienne doit être systématiquement discutée avec le patient car les résultats à long terme sont plus fiables.

RÉSULTATS SATISFAISANTS

À la différence des chirurgies réparatrices pour d'autres étiologies de dysfonction érectile, la chirurgie correctrice des courbures de verge a largement prouvé son efficacité et sa fiabilité. Actuellement, quelle que soit la technique chirurgicale employée, les résultats rapportés sont satisfaisants dans une très large majorité (70 % à 90 %) des cas pour les gestes de plastie simples ou même complexes. Si les résultats de la correction de la courbure restent très satisfaisants, les risques de raccourcissement et surtout d'insuffisance érectile séquellaire ne sont pas négligeables. Plus la chirurgie est complexe, plus élevé est le risque de séquelles (troubles de la sensibilité du gland et de la capacité érectile), d'où l'importance de l'information préopératoire et d'une sélection appropriée de la technique à adapter à chaque cas particulier.

CHIRURGIE RÉPARATRICE À VISÉE VASCULAIRE

Elle a été très en vogue avec la chirurgie artérielle dans les années 1970, supplantée par la chirurgie veineuse dans les années 1980. La méconnaissance des mécanismes de la dysfonction érectile avait fait proposer des interventions plus conceptuelles que fondées sur une réalité physiopathologique. Les progrès pharmacologiques et physiopathologiques ont ensuite totalement remis en question cette chirurgie tout comme la non-confirmation des bons résultats à court terme rapportés dans la littérature. Ce manque de crédibilité des résultats a plusieurs origines *(tableau I)*.

TABLEAU I. ORIGINES DU MANQUE DE FIABILITÉ DE LA CHIRURGIE RÉPARATRICE À VISÉE VASCULAIRE

• Manque de validité des critères diagnostiques
• Critères de sélection et de succès trop inhomogènes
• Effet placebo de la chirurgie
• Trop grande diversité et irrationalité de certaines techniques
• Absence d'analyse objective des résultats par des observateurs indépendants
• Intrication habituelle des facteurs étiologiques
• Rareté des publications de résultats à long terme

ARTÉRIELLE

La pratique quotidienne démontre qu'il est rare d'observer une dysfonction érectile dont l'étiologie est exclusivement artérielle, sans autres facteurs de risque associés de dysfonction érectile. De surcroît, les altérations concernent alors non seulement la macro- mais aussi la microvascularisation érectile avec une atteinte associée des cellules endothéliales érectiles (d'autant plus que des facteurs de risque cardiovasculaires sont présents). Pour ces raisons majeures, seule la mise en évidence d'anomalies localisées des gros vaisseaux aorto-iliaques (parfois méconnues cliniquement et révélées par la dysfonction érectile) doit faire discuter une chirurgie de revascularisation ouverte ou endoluminale. Elle peut améliorer la capacité érectile et, surtout, la vascularisation des membres inférieurs.

En revanche, en cas d'anomalies des artères distales à visée pénienne, cette chirurgie reste très discutée en raison de son manque de fiabilité à court, moyen et long terme. Aucune des techniques de revascularisation artérielle pénienne actuellement proposées (anastomose artère épigastrique – artère dorsale de la verge et/ou caverneuse ; artérialisation de la veine dorsale) n'a fait la preuve de son efficacité, notamment à long terme. Dans tous les cas, la correction et/ou la prévention des facteurs de risque cardiovasculaires est indispensable. Cela explique que l'indication la moins discutée actuellement concerne l'exceptionnelle dysfonction érectile d'origine artérielle post-traumatique du sujet jeune non fumeur. Son diagnostic nécessite un bilan étiologique approfondi (notamment pour des problèmes médico-légaux) en tenant compte de la fiabilité incertaine des investigations vasculaires de la dysfonction érectile.

VEINOCAVERNEUSE

Comme pour la chirurgie artérielle, différentes techniques ont été proposées (artérialisation de la veine dorsale, ligatures veineuses avec ou sans plicature crurale, embolisation veineuse) avec des résultats tout aussi controversés en l'absence de critères diagnostiques précis de l'insuffisance veinocaverneuse. Les résultats initiaux prometteurs n'ont été confirmés ni sur le moyen ni sur le long terme. Ce n'est guère étonnant du fait de l'imprécision de ses critères diagnostiques et de succès. La cavernographie et la cavernométrie ne sont plus que très rarement indiquées en raison de leur valeur diagnostique modérée et de leur manque d'implications thérapeutiques actuelles. Actuellement, cette chirurgie « veineuse » ne peut être raisonnablement proposée que chez de très rares patients soigneusement sélectionnés (pas d'anomalie artérielle et de fibrose diffuse, relaxation musculaire lisse conservée, refus ou inefficacité du vacuum ou des associations de médicaments en IIC). Dans tous les cas, ils doivent être clairement informés des risques d'échec et de l'éventualité de devoir recourir à des traitements médicaux complémentaires (traitements pharmacologiques oraux ou locaux, vacuum).

CONCLUSIONS

Actuellement, la place de la chirurgie vasculaire est devenue minime avec une chirurgie à visée veineuse qui n'a pratiquement plus aucune place et une chirurgie artérielle réservée aux anomalies des gros vaisseaux et au cas exceptionnel de l'adulte jeune ayant des lésions vasculaires post-traumatiques. En cas d'érections déficientes par manque de rigidité d'origine *a priori* vasculaire, la chirurgie prothétique est préférable surtout après la cinquantaine et/ou si de multiples facteurs de risque de dysfonction érectile sont présents (pronostic érectile péjoratif à court ou moyen terme). Cette chirurgie vasculaire ne peut être raisonnablement proposée que chez des patients sélectionnés (absence de fibrose tissulaire diffuse, bonne relaxation musculaire lisse) et informés de ce que :

- le recours à des traitements complémentaires pharmacologiques ou mécaniques est parfois nécessaire ;
- en cas d'échec, la chirurgie réparatrice vasculaire n'empêche pas une implantation de prothèse pénienne ultérieure ;
- des facteurs psychologiques peuvent entretenir leur dysfonction érectile (d'où l'importance de leur recherche systématique préopératoire).

Si les contre-indications de la chirurgie vasculaire ont été bien précisées, ses indications le sont moins. Actuellement, cette chirurgie qui vise d'abord à améliorer la dysfonction érectile, peut être proposée à certains patients jeunes souffrant d'insuffisances vasculaires, sous réserve d'être réalisée dans des centres spécialisés par un chirurgien expérimenté. Dans des cas limites, elle peut être raisonnablement proposée si le patient a bien compris que les chances de succès étaient réduites et que la mise en place ultérieure d'une prothèse n'était pas compromise. Il est probable que ce passage d'un « trop de à aucune » chirurgie vasculaire a été probablement excessif car « le pontage artériel microvasculaire et la ligature veineuse peuvent augmenter le flux artériel et diminuer le flux veineux » (recommandations de l'ICED, 1999). Or, ces deux paramètres hémodynamiques sont nécessaires quoique non suffisants à la survenue et au maintien d'une érection de qualité satisfaisante. Cette chirurgie qui est encore à un stade expérimental doit par conséquent être faite dans des centres spécialisés pour être validée ou non par l'emploi d'explorations standardisées et l'analyse objective et pertinente des résultats.

CHIRURGIE PALLIATIVE : PROTHÈSE PÉNIENNE

La chirurgie palliative prothétique soulève des problèmes très différents. Elle est le traitement chirurgical de référence de la dysfonction érectile (en dehors du problème particulier des courbures de verge) et pourtant, le nombre de prothèses implantées reste très faible par rapport au nombre de candidats potentiels. Aux États-Unis, il s'implante actuellement environ 10 000 prothèses par an contre un millier en France. Cette différence s'explique en grande partie pour des raisons culturelles. Elle est la plus ancienne des chirurgies des dysfonctions érectiles (emploi de cartilage costal après amputation traumatique de verge en 1936) avec la correction des courbures péniennes. Depuis, leur évolution a été marquée par des améliorations technologiques continues concernant les matériaux utilisés puis par le concept des prothèses gonflables dans les années 1970. Depuis une dizaine d'années, il n'y a pas eu de mise sur le marché de nouveaux modèles de prothèses, ce qui témoigne de l'efficacité actuelle des prothèses disponibles. Les avantages de la prothèse pénienne sont une efficacité indéniable sous réserve d'une indication soigneuse et d'être une solution sur le long terme. Ses inconvénients sont liés à sa nature irréversible et invasive, aux complications chirurgicales et aux défaillances mécaniques.

OBJECTIF

Les implants péniens (semi-rigides et gonflables) ont pour seul but de donner une rigidité suffisante à la pénétration. Toute autre attente est irréaliste, d'où l'importance d'informer le patient :

– du caractère irréversible de l'implantation de la prothèse qui élimine la possibilité d'érection naturelle et spontanée (la persistance d'une « érection complémentaire » sur la prothèse est possible) ;

– que la prothèse ne permet en aucun cas de retrouver l'érection et la sexualité de sa jeunesse ;

– que la qualité de l'acte sexuel ne dépend pas uniquement de la rigidité.

CHOIX DE LA PROTHÈSE

Trois types de prothèse sont actuellement disponibles : souple, semi-rigide et gonflable, chacun présentant des avantages et des inconvénients spécifiques *(tableau II)*.

TABLEAU II. COMPARAISON DES AVANTAGES ET INCONVÉNIENTS DES DIFFÉRENTS TYPES DE PROTHÈSES PÉNIENNES

	Prothèses malléables	Prothèses gonflables
Avantages	Simplicité, fiabilité Coût moindre	Érection « physiologique » Contrôle flaccidité-érection
Inconvénients	« Érection » permanente	Coût plus élevé Chirurgie plus complexe Défaillances mécaniques

- **Prothèses semi-rigides**

Ce sont des tubes de silicone avec une armature *(figure 1)* placés dans chaque corps caverneux, d'où une plus grande robustesse et un plus faible coût que les prothèses gonflables, une mise en place et une manipulation plus faciles. Elles doivent être ainsi proposées de préférence aux sujets incapables manuellement ou intellectuellement de manipuler la prothèse gonflable. Par ailleurs, il n'y a jamais un état de flaccidité vraie puisque la verge est en semi-érection continuelle, ce qui nécessite un temps d'adaptation et quelques précautions dont le patient doit être informé.

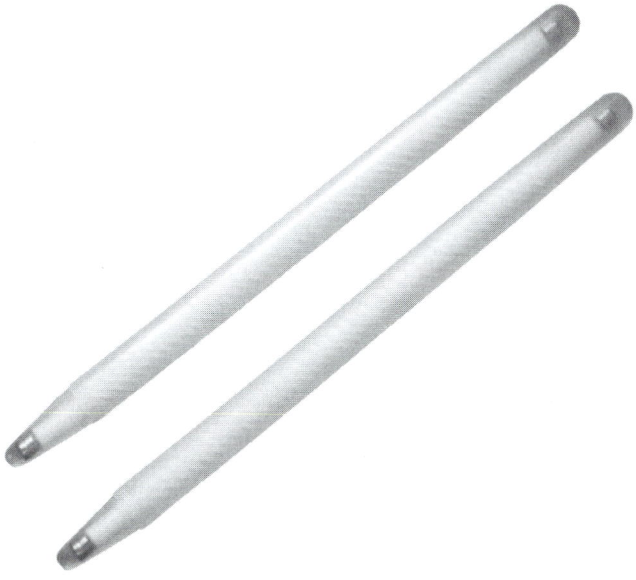

Figure 1. Exemple de prothèse semi-rigide.

- **Prothèses gonflables**

Actuelles prothèses de référence, elles sont constituées de deux cylindres implantés dans les corps caverneux, reliés à un réservoir et à une pompe de gonflage/dégonflage *(figure 2)*. Un système hydraulique déclenché manuellement déclenche une « érection » *(figure 3)* avec augmentation du diamètre de la verge et même de la longueur pour les plus récentes. Elles sont disponibles en deux ou trois pièces souvent livrées en monobloc pour minimiser les manipulations lors de leur mise en place, source de défaillance technique. Elles ont l'avantage d'être plus « physiologiques » en flaccidité et en érection. Leur inconvénient réside dans leur coût plus élevé, la survenue de défaillances mécaniques ou de gonflement spontané, une durée de vie moins longue et une manipulation parfois difficile de la pompe scrotale.

- **Prothèse souple**

Plus récente, elle est peu utilisée en pratique. Elle se distingue de la prothèse semi-rigide par une consistance et une taille moindres. Son concept diffère des deux autres puisqu'elle vise à restreindre, en théorie du moins, le volume caverneux (et donc la quantité de sang nécessaire) et à donner un surcroît de rigidité. Elle

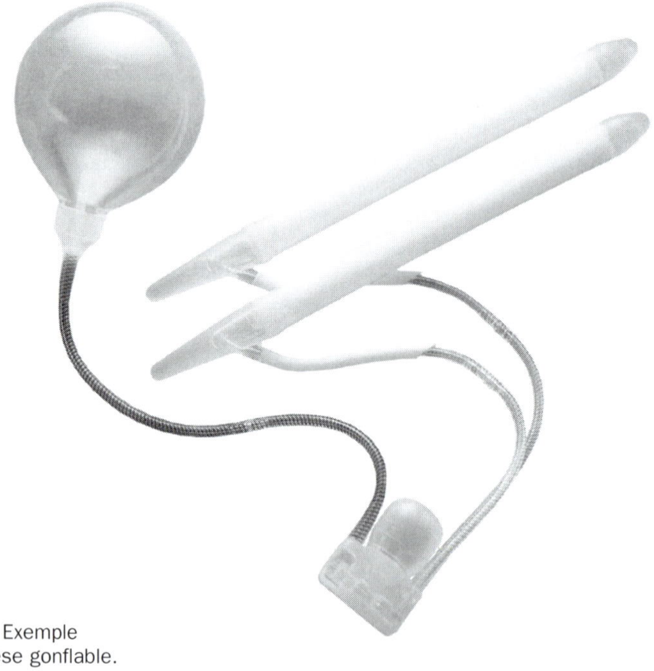

Figure 2. Exemple de prothèse gonflable.

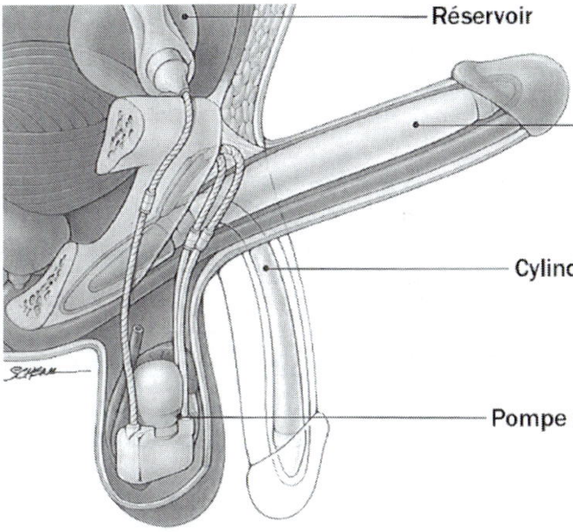

Figure 3. Prothèse gonflable à système hydraulique.

serait plutôt indiquée en cas d'érection instable, d'allongement de verge ou de maladie de La Peyronie. Les résultats de ce nouveau type de prothèse ne sont pas encore validés.

- **Facteurs de choix**

Si les avantages et inconvénients de chaque type de prothèse sont à discuter avec le patient et sa partenaire si possible, le choix de la prothèse est multifactoriel, faisant intervenir des paramètres :
– propres au patient : acceptabilité, capacités de manipulation de la pompe, conditions anatomiques locales (fibrose pénienne, cicatrice abdominale ou génitale)... ;
– indépendants du patient : coût de la prothèse, expérience du chirurgien.

MORBIDITÉ

Les complications varient selon le type de prothèse implantée avec des risques non spécifiques (douleur, œdème, infection) ou spécifiques (érosion et perforation pour les semi-rigides, panne pour les prothèses gonflables). Le risque de défaillance mécanique n'est pas négligeable pour les prothèses gonflables, nécessitant dans près de 15 % des cas une réintervention (remplacement partiel ou total de la prothèse). Ces pannes peuvent résulter d'une mauvaise utilisation ou mise en place et plus souvent d'une usure avec le temps. Le choix du type et de la bonne taille de la prothèse est un paramètre important. Trop courte, elle entraîne une gêne mécanique par bascule du gland, trop longue, des douleurs avec un risque d'érosion puis de perforation avec extrusion de la prothèse. Il est rare que la prothèse pénienne chirurgicale entraîne une infection, mais ces complications nécessitent en général l'ablation de la prothèse qui peut laisser des cicatrices importantes et entraîner une déformation du pénis. Certains sujets (diabétiques, paraplégiques, immunodéprimés ou ayant une infection urinaire) ont un risque accru d'infection (de l'ordre de 3 %).

INDICATIONS

La prothèse pénienne est en règle un traitement de troisième intention car « ... cette option est particulièrement invasive et irréversible ; il faut par conséquent la réserver à des patients sélectionnés chez qui les autres traitements ont échoué. Cependant, dans des cas exceptionnels, l'option de la prothèse pénienne peut être envisagée en première intention (recommandations de l'ICED, 1999). Ainsi, en théorie du moins, la prothèse peut être indiquée pour toutes les dysfonctions érectiles organiques chroniques, quelle que soit leur étiologie. En pratique, seules celles qui ne répondent pas aux traitements médicaux sont les meilleures indications sous réserve d'une sélection et d'une information préopératoire adéquate. L'étiologie psychogène prédominante n'est pas une contre-indication formelle. Elle peut être (très rarement) indiquée sous réserve de l'accord du psychothérapeute. Le petit nombre de prothèses implantées s'explique par :

– l'efficacité actuelle des traitements médicaux ;

– la réticence habituelle de la grande majorité des patients pour la chirurgie prothétique, bien moins acceptée que la chirurgie réparatrice.

La fibrose érectile étendue est une indication de choix de la prothèse car il s'agit d'une des étiologies organiques qui répondent le moins bien aux traitements médicaux. En revanche, l'implantation prothétique est plus difficile, nécessitant souvent des gestes de plastie associée.

Remarque : avant toute implantation, une évaluation sexopsychologique est toujours recommandée en raison de son irréversibilité et de la nécessité de ne pas méconnaître une anomalie sous-jacente, source d'échec.

EFFICACITÉ

Sauf complications, la prothèse donne toujours une rigidité suffisante à la pénétration. Toutefois, la satisfaction et le vécu de la prothèse dépendent pour beaucoup de la rigueur de la sélection, de l'information préopératoire et de la partenaire. Si l'indication est bien posée, le taux de satisfaction globale est d'environ 80 % avec un taux un peu plus élevé pour les prothèses hydrauliques à moyen et long termes (86 % à 5 ans et 72 % à 10 ans d'après Carson *et al.*). La dilatation des corps caverneux pour la mise en place des cylindres doit être toujours prudente afin de respecter au maximum le tissu érectile entourant la prothèse. Si les lésions anatomiques ne sont pas trop sévères, une tumescence complémentaire reste possible, améliorant la sensorialité érectile. Malgré le taux élevé de satisfaction constaté chez les patients judicieusement sélectionnés, la réalité est que la prothèse reste peu utilisée. Ce constat est le reflet d'une attitude de rejet trop importante partagée par les patients et par les médecins.

CONCLUSIONS

La prothèse pénienne a fait la preuve de son efficacité sous réserve d'une bonne sélection du patient et du type de prothèse. Elle reste toujours une solution possible en cas d'échec des traitements médicaux. Une information adaptée au patient et à sa partenaire reste le meilleur moyen d'améliorer le résultat fonctionnel de la prothèse, chacune ayant des avantages et des inconvénients à discuter avec le patient et sa partenaire si possible. Le patient doit comprendre que la prothèse sert à avoir une rigidité suffisante à la pénétration sans préjuger de la qualité de l'acte sexuel. Malgré cette efficacité indéniable et la possibilité d'être une solution sur le long terme, le nombre de patients acceptant une implantation prothétique reste faible en France, en partie pour des motifs culturels mais surtout en raison de l'efficacité actuelle des traitements médicaux. Si le standard est la prothèse gonflable, les prothèses semi-rigides doivent être proposées de préférence aux sujets incapables manuellement ou intellectuellement de manipuler la prothèse gonflable. Le nombre de prothèses va vraisemblablement s'accroître car les nouveaux traitements vont créer une nouvelle demande en augmentant le nombre de sujets traités.

POUR EN SAVOIR PLUS

- Carson CC, Mulcahy JJ, Govier FE and AMS 700 CX study group. Efficacy, safety and patient satisfaction outcomes of the AMS 700 CX inflatable penile prosthesis : results of a long-term multicentre follow-up. *J Urol* 1999 ; 161 (4) : 376-80.
- Jonas U, Evans C, Krishnamurti S, Montague D, Sarramon JP, Sohn M, Wespes E, Wessels H. Surgical treatment and mechanical devices. In : Jardin A, Wagner G, Khoury S, Padma-Nathan H, Rosen R, eds. *Erectile dysfunction.* 1st International Consultation on Erectile Dysfunction, Paris, 07-1999. Health Publication Ltd, 2000.
- Montague DK, Angermeier KW. Penile prosthesis implantation. *Urol Clin North Am* 2001 ; 28 : 355-62.
- NIH Consensus Development Conference Statement on Impotence, Dec 7-9, 1992. Editorial Comment and 35 Comments. *Int J Impotence Res* 1993 ; 5 : 179-284.
- Rao DS, Donatucci CF. Vasculogenic impotence : arterial and venous surgery. *Urol Clin North Am* 2001 ; 28 : 309-21.

En résumé, pour la pratique

1. La chirurgie, qu'elle soit réparatrice ou palliative, conserve encore une place non négligeable dans l'arsenal thérapeutique de la dysfonction érectile puisqu'elle concernerait encore près de 1 % des patients.

2. Les principes de base de cette chirurgie sont les suivants :

– elle n'est jamais indiquée de première intention car elle ne concerne (sauf exceptions) que les dysfonctions érectiles organiques et chroniques qui n'ont pas suffisamment répondu aux traitements médicaux ;

– des investigations paracliniques spécifiques sont nécessaires pour confirmer l'organicité de la dysfonction érectile et les étiologies incriminées ;

– le résultat fonctionnel est conditionné par l'expertise technique du chirurgien mais aussi par la qualité de l'information préopératoire ;

– à l'exception de la courbure de verge simple, la chirurgie pour dysfonction érectile doit être réalisée de préférence dans des centres spécialisés.

3. Les progrès des traitements médicaux n'ont pas entraîné sa disparition mais une diminution avec surtout une modification importante de ses indications.

4. Les traitements chirurgicaux actuels de référence (les seuls ayant fait la preuve de leur efficacité) sont la chirurgie :

– prothétique : la prothèse qui donne une rigidité suffisante à la verge est indiquée pour presque toutes les étiologies de dysfonction érectile. Ses avantages sont une efficacité indéniable à court, moyen et long terme sous réserve d'une indication rigoureuse. Ses inconvénients sont liés à sa nature irréversible et invasive, aux complications chirurgicales et aux défaillances mécaniques. Si la prothèse gonflable reste la prothèse de référence, la prothèse semi-rigide a des indications spécifiques. Malgré un taux élevé de satisfaction chez les patients judicieusement sélectionnés, elle reste peu utilisée, reflétant une attitude de rejet trop importante partagée par les patients et les médecins ;

– réparatrice des courbures de verge : la grande majorité des déformations péniennes peuvent être facilement corrigées par des gestes simples de plastie caverneuse. Seules les courbures les plus sévères nécessitent une chirurgie plus complexe et une expertise chirurgicale.

5. À l'inverse, la chirurgie réparatrice à visée vasculaire (artérielle et/ou veineuse) a connu une profonde remise en question. Elle n'est plus indiquée que pour un nombre minime de patients jeunes dont l'étiologie vasculaire de la dysfonction érectile est bien documentée. Elle doit donc être faite dans des centres spécialisés par un chirurgien expérimenté.

Gestion d'un échec thérapeutique

« Il y a des choses qui dépendent de nous,
et celles qui n'en dépendent pas. »
(Épictète)

Une récente enquête a montré que 80 % des urologues américains qui s'occupent de dysfonction érectile utilisaient le sildénafil comme premier « test » avant de demander un test diagnostique (O'Leary). Si ce « test pharmacologique oral » a sans aucun doute simplifié le diagnostic et le traitement de la dysfonction érectile, il persiste encore des échecs comme l'indiquent :

– les études cliniques : environ un tiers des patients traités par sildénafil ne répond pas ou mal avec des variations allant de 15 % à 40 % selon l'étiologie de la dysfonction érectile (Hatzichristou) ;

– la discordance entre le pourcentage d'efficacité globale (70 %) et le nombre attendu de prescriptions : l'analyse des prescriptions de 2001 a montré que sur le million de prescriptions mensuelles (nouvelles ou renouvellement), la moitié seulement renouvelait une fois la prescription et un petit tiers, plus de 7 fois (McCullough) ;

– un taux d'abandon augmentant avec le temps : à court terme, sur les 3 sur 10 patients prenant du sildénafil, sans succès, la moitié opte pour un autre traitement (pharmacologique ou mécanique) et l'autre moitié arrête tout traitement (McCullough). Une enquête auprès des pharmacies de Hollande montre qu'avec le temps, le taux d'abandon est plus élevé, de l'ordre de 45 %, avec comme facteurs favorisants : un âge supérieur à 60 ans, la présence d'un diabète, l'emploi de nitrates et de protections urinaires, l'absence de traitements antérieurs de la dysfonction érectile (Souverein).

En fait, malgré l'obtention « à la demande » d'une érection pharmaco-induite, le taux non négligeable d'échecs démontre que le traitement pharmacologique n'est encore que symptomatique car l'obtention d'une érection rigide ne « répare » pas forcément la sexualité. Il n'y aura probablement jamais de traitement idéal car un traitement pharmacologique, même inducteur à 100 % d'une érection, ne pourra pas répondre à toutes les problématiques posées par la dysfonction érectile. La notion de guérison « apparente » faite par le médecin peut être très différente de la perception du patient, d'où un certain nombre d'échecs et d'abandons car tout dépend du critère retenu : obtenir une érection rigide et/ou une activité sexuelle satisfaisante ? Échec du traitement prescrit, du patient et/ou du thérapeute ? Quand l'évoquer ? Toutes ces questions soulignent l'intérêt d'une information de qualité entre le médecin et le patient pour lui éviter toute attente excessive et faciliter l'observance.

PRINCIPALES RAISONS DES ÉCHECS

L'arrêt du traitement n'est pas toujours synonyme d'échec mais parfois le reflet d'une récupération d'érections spontanées et/ou d'une sexualité satisfaisante ou de problèmes intercurrents (pas ou plus de partenaire, maladie intercurrente, soucis professionnels...) *(tableau I)*.

TABLEAU I DIVERSITÉ DES MOTIFS D'ARRÊT DU TRAITEMENT AVEC LA MÉTHODE PAR AUTO-INJECTION INTRACAVERNEUSE (D'APRÈS VIRAG)

	n = 533	%
Retour des érections	42	7,8
Érection insuffisante	16	3
Peur de l'injection	12	2,2
Problèmes techniques	9	1,7
Hostilité de la partenaire	12	2,2
Arrêt de l'activité sexuelle	2	0,4
Maladie intercurrente	7	1,3
Divers	6	1,1
Total	106	19,9

Les principales raisons d'échec avec le sildénafil ont été bien identifiées *(tableau IIa)* (McCullough) tout en sachant que la peur du traitement reste encore la principale raison de non-traitement pour le patient (et surtout sa partenaire), avant les problèmes d'efficacité insuffisante, de coût et d'effets secondaires. La comparaison avec les motifs d'abandon du traitement par auto-IIC ne montre guère de différences *(tableau IIb)*.

TABLEAU II. PRINCIPALES CAUSES D'ÉCHEC

a. Avec le sildénafil	b. Avec les traitements locaux
Insatisfaction avec les résultats initiaux	Méthode jugée trop artificielle/compliquée par patient/thérapeute
Doutes/inquiétudes quant à la sécurité du produit	Problème de manipulation
Craintes/survenue d'effets secondaires (inattendus ou non)	Craintes/survenue d'effets secondaires
Problèmes relationnels avec la partenaire	Refus de la partenaire, problèmes relationnels
Perte progressive d'efficacité par aggravation des comorbidités associées	Perte progressive d'efficacité par aggravation des comorbidités associées et survenue de complications spécifiques (fibrose)
Problèmes de coût	Problèmes de coût

UNE ÉRECTION RIGIDE, CONDITION NÉCESSAIRE MAIS NON SUFFISANTE

« Incapacité à obtenir ou à maintenir une érection pénienne suffisante pour une activité sexuelle satisfaisante », la définition de la dysfonction érectile inclut d'emblée la « mécanique érectile » et la « satisfaction » de l'activité sexuelle. Le but théorique de tout traitement d'une dysfonction érectile est donc de viser à la reprise d'une activité sexuelle satisfaisante, ce qui est loin d'être toujours simple, car il associe :

– **une fonction,** l'érection, qui n'est qu'une des composantes de la sexualité de l'homme qui implique aussi l'absence de troubles de l'éjaculation, de l'orgasme et du désir sexuel. En pratique, ces autres dysfonctions sexuelles sont souvent intriquées, d'où le constat d'une vie sexuelle peu ou non satisfaisante chez nombre d'adultes français *(tableau III)* ;

– **un ressenti et un vécu** très variables selon les individus, les circonstances et le temps. Le concept de « satisfaction » fait intervenir des paramètres très subjectifs (désir, excitation, plaisir, stimulation, satisfaction...) très dépendants du patient et de sa partenaire (le couple étant généralement le « lieu » habituel des relations sexuelles). En fait, il n'y a pas une sexualité mais des sexualités avec des variations interindividuelles et même intra-individuelles considérables. Une érection rigide mais « en panne de stimulation ou d'excitation » n'est pas nécessairement synonyme de sexualité épanouie.

TABLEAU III. INTRICATION ET FRÉQUENCE DES DYSFONCTIONS SEXUELLES

Baisse du désir	36 %
Angoisse de performance	19 %
Éjaculation précoce	21 %
Absence ou rareté d'orgasme	11 %
Vie sexuelle non ou peu satisfaisante	41 %

Enquête SOFRES/Upjohn 1994 (échantillon représentatif de 1 000 hommes > 18 ans).

En réalité, la dysfonction érectile est une pathologie fonctionnelle relationnelle, c'est-à-dire qui a la particularité d'être le plus souvent subie sinon générée à deux avec de larges variations inter- et intra-individuelles. Idéalement, une sexualité épanouie intègre les trois paramètres suivants :
– une rigidité pénienne suffisante (sans autre dysfonction sexuelle associée),
– une motivation sexuelle adaptée et partagée,
– une harmonie (relationnelle et sexuelle) avec la partenaire.

Seule, la prise en compte globale de ces paramètres et des facteurs susceptibles de les modifier est le meilleur garant d'un succès durable. Ce principe doit servir de fil conducteur non seulement en cas d'échec mais aussi lors de l'étape initiale. Le consensus actuel recommande une approche globale et non uniquement localisée à l'organe qui permet une meilleure acceptabilité et, probablement, une plus grande efficacité à long terme. **Il ne faut plus se contenter de traiter un symptôme, mais un homme dans sa globalité et dans son environnement** (notamment le couple). D'ailleurs, l'AMM des nouveaux traitements pharmacologiques est un « traitement à la demande », ce qui met clairement en exergue l'importance et la place de la demande (la demande de qui et de quoi ?) et de son environnement.

DIFFICULTÉS DUES À LA COMPLEXITÉ ÉTIOLOGIQUE

Le degré de responsabilité précis des facteurs responsables et/ou aggravants, qu'ils soient organiques, psychologiques et/ou environnementaux, est souvent difficile à établir du fait de leur intrication comme cofacteurs. En pratique quotidienne, de multiples facteurs *(tableaux I, II et III)* peuvent interférer sur les trois composantes d'une sexualité épanouie, qu'ils soient dépendants ou non du patient, temporaires ou non, sévères ou non, manifestes ou non, déclenchants et entretenants. Cette intrication habituelle explique :
– qu'une seule consultation et/ou la seule prescription d'un médicament ne suffit pas à résoudre la problématique d'une dysfonction érectile, à l'exception notable des dysfonctions érectiles minimes ;

– que devant tout échec, il faut chercher à en comprendre ses raisons : s'agit-il d'un problème d'érection, de désir, de plaisir, socioculturel, de morbidité, de coût, de partenaire...

Dans tous les cas, le thérapeute doit :

1. (ré)évaluer tous ces paramètres en se souvenant que :

– traiter le seul symptôme ne suffit que si la problématique est simple (en pratique les dysfonctions érectiles minimes et passagères) ;

– une sexualité satisfaisante est plus difficile à obtenir qu'une érection rigide (toujours réalisable *via* une prothèse pénienne) ;

– il n'existe pas un mais des traitements adaptés à chaque cas, allant de la simple prescription d'un médicament à une prise en charge associant plusieurs traitements ;

– la motivation et le degré d'acceptabilité du traitement par le patient (et la partenaire) sont des paramètres importants du succès ;

– le rôle du traitement est de restaurer un bien-être physique et moral ;

– parler de sexe n'est pas toujours facile, d'où l'importance de l'interprétation et de la qualité de son écoute ;

2. vérifier de principe si :

– le mode de début a été bien précisé car il oriente souvent le diagnostic étiologique à l'exemple du sondage Sofres/Upjohn de 1994 qui retrouve dans près de 60 % des cas une survenue concomitante de diverses difficultés, les trois principales étant un problème affectif avec la partenaire (23 %), une maladie (21 %) ou des soucis professionnels (16 %) intercurrents ;

– les objectifs thérapeutiques ont été réalistes et ont tenu compte des attentes et de la motivation réelle du patient (et si possible, du couple) ;

– le suivi et la prescription ont été bien respectés, évalués et, si besoin, adaptés à une problématique sous-jacente méconnue qui n'apparaîtrait qu'avec le temps (conflit conjugal, problème médical méconnu...).

Remarque : la demande peut correspondre à plusieurs attentes : se contenter de savoir qu'on peut avoir une érection et ne pas s'en servir ; améliorer ou sauver la relation avec la partenaire, oser chercher une partenaire ; se sentir un homme, c'est-à-dire ne plus se sentir anormal dans tous les domaines relationnels (famille, travail, amis) (Buvat).

PRISE EN COMPTE DES FACTEURS PRONOSTIQUES DÉFAVORABLES

Devant tout échec, la recherche de principe des facteurs de gravité *(tableau IV)* orientera la stratégie diagnostique et thérapeutique, notamment la demande d'investigations complémentaires.

TABLEAU IV. FACTEURS PRONOSTIQUES DE LA PRISE EN CHARGE D'UNE DYSFONCTION ÉRECTILE

Pronostic *a priori* favorable	**Pronostic *a priori* moins favorable**
Érections spontanées présentes (dysfonctions érectiles mineures)	Érection de rigidité insuffisante ou absente quelles que soient les circonstances (dysfonctions érectiles modérées/sévères)
Partenaire active ou réactive	Partenaire antiactive, indifférente
Dysfonction érectile récente (< un an)	Dysfonction érectile ancienne (> 2 ans)
Disparition des érections spontanées (nocturnes et matinales)	Érections spontanées présentes
Patient (couple) motivé	Patient (couple) non motivé ou conflictuel
Facteur déclenchant facilement curable	Facteur déclenchant non ou peu curable
Facteurs de risque organiques multiples ou sévères (diabète, vasculaire, post-prostatectomie radicale...)	Absence ou peu de facteurs de risque organique

RÔLE DE LA PARTENAIRE

D'emblée et *a fortiori* en cas d'échec du premier traitement, il faut systématiquement déterminer si la partenaire a un rôle déclenchant/entretenant du fait de la coexistence chez elle de troubles sexuels, d'une attitude négative, d'un trouble de la personnalité, d'une réaction inadéquate (culpabilité, agressivité, absence d'initiative volontaire on non par ignorance). Son rôle direct ou indirect est souvent important tant pour l'étape diagnostique que thérapeutique.

En pratique, le retentissement subjectif de la dysfonction érectile varie beaucoup selon les sujets et les couples en fonction de la dynamique de la relation du patient avec sa partenaire et des performances qu'ils en attendent. L'amour tendresse comme l'amour érotisme peuvent être un aphrodisiaque ou un inhibiteur de la sexualité, entraînant des réactions très différentes du patient et/ou de sa partenaire face au symptôme : évitement ou acharnement sexuel, modifications d'humeur avec indifférence ou reproche, crainte pour son partenaire d'un manque de sécurité des médicaments prescrits... Cette diversité de réactions dans le couple peut entretenir ou aggraver le symptôme d'autant que la communication dans le couple est souvent insuffisante ou inadéquate. Pour ces raisons, il faut de principe vérifier si :

– la dysfonction érectile est un indicateur d'une pathologie du couple avec une altération de sa qualité de vie ;

– la partenaire est proactive, réactive ou antiactive : va-t-elle aider ou non le traitement, voire le saborder (« non-assistance à personne en dysfonction érectile ») ;

– elle souffre ou non de la dysfonction érectile et/ou de ses conséquences.

Des réponses dépendent non seulement la stratégie thérapeutique, mais aussi l'efficacité du traitement et le pronostic.

Remarque : la prévalence des dysfonctions sexuelles est plus élevée chez les femmes américaines (43 %) que chez les hommes (31 %) avec surtout une baisse du désir et du plaisir et des troubles vaginaux (douleurs/troubles de lubrification), d'où une baisse des sensations physiques et de la satisfaction émotionnelle (Laumann). Ces troubles interviennent vraisemblablement dans une désynchronisation du désir avec le partenaire.

LIGNES DE CONDUITE

DISTINGUER DEUX SITUATIONS TRÈS DIFFÉRENTES

(figure 1)

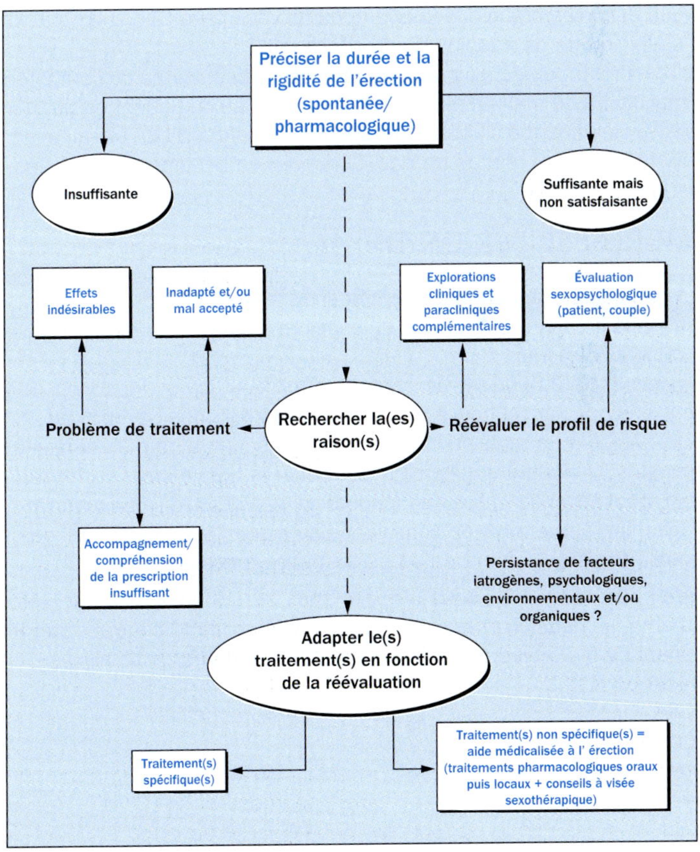

Figure 1. Conduite à tenir en cas d'échec d'une première prise en charge diagnostique et thérapeutique d'une dysfonction érectile.

Quel que soit le premier traitement, deux situations doivent être différenciées. S'agit-il d'un problème de mécanique érectile (la rigidité est-elle insuffisante ?) et/ou de satisfaction (érection suffisante mais non satisfaisante) ? Dans les deux cas, quelle que soit la formation initiale du thérapeute, il faut :

– réévaluer le profil de risque de dysfonction érectile en identifiant et corrigeant, si possible, tous les facteurs psychogènes, relationnels, environnementaux, organiques susceptibles de provoquer et/ou d'entretenir la dysfonction érectile ;

– (re)évaluer les attentes et le degré réel de motivation du patient et du couple ;

– adapter le traitement aux données de la réévaluation en accord avec le patient (et la partenaire si possible) en prescrivant un (ou plusieurs) traitement(s), qu'il(s) soi(en)t pharmacologique, mécanique, sexo-psychothérapique et/ou chirurgical, spécifiques ou non ;

– savoir demander un avis/prise en charge thérapeutique complémentaire lié à une comorbidité associée organique (diabète, cardiovasculaire...) ou non (pathologie du couple, suspicion de dépression ou de psychose) ;

– savoir reconnaître un échec thérapeutique et/ou ses limites de compétence (traitement mal connu ou mal maîtrisé, perte de confiance du patient ou du thérapeute) pour adresser le patient à un autre thérapeute (d'où l'intérêt de travailler en réseau) en informant le patient afin de ne pas lui donner un sentiment d'abandon.

SAVOIR RESPECTER UN DÉLAI

Il ne faut pas oublier de donner du temps au temps, la dysfonction érectile n'engageant jamais le pronostic vital. Avant de conclure à un échec, un délai de 3 à 6 mois semble raisonnable pour :

– laisser le temps au patient de comprendre, de s'approprier et/ou de gérer le traitement prescrit par rapport à sa motivation et son désir propre (et celui de la partenaire). Au-delà, la motivation diminue et il risque de ne plus consulter ;

– assurer un suivi adapté qui, en plus de vérifier la bonne prise et l'observance du traitement, peut servir de « filtre » pour apprécier son degré de motivation et l'amener progressivement à une prise de conscience qu'il doit se soucier aussi des aspects relationnels et pas seulement de sa performance érectile.

Remarque : pour réduire le risque d'échec et de déception du patient, l'information mutuelle entre le médecin et le patient permet d'établir un « contrat » thérapeutique en spécifiant ce qu'on veut obtenir, comment et en combien de temps.

IDENTIFIER LA(ES) RAISON(S) DE NON-SATISFACTION

PREMIÈRE ÉTAPE : VÉRIFIER SI LE TRAITEMENT A ÉTÉ PRIS CORRECTEMENT

Avant de conclure à l'inefficacité d'un traitement, il faut s'assurer que les consignes thérapeutiques ont été correctes, bien comprises et respectées par le patient tant pour la posologie (adaptation de la dose initiale et maximale) que pour la prise médicamenteuse (respect du délai d'action, du suivi, des précautions spécifiques à chaque médicament). La commercialisation du sildénafil a bien mis en évidence qu'un temps d'adaptation est parfois nécessaire, preuve indiscutable de l'influence des facteurs environnementaux. L'efficacité du sildénafil augmente ainsi de 50 % pour la première prise à 64 % à la 2e prise et 80 % à la 8e prise (McCullough). Un constat identique a été fait avec d'autres médicaments oraux comme l'apomorphine. Ainsi, une cause non négligeable d'« échec » consistait à conclure trop vite à l'inefficacité du sildénafil après quelques essais à 25 ou 50 mg sans essai à 100 mg, notamment par crainte des effets secondaires, d'où l'importance de bien accompagner la prescription pour optimiser son observance grâce à :

– une bonne information *(tableau V)* en conseillant de faire un nombre raisonnable d'essais dans de bonnes conditions (dose maximale, prise au moment adéquat) en insistant sur la nécessité d'une stimulation sexuelle suffisante et le fait que six à huit tentatives à dose maximale peuvent être nécessaires pour juger de l'efficacité ou non du médicament, notamment chez les patients à profil de risque de dysfonction érectile élevé ou « mauvais répondeurs » potentiels (diabétiques, âgés...) ;

– un suivi indispensable pour vérifier l'efficacité et la satisfaction du patient et de sa partenaire, dépister et résoudre les éventuels problèmes liés au traitement (stimulation sexuelle inadéquate ou absente, survenue d'effets secondaires réels ou supposés, degré de satisfaction et d'acceptation du patient et de la partenaire) ou à d'autres facteurs (survenue d'autres troubles sexuels, mise en évidence de conflits, non-respect des consignes comportementales, survenue d'une maladie ou d'un problème intercurrent...).

Ces difficultés d'observance peuvent provenir :

– du thérapeute pour diverses raisons : formation insuffisante dans le domaine de la sexualité et ses troubles, d'où une évaluation et/ou une information insuffisante ou inadaptée ; manque d'intérêt ou de conviction ; crainte injustifiée d'effets secondaires... ;

– et/ou du patient (et de la partenaire) du fait de craintes excessives d'effets secondaires ou d'attentes irréalistes. Le constat de consignes comportementales bien explicitées mais non ou mal suivies témoigne très souvent d'une résistance psychologique et/ou environnementale qui impose de réévaluer le contexte psychoaffectif et social du patient.

TABLEAU V. OBJECTIFS À RESPECTER POUR OPTIMISER LA PRESCRIPTION

- Adapter chaque acte de soins à chaque cas en tenant compte de son premier choix
- Expliciter la stratégie thérapeutique et le mode d'action du médicament
- Déconstruire les idées reçues chez le patient/partenaire sur l'érection « pharmaco-induite »
- Tenir compte du degré d'acceptabilité du traitement proposé par le patient/partenaire
- Insister sur le respect des consignes et d'un certain délai
- Prévoir un suivi adapté pour adapter la dose et faciliter le sevrage si besoin, par la réassurance du patient
- Insister sur l'importance de la stimulation sexuelle et du désir
  Utiliser la dose maximale
- Obtenir le soutien de la partenaire pour modifier les adaptations du patient à sa dysfonction érectile

À cet égard, la qualité de la communication médecin-patient peut être un facteur non négligeable d'échec. La prise en charge des dysfonctions érectiles implique de créer un climat de confiance et de neutralité bienveillante qui autorise le patient à se confier dans le domaine très particulier de la sexualité en respectant les règles de base de la communication (faire connaître, faire adhérer, faire agir). L'emploi des fiches de conseils d'utilisation éditées par les firmes pharmaceutiques bien conscientes de ce problème très pratique permet d'optimiser la prescription en tenant compte des propriétés de chaque produit (propriétés pharmacologiques, effets secondaires, précautions d'emploi...).

Remarque : si l'érection est involontaire, la stimulation sexuelle peut être volontaire. La réalité d'une stimulation sexuelle appropriée doit être vérifiée car elle modifie l'efficacité du médicament. Son délai d'action peut ainsi utilement servir à un travail d'érotisation pour optimiser la stimulation sexuelle au niveau du couple. Cela permet d'amener le patient à une prise en compte globale des facteurs qui créent sa dysfonction érectile et à ne pas se soucier uniquement de son érection en négligeant l'aspect relationnel afin que son excitation redevienne involontaire.

DEUXIÈME ÉTAPE : SI OUI, VÉRIFIER S'IL PERSISTE DES FACTEURS RESPONSABLES ET/OU ENTRETENANT LA DYSFONCTION ÉRECTILE

Si la prescription a été bien faite et suivie, il persiste très probablement des facteurs responsables et/ou entretenant la dysfonction érectile, qu'ils soient socio-psychologiques et/ou relationnels et/ou organiques. La réévaluation du profil de risque vérifie de principe si tous les facteurs de risque ou aggravants ont été suffisamment pris en compte et/ou corrigés lors de la première prise en charge thérapeutique, si le style de vie a été modifié (arrêt des addictions, repos, exercice physique, mesures hygiéno-diététiques...). Les investigations complémentaires cliniques et paracliniques prennent alors tout leur intérêt, notamment pour rechercher ces comorbidités et/ou facteurs de risque (cardiovasculaires, hormonaux, toxiques, iatrogènes...). Ces facteurs potentiels d'échecs, très variables selon les patients et les traitements, peuvent être :

– liés au traitement : problèmes d'acceptabilité (contre-indications relatives, effets secondaires, complications, inadaptation, coût, refus...) et/ou d'insatisfaction (aspect trop artificiel, manque de spontanéité) vis-à-vis de la méthode proposée ;

– et/ou non liés au traitement : qu'ils soient communs au patient et/ou à la partenaire (motivation absente ou faible, troubles sexuels associés, problème de personnalité, conjugopathies, survenue d'événements intercurrents...), ou uniquement liés à la partenaire (absente, partie, décédée, refus ou mauvaise acceptation du traitement).

ORIENTATIONS DEVANT UNE ÉRECTION INSUFFISANTE

Une fois les défauts de prescription hors de cause, une érection insuffisante oriente vers la présence d'anomalie(s) :

– organique(s), tout particulièrement diabétiques, vasculaires, tissulaires, iatrogènes... ;

– et/ou psychogènes : processus d'inhibition, d'anxiété, de manque de désir, de sexualité hypoactive, reflet de personnalités évitantes et/ou hyperanxieuses et/ou dépressives (liés en règle à l'état sexuel antérieur, à une dépression ou/et des conflits).

Dans les deux cas, l'échec du traitement peut refléter la sévérité de ces divers facteurs étiologiques ou de risque mais aussi leur méconnaissance ou leur prise en charge insuffisante. Cela souligne l'importance de la réévaluation systématique du profil de risque de dysfonction érectile lors du bilan de deuxième intention et le recours à des avis complémentaires.

ORIENTATIONS DEVANT UN PROBLÈME DE NON-SATISFACTION

Une érection rigide mais non satisfaisante oriente vers des problèmes liés au traitement (faciles à mettre en évidence) et/ou des facteurs psychogènes, relationnels et/ou environnementaux, mal ou trop peu pris en compte, notamment au niveau du couple, qui ont pu être masqués/ignorés volontairement ou non. Dans tous les cas, le constat d'une « érection en panne de stimulation » doit faire rechercher une absence ou un trouble du désir, du plaisir et de l'excitation sexuelle et identifier l'origine concernant :

– le patient et/ou la partenaire : pas ou peu de motivation, troubles sexuels associés, troubles de la personnalité, sexualité hypoactive, dépression, conjugopathies, événements intercurrents...,
– la partenaire : absente, partie, décédée, malade...

La diversité de ces causes est illustrée par le *tableau VI.*

La non-prise en compte d'éventuels troubles du désir et/ou de la stimulation conduit à un échec prévisible s'il n'y a qu'une simple prescription de médicament sans sexothérapie préalable ou complémentaire. À cet égard, leur recherche implique de savoir si :
– la partenaire est informée et approuve la démarche ;
– il existe un plaisir dans les contacts sexuels chez le patient (et si possible, sa partenaire) ;
– les rapports sexuels ont un caractère régulier ou non ;
– la disparition de l'activité sexuelle a été antérieure ou postérieure à la dysfonction érectile.

TABLEAU VI. LES PRINCIPAUX RESPONSABLES DES DIFFICULTÉS DE LA SEXUALITÉ APRÈS 60 ANS. QUEL EST SELON VOUS LE PRINCIPAL OBSTACLE À UNE RELATION AMOUREUSE ÉPANOUIE ? (D'APRÈS DESOUCHES)

	%
Problèmes de santé	36
Routine	33
Soucis matériels	18
Manque de désir sexuel	11
Peur de ne plus séduire	7
Risque de ne plus avoir de plaisir sexuel	4

Échantillon représentatif de 491 personnes > 60 ans vivant en couple.

Remarque : les troubles du désir, tout comme l'anxiété de performance et la crainte de l'échec, peuvent être qualifiés de « tueurs » d'érection tout comme l'anxiété de performance et la crainte de l'échec (Brenot).

TROISIÈME ÉTAPE : DANS TOUS LES CAS, VÉRIFIER SI TOUTES LES POTENTIALITÉS THÉRAPEUTIQUES ONT ÉTÉ UTILISÉES

Si l'érection reste insuffisante malgré un traitement non spécifique de première intention (habituellement pharmacologique oral) correctement pris, il faut :
– vérifier si les traitements oraux les plus efficaces ont bien été utilisés (inhibiteurs de la PDE5 > apomorphine > yohimbine) ;
– utiliser les traitements locaux (pharmacologiques mécaniques) en deuxième ligne de traitement en l'absence de traitements spécifiques ;

– la chirurgie est indiquée en troisième ligne en cas d'échec des autres traitements médicaux.

Remarque : en cas de réponse insuffisante, les associations pharmacologiques par voie orale ou associant deux voies différentes (orale + locale) seront vraisemblablement plus efficaces que les monothérapies à l'exemple des injections intracaverneuses (Bondil, Nehra). Mais elles ne peuvent être actuellement que déconseillées car hors AMM.

QUATRIÈME ÉTAPE : ÉVALUER LES FACTEURS PRONOSTIQUES

La présence ou non de facteurs pronostiques défavorables *(tableau VII)* peut faire récuser certains types de traitement ou demander un autre avis, d'emblée ou rapidement, quand le risque d'échec est prévisible. Ainsi le profil des « mauvais répondeurs » aux traitements oraux est actuellement mieux identifié avec des paramètres péjoratifs (modifiables ou non) concernant :

– la dysfonction érectile : ancienneté ou caractère primaire, anérection totale et constante, intrication avec d'autres dysfonctions sexuelles sévères, absence de cause déclenchante... ;

– le patient : sujet âgé, polypathologies, troubles du désir, troubles du comportement à type de perversité, psychopathies majeurs tributaires de traitements lourds ; sujet incapable d'avoir une relation suivie ou indiscipliné ; relation non confiante avec le thérapeute ; environnement social ou culturel difficile, mauvaise hygiène de vie, addictions, faible capacité d'auto-érotisme... ;

– le couple : irrémédiablement conflictuel, profondément inégalitaire, attitude de sabotage de la partenaire, troubles sexuels chez la partenaire...

TABLEAU VII. FACTEURS PRONOSTIQUES THÉRAPEUTIQUES DÉFAVORABLES

• Anérection totale et constante
• Conjugopathies sévères du couple
• Troubles psychiques sévères
• Dysfonction érectile primaire ou ancienne (> 1 an)
• Troubles sexuels sévères associés chez le patient et/ou la partenaire
• Faible capacité d'auto-érotisme
• Environnement social difficile, mauvaise hygiène de vie, addictions
• Sujet indiscipliné ou relation non confiante avec le soignant
• Absence de cause déclenchante
• Troubles du désir
• Âge > 78 ans
• Profil à haut risque de dysfonction érectile

ADAPTER LE(S) TRAITEMENT(S) AUX DONNÉES DE LA RÉÉVALUATION

CORRIGER UNE ANOMALIE ÉTIOLOGIQUE SPÉCIFIQUE

Dans tous les cas, il convient de s'efforcer de corriger toutes les anomalies mises en évidence lors de la réévaluation. Le manque d'efficacité résulte parfois d'une pathologie sous-jacente méconnue lors du premier bilan ou apparue secondairement. Un traitement adapté (sexologique, psychologique, cardiovasculaire, hormonal, chirurgical...) sera prescrit chaque fois que possible en cas d'anomalie(s) accessible(s) à un traitement spécifique. Cette approche globale avec la prise en charge de tous les facteurs de risque devient de plus en plus importante pour deux raisons :
– si le recul clinique a démontré qu'elle suffisait rarement à guérir la dysfonction érectile, elle permet d'améliorer l'efficacité du traitement prescrit (ce qui a été démontré avec le sildénafil) (McCullough) ;
– leur correction ou leur stabilisation ne peuvent être que bénéfiques pour l'état de santé globale (et sexuelle) immédiate et future du patient (concept de la dysfonction érectile « symptôme » d'une autre(s) pathologie(s) que sexuelle).

PROPOSER DE PRINCIPE UN TRAITEMENT SEXO- OU PSYCHOTHÉRAPIQUE

De façon générale et de principe, en cas d'échec d'un premier traitement, les sexo- ou psychothérapies doivent être utilisées plus en synergie qu'en complément au(x) nouveau(x) traitement(s) proposé(s), qu'il soit pharmacologique, mécanique ou chirurgical. Elle est une véritable « aide médicalisée à l'érection (ou plus précisément à la sexualité) par analogie avec l'aide médicale à la procréation. Il est ainsi de bonne règle d'associer, au minimum, une prise en charge sexothérapique. La simple information sur la physiologie de la sexualité et ses troubles est toujours indiquée en tant que principe comportemental d'accompagnement de la relance de la sexualité, notamment chez le sujet anxieux, stressé, craignant l'échec avec une angoisse de performance. La réalité de la pratique clinique a montré que l'existence d'un problème psychologique ou relationnel sous-jacent était souvent niée, minimisée ou sous-estimée par les patients. En revanche, en cas d'échec d'un premier traitement oral, les traitements sexo- et/ou psychothérapiques sont plus facilement acceptés pour un travail sur l'affirmation de soi, l'anxiété ou les conflits de couple. Un des rôles du suivi est d'amener progressivement le patient à mieux harmoniser ses souhaits et ses attentes avec la réalité. Il doit comprendre qu'il doit passer à un autre niveau d'analyse que de se soucier de sa seule performance érectile sans se préoccuper des aspects relationnels. Les sexothérapies cherchent à relancer la dynamique du couple, notamment la communication dans toutes ses formes (visuelles, verbales, physiques, sensuelles, sexuelles) qui est souvent bloquée. Une psychothérapie est indiquée secondairement en cas d'anomalies psychologiques ou relationnelles du patient et/ou du couple méconnues ou insuffisamment prises en charge. Le choix du traitement (psychothérapie de soutien, thérapies de couple) sera adapté au patient et si possible de façon consciente et complice par les deux partenaires (Buvat, Brenot, Nehra).

Remarque : un accompagnement sexo- ou psychothérapique est recommandé d'emblée en cas de dysfonction érectile primaire ou ancienne, d'anomalies psychogènes prédominantes ou très présentes, d'une anxiété de performance, de troubles de l'éjaculation prématurée absente ou retardée, de troubles du désir.

UTILISER EN DEUXIÈME INTENTION LES TRAITEMENTS PHARMACOLOGIQUES LOCAUX

De façon générale, il est préférable de changer de stratégie de traitement. En cas d'érection insuffisante malgré un traitement oral correctement pris, la deuxième ligne de traitement consiste en l'emploi des traitements locaux, essentiellement les IIC de médicaments érectogènes. L'IIC peut présenter l'avantage symbolique de traiter au niveau de l'organe « malade » et d'une survenue plus rapide de l'érection (élément non négligeable chez les sujets à faible capacité d'auto-érotisation). Après détermination de la dose et apprentissage, la méthode par auto-injection a prouvé son efficacité à la condition d'une bonne sélection du patient. La non-réponse répétée à une IIC de 40 µg de prostaglandine ou d'association de médicaments érectogènes doit faire suspecter des anomalies vasculo-tissulaires péniennes sévères.

PROPOSER DE PRINCIPE UN TRAITEMENT MÉCANIQUE

Le vacuum ou l'anneau pénien doivent être proposés en deuxième intention comme alternative aux IIC ou en troisième intention en alternative à la chirurgie. En pratique, le thérapeute doit le proposer de principe malgré leur faible acceptabilité en sachant que leur efficacité sera d'autant meilleure que le patient l'aura choisi. En cas d'érection insuffisante malgré le traitement pharmacologique (oral ou IIC), il peut apporter le complément de rigidité.

PROPOSER UN TRAITEMENT CHIRURGICAL EN TROISIÈME INTENTION

En dehors des courbures de verge, la chirurgie n'est indiquée qu'en troisième intention en cas d'échec des autres traitements. La mise en place de prothèse pénienne est pratiquement toujours possible. Cette chirurgie palliative donne de bons résultats à la double condition d'une sélection soigneuse du patient, et d'une information complète sur ce qu'il doit attendre de la prothèse.

En résumé, pour la pratique

• Près de 20 ans après le test intracaverneux à la papavérine, le sildénafil a soulevé le même espoir peu réaliste d'être utilisé, après une évaluation minimale, comme test « diagnostique » de première intention sans trop tenir compte de l'origine de la dysfonction érectile pour simplifier son diagnostic et son traitement et pour réduire le taux d'abandon. La pratique quotidienne a montré la fréquente persistance des échecs pour deux raisons principales :

– une sexualité épanouie ne relève pas uniquement d'un problème de mécanique mais aussi et surtout d'une émotion et d'un partage harmonieux vers soi et vers l'autre. Le but de tout traitement de la dysfonction érectile est d'obtenir une verge rigide ET une sexualité satisfaisante, ce qui n'est pas simple du fait de l'intrication habituelle de facteurs organiques/psychologiques (propres au patient) et environnementaux (souvent indépendants du patient) ;

– seule la prise en compte de tous ces paramètres à travers une approche globale (de l'homme et de tout son environnement) et non plus seulement focalisée sur le symptôme, l'organe et sa pathologie est le meilleur garant de succès durable.

• La recherche systématique des multiples facteurs d'échec doit servir de fil conducteur par le biais des questions suivantes :

– Le traitement a-t-il été prescrit et pris correctement ?

– Persiste-t-il des facteurs responsables et/ou entretenant la dysfonction érectile qui ont été méconnus ou sous-estimés ?

– Les comorbidités et les facteurs de risque ont-ils été suffisamment traités pour minimiser le taux d'échec ?

– Le rôle de la partenaire a-t-il été bien pris en compte ?

– Toutes les potentialités thérapeutiques ont-elles été utilisées ?

– La stratégie et les compétences ont-elles été pertinentes et adaptées ?

• Quel que soit le premier traitement prescrit, la conduite à tenir est la même :

1. Vérifier s'il s'agit d'un problème de mécanique érectile et/ou d'insatisfaction sexuelle car le traitement est différent.

2. (Ré)évaluer le profil de risque de dysfonction érectile du patient pour identifier et corriger la(es) raison(s) d'échecs qui peu(ven)t résulter : a) d'une efficacité thérapeutique insuffisante par défaut de prescription et/ou persistance de facteurs organiques, psychologiques (personnels

et/ou relationnels), environnementaux, b) et/ou d'un traitement mal ou insuffisamment adapté au patient. Schématiquement, une érection :

– de qualité insuffisante doit faire vérifier l'existence d'anomalie(s) organique(s), iatrogène(s), psychogène(s) et/ou environnementale(s) méconnue(s) ou insuffisamment prise(s) en charge. Leur recherche de principe lors du bilan spécifique de deuxième intention s'inscrit dans le cadre du concept de la dysfonction érectile « symptôme » qui vise à réduire la dysfonction érectile, à optimiser l'efficacité du traitement et à améliorer l'état de santé sexuelle et globale. Le recours à des avis complémentaires (fonction des compétences de chaque soignant) vise à minimiser les échecs thérapeutiques et à promouvoir la bonne santé et la qualité de vie du patient et du couple ;

– non satisfaisante doit orienter vers un traitement mal ou insuffisamment adapté. Qu'il s'agisse d'un manque de désir, de stimulation, de plaisir reflet d'une attente et/ou d'une demande inadaptée, une prise en charge sexo/psychologique est très souvent nécessaire car habituellement liée à des facteurs psychogènes, relationnels et/ou environnementaux, mal ou trop peu pris en compte, notamment au niveau du couple.

3. Proposer, en fonction de la réévaluation, une nouvelle stratégie thérapeutique en accord avec les attentes et possibilités du patient et du couple.

• À tous les stades, le traitement doit être adapté au cas par cas, ce qui souligne toute l'importance de l'étape clinique, d'une prise en charge globale, du suivi et d'un travail en réseau. Si, dans l'avenir, le traitement pourra évoluer vers plus d'efficacité, il n'en est encore qu'à un stade symptomatique. Il est probable qu'il y aura toujours un taux incompressible d'échec car il n'y aura jamais de traitement idéal. Étant donné qu'une particularité de la dysfonction érectile est d'être un symptôme fonctionnel et relationnel souvent subi sinon généré à deux, la notion de satisfaction et la partenaire joueront obligatoirement un rôle très influent dans le succès ou l'échec de sa prise en charge. Néanmoins, le taux d'échec peut être actuellement réduit grâce à :

– une meilleure identification des facteurs d'échec, ce qui permettra d'optimiser la prise en charge par le dépistage des facteurs d'échec (profil élevé de risque de dysfonction érectile, évolution ancienne, retard de la prise en charge...) ;

– le souci d'une réelle information mutuelle patient-médecin qui spécifiera ce que chacun souhaite obtenir, comment et en combien de temps. Ce « contrat » thérapeutique réduit le risque de déception en évitant toute demande et attente excessive. La conjonction d'une information adaptée, reçue et comprise et d'un consentement éclairé vise à faire du patient un vrai co-contractant pour minimiser le risque d'échec par mauvaise observance, une des causes majeures d'abandon ;

– une meilleure information et sensibilisation des patients et du monde de la santé complétée par une meilleure formation des médecins (généralistes et spécialistes).

POUR EN SAVOIR PLUS

- Bondil P, Blachère P. Le traitement de l'insuffisance érectile : quels sont les objectifs et les méthodes ? *Prog Urol* 1998 ; 8 : 17-31.
- Brenot P : La sexologie. Coll. : Que sais-je ?, Presses Universitaires de France, 1994. N° 2864.
- Buvat J, Buvat-Herbaut M. La prise en charge d'inspiration sexologique. In : Arvis G, ed. *Andrologie*. Paris : Maloine, 1991 ; 3 : 2039-47.
- Desouches D. Le désir n'a pas d'âge. Sondage CSA : Notre temps. *Notre temps* 1994 ; 293 : 7-12.
- Hatzichristou DG. Sildenafil citrate : lessons learned from 3 years of clinical experience. *Int J Impotence Res* 2002 ; 14 (Suppl. 1) : S43-52.
- Laumann EO, Paik A, Rosen RC. Sexual dysfunction in the United States : prevalence and predictors. *JAMA* 1999 ; 281 : 357-44.
- McCullough AR, Barada JH, Fawzy A, Guay AT, Hatzichristou DG. Acheiving treatment optimization with sildenafil citrate (Viagra®) in patients with erectile dysfunction. *Urology* 2002 ; 60 (Suppl. 2B) : 28-38.
- Nehra A, Blute ML, Barrett, Moreland RB. Rationale for combination therapy of intraurethral prostaglandin E1 and sildenafil in the salvage of erectile dysfunction patients desiring non invasive therapy. *Int J Impotence Res* 2002 ; 14 (Suppl. 1) : S38-42.
- O'Leary MP, Baum NH, *et al.* American urological association gallup survey : changes in physician practice patterns, satisfaction with urology, and treatment of prostate cancer and erectile dysfunction. *J Urol* 2002 ; 168 : 649-52.
- SOFRES. Étude sur l'impuissance masculine réalisée du 7 au 25 octobre 1994 pour les laboratoires Pharmacia Upjohn, (échantillon de 1 000 hommes > 18 ans représentatifs de la population nationale).
- Souverein PC, Egberts ACG, Meuleman EJH, Urquart J, Leufkens HGM. Incidence and determinants of sildenafil (dis)continuation : the Dutch cohort of sildenafil users. *Int J Impotence Res* 2002 ; 14 : 259-65.
- Virag R, Shoukry K, Floresco J, Nollet F, Greco E. Intracavernous self-injection of vasoactive drugs in the treatment of impotence : 8-year experience with 615 cases. *J Urol* 1991 ; 145 : 287-93.

Conclusion

ALGORYTHME DE LA PRISE EN CHARGE D'UNE DYSFONCTION ÉRECTILE (DE)

1re ÉTAPE = ANALYSER

Sémiologie érectile

Difficulté d'obtention et/ou de maintien
Érections spontanées présentes ou non
Constant ou non
Sélectif ou non
Facteur déclenchant ou non
Ancienneté

Contexte érectile

Antécédents médicaux, sexuels, socioculturel
Partenaire ou non
Troubles sexuels associés ou non
Traitements associés
Examen andrologique
Contre-indication activité sexuelle
(cardiaque, psychiatrique)

2e ÉTAPE = RECHERCHER LA(ES) CAUSE(S)

Dans tous les cas

Bilan sexologique
Conjugopathie
Mode de vie
Modalités de début
Antécédents sexo-psychologiques
Personnalité

Homme > 40 ans

Pathologies chroniques
(diabète, cardiovasculaires
neuropsychiatriques, urologiques
iatrogènes…)

Connue(s) ou non

Facteurs de risque propres
et environnementaux
(cardiovasculaires, iatrogène, stress)

PRESCRIRE

Bilan biologique orienté par la clinique et l'âge

- facteurs de risque cardiovasculaire (profil lipidique, diabète)
- urologique (PSA, créatininémie)
- testostérone

3e ÉTAPE = ÉVALUER SES CONSÉQUENCES

Retentissement sur la qualité de vie

Présence ou non d'une souffrance
Demande réelle
(Patient et/ou partenaire)

Contre-indication potentielle

Liée à l'activité sexuelle (cardiaques, psychiatriques)

Liée à certains médicaments (inhibiteurs PDE5)

Le cancer de la prostate, O. Cussenot et P. Teillac, 2000.
L'athérosclérose, J. Emmerich et P. Bruneval, 2000.
Les infections ostéo-articulaires, D. Peyramond et A. Boibieux, 2000.
Le ralentissement de la progression de l'insuffisance rénale, G. Bobrie, 2000.
Le cancer du rein de l'adulte, G. Benoît, 2000.
Troubles dépressifs et personnes âgées, H. Lôo et T. Gallarda, 2000.
Les antagonistes des récepteurs de l'angiotensine 2, X. Girerd, 2000.
Statines et fibrates, J.-C. Fruchart, 2000.
Pneumonies, P. Léophonte, 2001.
Poids et obésité, J.-M. Lecerf, 2001.
Les endocardites infectieuses, B. Hoen, 2001.
Les psychoses, P.-M. Llorca, 2001.
Actualités dans l'insuffisance cardiaque, J.-P. Bounhoure, 2001.
Vascularisation tumorale et traitements anticancéreux, É. Lartigau, M. Guichard, B. Vandenbunder, É. Vicaut, 2002.
Dyslipidémies du diabétique, M. Farnier, 2002.
Les pathologies du vieillissement masculin, J.-M. Kuhn, L. Sibert, 2002.
La rhinite allergique, P. Demoly, J. Bousquet, 2002.
Qualité de vie et cancérologie, S. Schraub, T. Conroy, 2002.
L'ulcère de jambe chez la personne âgée, S. Meaume, C. Debure, I. Lazareth, L. Téot, 2002.
Épilepsies : stratégies thérapeutiques chez l'adulte, M. Baulac, 2002.
L'ostéoporose, R. Chapurlat, P. Delmas, M. Arnaud, 2003.
Cancer de la vessie, C. Coulange, S. Culine, 2003.
Déshydratation aiguë du nouveau-né et du nourrison, J.-F. Duhamel, 2003.
Génétique de la schizophrénie, F. Thibaut, 2003.
Tabacologie et sevrage tabagique, J. Periot, 2003.
La dépression au féminin, M. Ferreri, F. Ferreri, Ph. Nuss, 2003.
Polyarthrite rhumatoïde de l'adulte. Conception actuelle, J. Sany, 2003 (à paraître).
Les démences du sujet âgé, L. Lacomblez, F. Mahieux-Laurent, 2003 (à paraître).
Le reflux gastro-œsophagien. Conceptions actuelles, M.-A. Bigard, 2003 (à paraître).

Achevé d'imprimer par Corlet, Imprimeur, S.A.
14110 Condé-sur-Noireau
N° d'Imprimeur : 62911 - Dépôt légal : novembre 2003
Imprimé en France